未读 | 生活家 |

呼吸革命

BREATH

THE NEW SCIENCE OF A LOST ART

James Nestor

[美] 詹姆斯·内斯特——著
田园——译

四川科学技术出版社

献给 K.S.

声明

本书内容仅为作者调查和个人实践所得，并非专业性的呼吸指导或疗法。有呼吸问题的读者朋友若想尝试，请先咨询自己的医生或专业人士。

行气，深则蓄，蓄则伸，伸则下，下则定，定则固，固则萌，萌则长，长则退，退则天。天几舂在上，地几舂在下。顺则生，逆则死。

——《行气玉佩铭》（周朝）

目录

前言

那地方看起来和恐怖电影里的场景没什么区别：斑驳的墙，蒙灰的窗，月光下瘆人的影子。我走过一道大门，沿着吱嘎作响的楼梯拾级而上，来到一间屋子前，抬手敲门。

门开了。应门的是位长着浓眉毛、大白牙的女子，三十多岁的样子。她请我脱鞋后，随即把我带到空荡荡的客厅。客厅的天花板是天蓝色的，还有一些云朵的图案。我挑了个靠窗的座位坐下，边吹着窗户透进来的风，边借着昏黄的街灯观察着陆陆续续到来的人。有一个眼神看上去让人想起劳改犯；有一个面孔严肃的男人，留着锅盖头；还有一位金发女子眉心有颗点歪的吉祥痣。窸窸窣窣的脚步声，混杂着悄声细语的问候，一辆货车从街上隆隆驶过，车上正大声放着当时街头巷尾流行的歌曲《纸飞机》（*Paper Planes*）。我取下皮带，解开牛仔裤的第一颗扣子，进入正题。

之所以会到这个地方来，是因为我的医生告诉我“呼吸课程对你会有帮助”，可以帮我强健自己孱弱的双肺，舒缓我疲惫而烦躁的情绪，甚至还能打开新世界的大门。

这几个月来，我的生活特别不顺意。一面要应付巨大的工作压力，一面又要忙于修缮我那有130年历史的老屋。连续三年，我每年都会患一场肺炎，今年这场方才初愈。大部分时间我都足不出户，边喘边工作，一日三餐就着同一只碗，埋首坐在沙发上研究一堆过期报纸。我的身体、情绪和其他方面都处在十分低落的状态。如此几个月下来，我听从了医生的建议，报名参加了一个呼吸入门课程，学习一种名为“净化呼吸法”（Sudarshan Kriya）的瑜伽呼吸技巧。

晚上7点整，浓眉女子关上门，坐到大家中间。她往一个大喇叭音箱里插进一盒磁带，按下播放键，请大家闭上眼睛。在磁带嘶嘶的杂音中，出现了一个带印度口音的男声，声音短促轻快，过于悦耳，显得不太自然，像是卡通片里播放的那种。那个声音指示大家用鼻子慢慢吸气，然后慢慢呼气，把注意力集中在呼吸上。

我们反复呼吸了几分钟。透过窗户吹进来的风让我没穿鞋的双脚有些冷，我看见手边有一叠毛毯，就伸手抽出一条来盖在腿上。我一呼一吸继续着，可奇迹并没有发生：平和宁静没有降临在我身上，我僵硬的肌肉也没有一丝松弛。什么都没发生。

就这样过去了大约十分钟，或许二十分钟。我的烦躁在升腾——浪费了一整晚坐在这老房子的地板上吸灰尘，让人很是恼火。我睁开眼睛环顾四周，大家都一副百无聊赖的样子：“劳改犯”好像睡过去了，“锅盖头”看上去很放松，“吉祥痣”则笑容诡异、纹丝不动。我特别想起身走人，但又不想显得太失礼。课程是免费的，老师是义务的，我得放尊重点儿。我重新闭上眼睛，裹紧了毯子，继续呼吸。

这时，感觉来了。虽然并没有脱胎换骨的变化发生，紧张的身体依然紧张着，纷乱的思绪依然纷乱着，但我分明感觉自己仿佛刹那间从一处抽离，在另一处生根。一切都在一瞬间发生了。

录音带播完了，我睁开眼睛，觉得额头上湿湿的，抬手去擦，才发现自己满头大汗。我用手抹了一把脸，汗水刺痛了眼睛，味道咸咸的。我低头再看看身上，上衣和裤子都有汗迹。屋里温度在20℃上下，窗口因为有风温度更低，大家都怕冷，穿着外套和帽衫，可我热得就跟刚跑完马拉松一样，汗水湿透了衣衫。

老师走到我跟前，问我是不是不舒服，有没有发烧。我告诉她完全没事，感觉很好。随后，她为我们讲解了一下身体发热的情况，解释每一次吸气是怎样为我们的身体带来新的能量，每一次呼气又是怎样把浊气带离我们的身体。我想认真地听，但就是没办法集中精力，脑子里只有一件事：一会儿要骑5000米的车回家，一身湿衣如何是好。

第二天，我感觉更好了。久违的平和宁静果然如期而至。睡得踏实了，琐事不放在心上了，肩颈也不再僵直。这种舒服的感觉持续了好几天。

我身上究竟发生了什么？盘腿坐在一股霉味儿的老房子里，

呼吸了一小时，竟能激发我如此深刻的变化？

第二个星期，我又去上了呼吸课，体验一如先前，只是没出那么多汗了。这事儿我跟家人朋友都没提，但之后，我用了好几年的时间进行研究，希望能够理解这其中的原理。

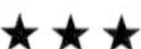

那段时间，我把老屋修葺一新，走出了人生低潮，同时也找到了一条线索来回答我关于呼吸的一些问题。为了写一个关于自由潜水的故事，我去了趟希腊。自由潜水就是只靠一口气潜到水下几十米，是一项历史悠久的技能。在这段时间里，我走访了几十位这方面的高人，希望了解他们使用的技巧和技巧背后的原理。我想知道，这些看着不起眼的普通人——软件工程师、广告总监、生物学家、医生——是如何驯服自己的身体，使之能忍受一次闭气长达12分钟，下潜到突破科学极限的深度。

大多数人即使是在泳池，到了水下3米，坚持不了几秒就会游出来，而后出现耳鸣。而这些自由潜水爱好者告诉我，他们在接受系统训练之前，和“大多数人”一样。通过训练，他们的肺部得以更高效地工作，从而尽可能激发出呼吸的潜能。他们并不觉得自己天赋异禀，只是大部分人对这些潜能视而不见。只要身体健康，愿意花时间训练，潜入30米、60米甚至90米的水下并非难事。他们说，年龄、体重和先天条件都不重要，只要学会正确的呼吸，任何人都可以自由潜水。

对他们而言，呼吸并不是一个下意识的动作，并非不经意而为之。呼吸能助力，呼吸能疗愈，通过呼吸，他们获得了逼近人类极限的能力。

一位能闭气8分钟以上、潜入水底90多米的女教员说："世界上有多少种食物，呼吸就有多少种方法，每一种呼吸方法都以不同的方式影响我们的身体。"另一位潜水员告诉我，有些呼吸方法能为大脑提供能量，而有些却伤害我们的神经元；有些能让我们保持健康，有些却会加速我们的衰亡。

他们的话有时听起来特别离谱，比如呼吸得当能使他们的肺活量增加30%以上；又比如一位印度医生仅仅通过改变吸气方式就减肥好几斤；再比如一名被注射了大肠杆菌毒素的男子，通过控制呼吸节奏来刺激免疫系统，几分钟之内就将毒素清除。他们还说单单靠呼吸，有些女子的癌症症状奇迹般缓解；一些僧人几小时内能使自己裸露的身体四周的积雪消融等。听着简直就是天方夜谭。

做潜水研究的空闲时间（通常是深夜），我阅读了大量相关文献。总该有人在"旱鸭子"身上试验过这种有意识呼吸的功效吧？总该有人印证过那些减肥塑身、延年益寿的神话吧？

这方面的资料汗牛充栋。但问题是，这些资料的年代都太久远了，有些甚至来自好几百年前，有些则有上千年的历史。

公元前4世纪，中国的道家有七部完全专注于研究呼吸吐纳的著作，讲解了不同的呼吸方式对人体的功效或危害。这些手稿详细记述了呼吸的调节方法，如何放慢呼吸，如何闭气，如何咽式呼吸。更早的时候，印度教徒将呼吸上升到精神层面，以极其细致的技巧平衡呼吸，来达到身心健康的目的。还有佛教徒，不仅通过调整呼吸延年益寿，还会借此探索更高层次的精神世界。不同民族的不同文化，都把调整呼吸视作灵丹妙药。

道家有云："是以摄生之士，莫不炼形养气，以保其生……岂不皎然！"*为了印证这些观点，我试图在肺病学（研究肺及呼吸道的医学分支）中找寻近现代资料，可几乎什么都没有找到。在有限的发现中，呼吸的技巧也并没有得到重视。我采访过的许多医生、研究人员和科学家对此都不以为然。1分钟呼吸20次也好，10次也罢，不论是用嘴呼吸，还是用鼻子呼吸，甚至借助插管，都没什么区别。只要让空气进入身体，余下的工作就交给身体处理。

想要了解现代医学工作者如何看待呼吸，回想一下你上一次体检就可以了。如果我没猜错，体检医生量了血压、脉搏、体温，把听诊器放在你胸口，听了下你的心脏和双肺，也许还和你聊了聊日常饮食，聊了聊维生素补充剂、工作压力。还有消化好不好？睡得怎么样？季节性过敏是否加重了？哮喘呢？头痛呢？

但他可能没有检查过你的呼吸频率，也没有检查你血液中氧气和二氧化碳的含量。你的呼吸怎么样，以及每次呼吸的质量如

* 引自《嵩山太无先生气经》。——编者注

何，并不在常规体检范围内。

可是，照自由潜水者和古代文献的说法，我们的呼吸又事关重大。它怎么可能一边如此重要，一边又显得如此不重要？

在我继续探寻答案的过程中，故事慢慢展开了。我发现不止我一个人有这些疑问。在查阅文献、采访潜水员和呼吸高手的同时，一些我曾经觉得很扯的故事，得到了哈佛大学、斯坦福大学和其他知名机构的科学家验证。可是在肺科医学实验室，专家们却得出了不一样的结果。我后来了解到，肺病专家的工作对象主要是肺部疾病，比如肺萎陷、肺癌、肺气肿，等等。“急症才是我们的工作对象，”一位资深的肺科专家告诉我，“这个系统就是这样运作的。”

其实不然，呼吸研究在其他地方默默进行着：在古代遗址的出土文物中，在牙科诊所的诊疗椅上，在精神病院的软垫病房里。这些地方都和人们想象中的高精尖生物学实验室大相径庭。

在这些科学工作者当中，很少有人一开始就是研究呼吸的，但不知为什么，呼吸问题总是找上门来。他们发现，在人类进化的漫长过程中，呼吸的潜力也在发生变化，进入工业时代后，人类的呼吸方式每况愈下。研究发现，有九成的人，包括你、我和周围大多数人在内，都在以错误的方式呼吸，进而导致了一系列慢性疾病的产生或加剧。

更振奋人心的是，还有研究人员发现，许多现代疾病，如哮喘、焦虑、多动症、牛皮癣等，都能直接通过改变吸气、呼气习惯而缓解甚至痊愈。

这样的发现动摇了西方医学长久以来的信念。没错，不同的呼吸模式的确能影响我们的体重和健康状况；改变呼吸方法的确能改变我们的肺活量和肺功能；呼吸也确实能让我们“黑入”自身的神经系统，控制自己的免疫反应，重启我们的身心健康。是的，改善呼吸能延年益寿。

无论我们有怎样的饮食习惯，无论我们保持怎样的运动量，无论我们的基因如何强大，无论肥瘦、长幼、贤愚，如若不会正确地呼吸，这些都没有意义。这就是研究者发现的真相。呼吸是人类健康中被忽视的一环，是一切的起点。

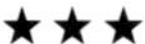

呼吸是一门科学，呼吸也是一门失传的技艺。本书将以科学的视角，探索平均每3.3秒一次的呼吸如何在我们体内实现转变，诠释呼吸如何将上百亿的分子塑造成你的骨骼、肌鞘、血液、大脑和其他器官，以及这微观世界如何作为一门新兴科学，日复一日、经年累月地影响着你的健康和幸福。

我把呼吸称作“失传的技艺”是因为这些所谓的新发现实际上一点儿都不新。我在书中讨论的许多技巧已经问世成百上千年了。它们被发现，被记载，被遗忘，又在另一时空被重新发现，又被再度遗忘，历经了一个又一个世纪。

这个领域的先驱大都不是科学家。他们最多算是野路子“民科”——我把他们称之为“肺脏探险者”——在无计可施的关口偶然发现了呼吸的力量。他们包括外科医生、理发师、歌剧演员、游泳教练、心血管学家、奥运选手，还有合唱指导。

他们在世时大都默默无闻，没人把他们当回事儿，离世后，他们的研究成果也随之被埋没。但特别神奇的是，近几年他们的呼吸技巧重新浮出水面，并得到了科学测试和验证。这门曾经被遗弃的边缘学科的成果，如今正重新定义着人体的潜能。

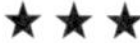

“可我为什么需要学习怎样呼吸呢？我都呼吸一辈子了。”

此时此刻你可能有这样的疑问，一开始我也有同样的疑问。我们想当然地觉得呼吸是一个被动的行为：呼吸则生，不呼吸则亡。然而呼吸与不呼吸并不是非此即彼的二元对立。随着对这个课题的探索逐渐深入，我越来越觉得有必要将其中的道理同大家分享。

和绝大多数成年人一样，我的生活也受到许多呼吸问题的困扰，正是这些困扰才使我走进了那个呼吸课程的课堂。和大部分人一样，我也觉得抗过敏药、吸入剂、营养补充剂或饮食控制都没什么效果。最后还是新一代的“呼吸学家”给了我康复的良方，甚至远远不只是良方。

一位普通读者读完这本书大约需要进行10 000次呼吸。如果我没算错，从现在开始，你每呼吸一次，就将对呼吸本身以及如何最有效地呼吸有更深入的了解。每分钟20次或是10次，用嘴还是用鼻子，通过气管切开套管还是气管直插管导管，都不尽相同。呼吸的方式才是关键。

呼吸大约1000次之后，你会明白为什么有的其他生物没有像现代人类一样牙齿参差不齐，以及为什么这与呼吸有关。你会了解我们的呼吸能力如何随时间的推移而逐渐衰弱，而生活在洞穴中的远古人类为什么从不打鼾。你将去斯坦福大学，跟随两个中年人参与一项为期20天的前无古人且非常遭罪的实验，来证明鼻呼吸和口呼吸是否真的像我们以为的那样不存在区别。有些知识会颠覆你的生活方式，特别是鼾症患者，但你很快就会找到解决方案。

呼吸了3000次后，你将了解康复性呼吸训练的基本法则。这些慢呼吸、长呼吸的技巧适用于所有人，无论年长年幼，无论健康疾病，无论贫穷富有。这些技巧已存在了上千年，而近年我们才知道它们还有助于降低血压、提高运动成绩、平衡神经系统。

呼吸到第6000次时，你将上升到严肃呼吸、自觉呼吸的境界。在口腔和鼻腔之后，呼吸进入更深层次的肺部，你将见识一位20世纪中叶的“呼吸学家”。他单靠控制呼气的力量，不仅治好了一个老兵的肺气肿，还训练出了奥运短跑冠军。

呼吸到第8000次时，你将更上一层楼，探寻到人体的神经系统。你会看到呼吸学家如何靠呼吸来医治脊柱侧弯，减缓自身免疫性疾病的发展，或是在零摄氏度以下的环境中让身体发热。这些看似不可能的事情，都将在你眼前成为可能。与此同时，我自己也在不断学习，希望理解十年前那堂老房子里的呼吸课上究竟发生了什么。

第10 000次呼吸后，也就是在本书的尾声，你我都将明白，每一口进入肺部的空气如何影响我们生活的方方面面，我们要让呼吸发挥出它全部的潜力，直到我们生命的最后一口气。

这本书探寻的事物很多，进化、医学史、生物化学、生理学、物理学、运动耐力等，但最核心的研究对象，是你自己。

你的一生平均要进行6.7亿次呼吸，也许对你来说这个数字已经过半了，也许你已经进行到第6.69亿次了，也许你还想再多呼吸几百万次。

第一部分　实验

第1章　最不会呼吸的动物

上午9点32分，患者抵达。中年男性，体重175磅*，面色苍白，精神不振。尽管友善健谈，但能看得出他颇为不安。无疼痛症状，略感疲惫，中度焦虑。对病情发展及预期症状高度恐惧。

患者自述成长于城郊，喝奶粉到6个月大，断奶后主要依赖罐装食品。软食不怎么需要咀嚼，致使其牙弓和鼻窦的骨骼发育不良，最终患上了慢性鼻塞。

15岁后，患者更倾向于精加工类食物，主要包括精白面包、加糖果汁、罐装蔬菜、超市冷冻牛排、软乳酪、微波炉卷饼、棉花糖蛋糕和焦糖花生巧克力。患者的口腔严重发育不良，无法容纳全部恒牙；门齿和犬齿歪斜，需通过拔除以及使用牙箍、保持器和辅助矫正器等工具进行矫正。长达三年的牙科矫正令其口腔越发狭窄，使其舌头无法正常安放于上下牙之间，因此当患者频繁将舌头伸出口腔时，能看到舌头两侧有明显的压痕——打鼾的症状。

* 1磅≈0.454千克。

患者17岁时，拔除了4颗阻生牙，口腔越发窄小，大大增加了患上慢性睡眠呼吸暂停的风险。到了二三十岁，患者的呼吸持续疲乏、效率低下，呼吸道越来越不通畅。面部特征呈纵向发展：眼袋下垂、脸颊松弛、前额低平、鼻部前突。

如此萎靡的嘴巴、咽喉、头颅，不巧正是本人的。

我躺在斯坦福大学耳鼻咽喉头颈外科中心的检查椅上，观察着我自己，认真地观察着我自己。鼻科医生加亚卡·内亚克正在小心地将内窥镜插入我的鼻腔，到达鼻部深处后通往另一个出口，我的咽部。

“来，说啊——”内亚克医生对我说。内亚克医生黑发、秃顶，架着方框眼镜，脚上一双气垫跑鞋，身着白大褂。但我此时其实并不能看到他的穿着模样。我戴着一副视像眼镜，看到的是内窥镜穿过我千疮百孔的鼻窦的实时画面：时而如沙丘起伏，时而如沼泽绵延，时而如怪石林立。在内窥镜不断下探的过程中，我虽然想咳嗽、哽咽、呕吐，但都得奋力忍住。

“说啊——”内亚克医生重复道。我一边从命，一边看着自己咽喉柔软的组织：粉嫩鲜软，包裹黏液，一张一翕，犹如画家乔治娅·奥·吉弗笔下的巨大花朵。

然而这并不是愉悦的赏玩之行。人在正常情况下每次呼吸都会吸入大约25乘以1000的7次方（250后面加20个0）个分子。身临此地，我见到、感知、了解了这么多空气进入自己身体的过程。同时，在之后的十天内，我将忘记自己鼻子的存在。

★★★

过去一百年，西方医学的主流观点都以为，鼻子主要是人体的附属器官。我们理所当然地觉得，能用鼻子呼吸就用鼻子呼吸，倘若不行，用嘴也行。

许许多多的医生、研究人员和科学家都坚持这个观点。美国国立卫生研究院下设27个部门，专注于肺部、眼睛、皮肤、耳朵以及其他种种门类的研究，鼻和鼻窦却未列其中。

内亚克医生对此感到不解。作为斯坦福大学鼻科学研究掌门人，他麾下有一个蜚声国际的实验室，致力于探究鼻子的潜能。他发现，人类头颅内那些“沙丘”“沼泽”和“怪石”为人体部署了千万种机能，而且是不可或缺的机能。“这些构件之所以存在，都是有原因的！”他之前就这么对我说过。内亚克医生对鼻子有一种特别的敬畏，坚信鼻子被人们深深地误解、大大地低估了。这解释了为什么他那么想知道没有了鼻子后人体会怎样，而这也正是我来到这个研究中心的原因。

从今天开始，他们会用硅胶塞塞住我的鼻孔，为保证没有一丝空气从我的鼻孔出入，硅胶塞还要用胶带封严实，我只能用嘴呼吸。我将以这种方式来进行我接下来的25万次呼吸。这实验虽然令人闻风丧胆，过程艰难而痛苦，但目的显而易见。

如今大约有四成的人长期受鼻腔阻塞的困扰，其中大约有一半的人养成了嘴呼吸的习惯，犹以女性和儿童为甚。干燥的空气、精神压力、炎症、过敏、污染、药物等都可能是造成鼻腔阻塞的原因。但我很快了解到，更重要的原因是人类颅腔前部空间的日渐萎缩。

当嘴部横向空间发展不足时，口腔顶部自然而然会向上方，而不是向外部开拓疆域，形成所谓的“V”字形上颚，或称“高腭弓”。这种向上的趋势会在阻碍鼻腔发育、缩小鼻腔空间的同时，破坏鼻腔内部的精妙结构，进而导致气道阻塞、通气不畅。

对此我再清楚不过。在探查我鼻腔之前，内亚克医生对我的头部进行了一次X线检查，我的口腔、鼻窦和上呼吸道的沟沟坎坎、角角落落都以切片图像的方式展现了出来。

他对我说：“是有些问题。”我不但有高腭弓的问题，左鼻孔还因严重的鼻中隔偏曲造成了严重堵塞，此外，我的鼻窦还充斥了一种叫作“鼻甲泡”的畸变。内亚克说：“相当罕见。”所有人都害怕从医生的嘴里听到“相当罕见”这四个字。

让内亚克医生感到惊讶的是，尽管我的呼吸道如此不堪，可我幼年时出现的感染和呼吸问题却比想象的少。但他可以肯定，将来我可能会遇到更严重的呼吸问题。

接下来长达十天的强制嘴呼吸，就好像占卜未来的水晶球一般，会放大和加速对我的呼吸和健康有害的影响，而且随着我年龄的增长，这些影响会越来越严重。我的身体会被麻痹，进入它已经熟悉的状态，一半地球人都已熟悉的状态，但不同的是，这种状态会以自身许多倍的破坏力向我袭来。

“好，稳住。”内亚克医生对我说道。他拿了一支钢针，钢针的一头是金属毛刷，大约有睫毛刷那么大。我对自己说，他该不会要把那玩意儿捅进我鼻子里吧？几秒钟后，他真的把那玩意儿捅进了我的鼻子里。

内亚克医生一边将钢刷往里送，我一边从视像眼镜上观察他的操作。刷子通过我的鼻孔，掠过了我的鼻毛，钻入我的颅腔，深达十来厘米。“稳住，稳住。”他说。

当鼻腔堵塞时，通气量下降，细菌滋长。伴随细菌大量滋长而来的是炎症、感冒和更严重的鼻塞。鼻塞越来越严重，在这个恶性循环中我们别无出路，只能习惯性地用嘴巴呼吸。这个崩坏的过程演进之快、细菌在堵塞的鼻腔内聚集速度之快，完全超出了我们的认知。内亚克医生需要取出我的鼻腔深层组织来寻找答案。

我龇牙咧嘴地看着他将钢刷深入，一转，刮下一块黏性组织。在鼻腔深不见底的部位，神经是用来感知微弱的气流和气温变化的，而不是用来感受钢刷。因此，尽管涂了麻醉剂，我还是能感觉到它。我的大脑一片茫然，那种难以描述的感觉，就好像是有人用针扎了我头颅外的连体兄弟。

“想都没想过会干这些事吧。”内亚克边笑，边把带血的刷头放到一支试管内。十天后，他要把我鼻窦里的20万个细胞和别人的样本比对，观察鼻腔阻塞会对细菌生长产生什么影响。他摇了摇试管，递给助手，然后礼貌地请我取下视像眼镜，让位给下一位病人。

2号病人靠着窗，正在拿手机拍照。他49岁，肤色晒得很深，头发银白，眼睛碧蓝，身着洁白的牛仔裤，光脚套着乐福鞋。他叫安德斯·奥尔森，来自8000千米外的瑞典斯德哥尔摩，和我一样，他为加入这个实验项目掏了5000美元。

几个月前我采访过奥尔森。当时我无意中发现了奥尔森的网站，上面充斥着难以言说的怪异：好多金发美女在山顶上练着瑜伽，光怪陆离的配色，无数感叹号和气泡字体。但奥尔森并不是什么“非主流”，他花了十年时间搜集资料搞正经科研，写了几十篇文章，甚至还自费出了本书，以几百项研究为依据，从亚原子级别介绍呼吸。他还成了斯堪的纳维亚半岛最受推崇的呼吸治疗师之一，依靠健康呼吸的神奇力量帮助了成千上万的病人。

有一次视频通话，我提起自己要参与一个连续十天用嘴呼吸的实验，他被吓到了。我问他愿不愿意加入，他表示拒绝。“我不想参加，”他说，“但是我很好奇。”

几个月后的今天，时差还没倒过来的奥尔森坐上了检查椅，戴上了视像眼镜，在未来的240个小时到来之前，用他的鼻子呼吸了最后的几口气。他身边的内亚克医生好像一位重金属乐队鼓手挥舞鼓槌那样，挥舞着他的金属内窥镜。“来，头往后靠。”内亚克对他说。一抬腕、一伸头之间，内窥镜已经直捣黄龙。

这项实验分两个阶段。第一个阶段，我们在鼻腔关闭的情况下日常起居。饮食、锻炼、睡眠，除了单纯靠嘴呼吸，一切如常。

第二个阶段，我们依然像第一阶段那样正常饮食、锻炼、睡眠，但呼吸通道换成鼻子，而且每天要练习一系列呼吸技巧。

两个阶段之间，我们要回到斯坦福大学，把刚做过的检测再做一遍：血气分析、炎症标志物、激素水平、嗅觉功能、鼻声反射、肺功能，等等。内亚克医生会对数据进行比对，观察在不同的呼吸模式下，我们的大脑和机体有没有改变，如果有，是怎样的改变。

我和朋友们说起这个实验时，自然听到一片惊呼。几个热衷瑜伽的朋友劝我别去，大多则是没有反应。有位常年受过敏之扰的朋友说："我都十来年没用鼻子呼吸了。"其他人的意思差不多是：这有啥了不得的？不就是呼吸嘛。

真是这样吗？在接下来的20天里，我要和奥尔森一探究竟。

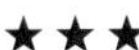

回到早一些时候，大约40亿年前，最早的生命形式诞生了。那时的生命还很小，小到只存在于不成形的微观世界。那时的它们非常饿，亟需养分来维生和繁衍，因此学会了以空气为食。

当时的大气以二氧化碳为主，虽说算不上好养料，也够凑合了。我们的生命雏形学会了吸收二氧化碳，分解二氧化碳，释放出分解后的残余物质：氧气。在此后的十亿年里，远古的先祖们不断重复着这一过程，吸收更多二氧化碳，产生更多微生物，排放更多氧气。

接着，到大约25亿年前，大气中的氧气聚积到了一定浓度，一位爱好捡漏的“前辈”闻讯而来，准备变废为宝。它吞食了这些作为废料的氧气，排放出二氧化碳——需氧生命体的第一个循环就这样完成了。

氧气产生的能量多达二氧化碳的16倍。需氧生物的雏形借这个势头实现了进化，离开了岩石表面，长得更大、更为复杂。它们爬上陆地，潜入海底，飞向空中，变成了植株、飞鸟、蜜蜂和最早的哺乳动物。

哺乳动物进化出了鼻子，来加热和净化空气，同时又进化出咽喉，引导空气进入肺部，还进化出气泡构成的网络，将氧气从空气中分离并转运至血液。亿万年以前沼岩上附着的需氧细胞，如今构成了哺乳动物的身体组织细胞。这些细胞汲取了血液中的氧气，将二氧化碳通过血管和肺部送回大气，这个过程就是呼吸。

呼吸能以五花八门的方式有效地进行——有意识或无意识，快或慢，或是屏住呼吸，这让我们的祖先在捕捉猎物的同时避免了沦为猎物，并在变化的环境中生存下来。

一切都顺风顺水，直到150万年前，我们赖以呼吸空气的气道开始发生改变和破裂，很多很多年后直接影响了地球人类的呼吸。

我本人就被这些鼻部结构的裂痕困扰了很多年，类似问题兴许你也有：鼻塞、打鼾、或轻或重的喘息声、哮喘、过敏等。我一直都以为这没什么大不了的，我认识的人或多或少都会有这些症状。可我后来才渐渐明白，这些问题都不是无端出现，背后都有原因，而且这些因素还有共同特质。

★★★

参与斯坦福实验项目之前几个月，我到费城拜访了玛丽安娜·埃文斯博士。埃文斯博士是一位口腔正畸专家、牙科专家，近年来专注于研究人类（包括古人类和现代人类）颅骨的口腔部分。我们站在宾夕法尼亚大学考古及人类学博物馆的地下室，周围放着数百件样本，每一件样本都刻有字母和数字，还分别标注着：贝都因人、科普特人、埃及阿拉伯人、非洲人等字样。

这些颅骨距今两百到上千年不等，是莫尔顿系列馆藏的一部分。塞缪尔·莫尔顿是一位信奉种族主义的科学家，从19世纪30年代开始收集颅骨，企图证明高加索白种人的种族优势。尽管最终并没有证明成功，但他耗时多年搜罗的头骨却起到了意想不到的作用——为人类过去的面部形态和呼吸方式提供了一个缩影。

在莫尔顿寻求“劣等种族”和“基因降级”的样本中，埃文斯博士反倒有了近乎完美的发现。为了让我体会这完美，她走到一个展柜跟前，从玻璃罩中取出一个标有“帕西人”字样的头骨。她用羊绒衫袖子扫了扫头骨上的灰尘，伸出修剪得干干净净的指尖比划了一下它的下颌和面部轮廓。

“这地方长得比现代人大一倍。”带着急促的乌克兰口音，她指向头骨的鼻洞部位，也就是连接鼻窦和咽喉后方的两个孔洞。她将头骨转过来面朝我们，带着赞美的口吻说：“好宽，好明显。”

埃文斯博士和她的同事——来自芝加哥的儿童牙科医生凯文·博伊德博士，近四年来对超过100个莫尔顿系列馆藏中的头骨进行了X线扫描，测量这些头骨外耳上缘点和鼻子的夹角（眼耳平面，Frankfort plane），以及前额同下颌的夹角（面平面，N-perpendicular）。这些数据显示了每个样本的对称性，口与面、鼻与上颚的比例是否协调，这在很大程度上决定了这些头骨的主人的呼吸状况。

每一个古人类头骨都和这个“帕西人”一样，有着巨大前突的下颌、宽大的鼻窦和口腔。特别诡异的是，这些人从未有机会用牙线、用牙刷、看牙医，可牙齿都非常齐整。

前突的面部以及偏大的口腔，也造就了更为宽阔的气道。他们很可能从未有过鼾症、睡眠呼吸暂停、鼻窦炎或其他困扰现代人的慢性呼吸病，而没得过这些病是因为他们得不了这些病。他们的口腔太大了，呼吸道太畅通了，在没有任何阻碍的情况下，呼吸不会出现任何困难。这种前突的面部结构特征不只是莫尔顿系列馆藏头骨所独有，几乎所有古人类都体现出这种特征，而且在世界各个角落都一样。这种特征延续了将近三十万年，从智人在地球上开始出现，一直到几个世纪前。

埃文斯博士和博伊德博士将这些古人类头骨同现代人类的头骨（包括他们自己病人的头骨）作了对比，发现所有现代人类头骨的生长模式都颠倒了，也就是说，眼耳平面和面平面的呈现与过去相反：下颏退到了前额线之后，颌骨回缩，鼻窦变狭。所有现代人类的头骨的牙齿都有一定程度的歪斜。

在地球上的5400种哺乳动物中，只有人类会经常出现颌骨错位、反牙合、错合畸形（俗称龅牙）等问题。

这种现象让埃文斯博士产生了一个最根本的疑问："为什么伴随进化而来的是疾病？"她将"帕西人"头骨放回展柜，取出了另一个标签为"萨卡德人"的头骨，其完美的面部结构简直是其他头骨的翻版。"我们的研究就是为了回答这个问题。"埃文斯博士说道。

"进化并不一定意味着进步。"她对我说。进化只是意味着改变，可能是变得更好，也可能变得更差。时至今日，人类身体进化的轨迹已经和"适者生存"没有任何关系，反倒滋长了许多对人体有害的特质，并将它们遗传给后代。这种现象——被哈佛大学生物学家丹尼尔·利伯曼称为"演化失调"（Dysevolution）——现在已得到广泛的认同。"演化失调"的概念解释了为什么我们的背会痛、脚会疼、骨质越来越疏松，同时也解释了为什么我们的呼吸越来越困难。

埃文斯博士说，要理解这一切发生的过程以及原因，我们得回到过去，回到智人尚未出现的时候。

当时的人类还是面目怪异的动物，直立于热带大草原的高大草丛中，细胳膊细腿，肘关节突出，前额的形状像是长了毛的防

护面罩，额下一双眼睛凝望着太古之初。他们没有下巴，嘴唇上方是大如橡皮软糖的鼻孔：他们用这对方向和嘴唇垂直的鼻孔，捕捉随风而来的一切气味。

170万年前，人类最早的祖先“能人”在非洲东部海岸生活。他们早已远离森林，学会了用下肢直立行走，逐渐掌握了将手掌内侧的小“手指”向下弯折以形成对生拇指，并用它们来持握，将各种植物从地上拔起，或是制作狩猎工具，比如将石块打磨锋利，来切割羚羊的舌头，或者把肉从兽骨上剔下。

食用未经处理的生肉费时又费力，于是他们收集石块，在岩石上敲击捕获的猎物尸体。经过处理的松软食物，尤其是肉类，更易咀嚼和消化，让人类少消耗了很多能量，而这些节省下来的能量，使他们的大脑容量更为丰沛。

火烤后的食物就更理想了。大约80万年前，远古的人类开始用火来处理食物。火烤后，食物的能量大大增加，原本适合消化粗糙多纤维蔬果的肠道，也由于新的饮食方式而变得细窄，仅仅是这一变化，就为人类节约了更多能量。我们更接近现代的人类祖先——“直立人”，利用这部分能量形成了更大的大脑，比能人的大脑体积增加了50%之多。

这时候，他们的长相慢慢从猿变得更像人。如果你找一个直立人，给他穿一套西服，带他坐上地铁，可能没人会多瞧他一眼。这一阶段的人类祖先同现代人类的基因非常接近。

然而，吃松软和煮熟的食物也是要付出代价的。急速增大的大脑需要更多的空间，这空间来自头颅的前端，也就是我们的鼻腔、口腔、呼吸道所在的部位。慢慢地，面部中央的肌肉变得松弛，颌骨变小变薄，脸的长度缩短，颚部缩小，朝天鼻不见了，取而代之的是骨性隆突，也就是把我们同其他灵长类动物区分开来的特征：突出的鼻子。

这个变化导致的结果是，形状小巧、垂直生长的鼻子在过滤空气方面效率降低，从而将我们暴露于更多的病原体和细菌中，而缩小的鼻腔和口腔让我们的呼吸道也变窄了。随着对食物的加工越来越多，松软高营养的食物越来越多，我们的脑部容量日益增大，呼吸道也就日渐狭窄。

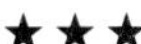

自智人首次出现在非洲大草原上，30万年过去了。其间还出现了一系列其他人类祖先：海德堡人，分布在欧洲，体格强健，能建造居所，捕杀大型猎物；尼安德特人，有着巨大的鼻子和短小的四肢，能制作衣物蔽体，适应寒冷生活；还有纳莱迪人，早期人类的近亲，脑容量非常小，骨盆窄，四肢纤细，身材矮小。

想象一下这幅画面：远古时代的某个夜晚，熊熊篝火燃起的地方就像是远古人类的酒吧，所有这些形形色色的物种聚集在一起，用手掌掬起河水饮用，互相在头发里捉虱子，对比一下各自的眉骨，完了再躲到巨石背后来一场星光下的缠绵。

然后就不复存在了。大鼻子尼安德特人也好，小个子纳莱迪人也好，粗脖子海德堡人也罢，最终都没能躲过疾病的侵袭、天灾的降临、同类的相残、野兽的攻击、自身的懒惰或是其他致命的原因。最后幸存下来的人类，只剩下我们。

在寒冷的气候环境中，我们的鼻子进化得更为狭长，让空气进入肺部之前能得到有效升温；我们的肤色会进化得更浅，以吸收更多阳光来制造维生素D。而在日照充足、气候温暖的环境中，我们的鼻子则进化得更为扁平，更有利于呼吸湿热的空气；肤色变深，有利于阻挡阳光。在进化过程中，喉的位置慢慢降低，为另一改变——声音沟通——创造了条件。

喉的功能相当于阀门，向胃部传送食物的同时防止食物或其他异物被吸入气道。所有动物，包括整个人属的物种，喉咙位置都较高，位于咽喉顶部。这样的结构是合理的，因为喉咙的位置越高，工作效率就越高，一旦有异物进入气道，身体就能以最快的速度将其排出。

人类发展出语言能力后，喉的位置进一步变低，口腔后方腾出的空间实现了音高和音量的变化。厚实的嘴唇也渐渐变薄，因为小巧的嘴唇更易于控制形状。而灵活的舌头更能掌控声音的变化和声音的质感，结果人类舌头的位置越来越接近气道，从而使得下颌前突。

可是，喉位的降低削弱了其原本的功能。由于口腔后方出现了过大的空间，早期人类的呼吸道非常容易梗塞。一旦吞咽的东西体积较大，或是吞咽得太快、太大意，早期人类就会梗塞。智人在整个动物界、整个人属中，是最容易因梗塞而窒息死亡的物种。

这是多么诡异、多么讽刺啊，人类的祖先会使用火，会料理食物，拥有强健的大脑，能用丰富的声音互相交流，所有这些都令人类变得比其他动物更聪明、更长寿，却也同时让人类的口腔和咽喉受到阻碍，呼吸变得不畅。如此反向生长在很多很多年后，导致人们在睡眠时气道容易被梗塞，而这种梗塞的表现就是打鼾。*

早期人类自然完全不受这些因素的困扰。几万年来，面部宽阔的祖先毫无呼吸问题。而我们现代人类有了鼻子，有了语言，有了最强大脑，成了地球的主人，却无法摆脱呼吸不畅的困扰。

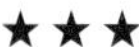

同埃文斯博士会面后的几个月来，我总是忍不住想到我们那些多毛的先祖。彼时的他们蹲伏在非洲的岩石海岸，从灵活的双唇中发出了人类语言最古老的元音，空气从他们舒张的鼻孔畅快地出入，同时他们用完美的牙齿咀嚼着炖兔肉。

而此时的我，下巴松弛的我，就着一盏LED灯，盯着手机屏幕上维基百科“弗洛勒斯人”的页面，用七歪八倒的牙齿嚼着一支低脂能量棒，咳嗽着，喘着，堵塞的鼻孔吸不进一丁点儿空气。

---

* 哈巴狗、獒犬、拳师犬和其他品种的短头犬被人为培育成具有扁平的脸和较小的鼻窦，因而患有类似的慢性呼吸系统疾病。从这个方面来看，现代人类已经变成这些高度近亲繁殖的狗的同类。

斯坦福大学口呼吸实验的第二天晚上，我躺在床上，鼻孔里塞着硅胶塞，封着胶带。害怕突然改变的生活方式打扰到我妻子，我干脆搬到安顿客人过夜的房间。还好做出了这个决定，我时常会因为思考呼吸的问题而辗转反侧、夜不能寐。

我的手腕上戴着一个火柴盒大小的血氧仪，仪器上有一条发光的导线连接我的中指，每隔几秒钟记录一次我的心率和血氧饱和度。由于我舌位过低，口腔空间狭小，所以我常常出现气道梗阻，仪器会以此判断梗阻发生的频率和严重程度，从而对我的睡眠呼吸暂停作出评估。

为了对我的鼾症和呼吸暂停的严重程度进行量化，我下载了一个手机应用软件，能记录整个夜间的音频流，次晨再将每分钟的数值绘制成反映呼吸健康状况的图表。与此同时，我的卧榻上方还有一个夜视摄像头记录我睡眠过程中的一举一动。

咽喉的炎症、息肉以及鼻腔的堵塞都可能引起鼾症和夜间呼吸暂停，但其危害的严重性和加剧速度却甚少为人所知。我参与的这个实验，正是第一个对此有针对性的系统测试。

自行封堵鼻腔的第一个晚上，我的打鼾时间增加了13倍，总共持续了75分钟之多。奥尔森比我更严重，本不打鼾的他居然连着打了4小时10分钟。除打鼾之外，我的呼吸暂停次数也增加了4倍。所有这些在一天之内就发生了。

此刻我又回到床上。无论我怎样试图表现出轻松的状态投入这项实验，对我来说它始终是艰难的挑战。每3.3秒就有一口未经过滤的干冷空气进入我的嘴，使我的舌头失去水分，令我的喉咙干痒难耐，也让我的双肺非常不适。而这样的呼吸，我还要进行175 000次。

第2章　口呼吸

早上八点一刻，像《宋飞正传》里的那个怪邻居一样，奥尔森从我公寓底层的侧门冲了进来。“早上好啊！”他冲我喊道。他鼻孔里还堵着硅胶塞，身着短卫裤和卫衣。

奥尔森这个月在我家街对面的公寓租了一个小房间，虽然距离近到穿着睡衣溜达过来也无伤大雅，但感觉还是怪怪的。他原先因日晒而容光焕发，现在面有菜色，像极了罪犯被捕时大头照上的样子。他神情茫然，嘴角挂着不安的苦笑，昨天也是这副模样，前天也是。

今天是口呼吸实验进行到半程的日子。和之前一样，早、中、晚各一次，奥尔森和我将桌上一堆光怪陆离的机器逐一启动，手臂缠上带子，耳朵夹上心电图电极，嘴巴里放进体温计，把我们的生理数据录入表格。数据反映的事实也和昨天没什么差别：口呼吸正在影响着我们的身体。

和实验前相比，我的血压平均上升了13%，完全达到了1期高血压的标准。如果任其发展，这种慢性血压升高就会导致心肌梗死、中风及其他重症，三分之一的美国人都存在这种症状。此外，我的心率变异性（反映神经系统平衡功能的指标）也骤降，就是说，我的身体处于高度的压力之下。与此同时，我的脉搏加快了，我的体温降低了，我的思维清晰度跌到了谷底。奥尔森的情况和我如出一辙。

但最糟糕的部分还不是这些，而是我们的感受：我们难受极了，而且是一天比一天难受。每天同一时刻，奥尔森完成最后一项检测后，把呼吸面罩从他满头银发上取下，起身离座，将硅胶鼻塞往里捅一捅，穿上卫衣说："十点半再见。"随即出门离开。我点头目送他趿着拖鞋穿过走廊回到街对面。

最后一项实验程序——就餐，是分开进行的。在实验前后两个阶段对应的时间里，我们会重复一套食谱，在继续进行日常测试的同时，记录血糖水平，比较口呼吸和鼻呼吸对体重和新陈代谢的影响。我今天吃的是三个鸡蛋、半个牛油果、一片黑麦面包和一壶红茶。按照计划，十天之后，我还要在这里再吃相同的一餐。

吃完饭后，我洗了碗，收拾了用过的滤网、pH试纸、客厅洗手间的便利贴，回了几个邮件。有时奥尔森会小坐片刻，和我一起比较各种鼻塞的效果和舒适度：防水耳塞（太硬），海绵耳塞（太软），游泳鼻夹（太疼），持续气道正压通气睡眠呼吸面罩（舒适性高，但看起来像某种情趣用品），卫生纸（太松），口香糖（太黏）。最终我们还是选择用硅胶塞或海绵耳塞，外面再粘上医用胶带，虽然有点儿扯到皮肤，还有点儿憋闷，但比起其他方法，已经算是不那么受罪了。

过去五天的绝大多数时候，每天从早到晚，奥尔森和我都足不出户、郁郁寡欢。我总有一种错觉，仿佛被困在了一个没有观众、没有笑声的肥皂剧片场，每天都在无止尽地循环，回到痛苦的原点。

★★★

所幸今天有点儿不一样。今天，我要和奥尔森去骑车。不过既不是去海边的木栈道，也不是去金门大桥底下，只是去附近的健身房，在水泥房间的白炽灯下骑车。

骑车是奥尔森的主意。过去十年来，他一直在寻找剧烈运动过程中口呼吸和鼻呼吸的运动表现差异。他和教练合作，以混合健身（CrossFit）运动员为研究对象，发现口呼吸会使人们的身体进入一种高压状态，令人们迅速疲劳，从而影响运动表现。他坚持要在实验每一阶段分别找几天在健身单车上进行高强度运动。于是，我们约定上午十点一刻在健身房见。

我穿上运动短裤，带了运动手环、备用硅胶鼻塞和一个水壶，从后院走出去。正巧安东尼奥在院子围栏边。安东尼奥是个包工头，也是我多年的朋友，最近在帮我搞二楼的装修。他看见了我，我还没来得及闪人，他就注意到我鼻子里的粉色塞子，惊得臂弯里的一摞木板都掉地上了。他凑过来，准备看个究竟。

安东尼奥和我认识有十五年了，对我之前研究的奇闻异事有所耳闻，而且一直都颇有兴趣，也对我很支持，不过听我讲完我所参与的实验之后，他表示没法支持下去了。

“这也太不靠谱了，”他说，“我跟你说，我小时候上学那会儿，老师会在教室里来回巡视，一边巡视一边伸手拍我们脑瓜子。”他边说边拍了拍自己的后脑勺。“谁张嘴呼吸，谁就挨打。”他对我说。口呼吸不但让人容易得病，在他的老家墨西哥普埃布拉还被视作失礼的行为，因此，人人都从小被教育必须用鼻子呼吸。

安东尼奥说，他的女友詹妮特有长期鼻塞流涕的问题。詹妮特的儿子安东尼同样常年习惯用嘴呼吸，所以也有和他母亲类似的症状。“我一直跟他们说用嘴呼吸不好，他们也想改，可改起来不容易啊！”安东尼奥说。

几天之前，我也听一个叫戴维的印裔英国人讲过类似的故事。那天，我和奥尔森在金门大桥首次尝试在堵住鼻孔的情况下慢跑，路人戴维注意到了我们鼻子上的胶带，把我们叫住，问我们在干什么。他告诉我们，他从小就饱受鼻子堵塞的困扰，“不是鼻塞就是流涕，呼吸就没一秒钟是通畅的”。二十年来，他往鼻子里喷过各种各样的药剂，但效果越来越不明显，现在已开始出现慢性呼吸道疾病的症状。

这样的故事我听够了，也不想引起更多不必要的关注，因此，没什么非得离开家的原因的话，我就大门不出了。并不是说旧金山人保守，旧金山可是一个包容性很强的城市。听说在海特街曾有人穿着屁股开洞的牛仔裤招摇过市——为的是让他的尾巴，一条十多厘米长的、肉长的真尾巴，能在身后尽情摇摆。可就这样都没有人向他投去多余的目光。

显然，我和奥尔森鼻子上的塞子和胶布突破了旧金山人的底线，我们所到之处，总要被问个究竟，或是迫不得已听他们讲那些长篇累牍的苦难经历：鼻塞啊，鼻敏感加重啊，头疼啊，睡不着觉啊，等等。

挥别安东尼奥后，我把棒球帽的帽檐拉低，遮住自己的脸，跑步去离我几条街远的健身房。健身房里，女士们在跑步机上快步走，老人们在固定器械上训练，经过他们身旁时，我注意到他们无一不是在用嘴呼吸。

我打开脉搏血氧仪，按下秒表，坐上健身单车，拴紧踏板，开始运动。健身单车实验的灵感来自二十年前约翰·杜亚尔博士开展的一系列研究。杜亚尔是名教练，指导过包括网球明星比利·琼·金、铁人三项运动员以及新泽西网队篮球运动员在内的顶尖运动员。20世纪90年代，杜亚尔认为他的教学对象都受到了口呼吸这个习惯的危害。为了证明自己的观点，他找了一群专业自行车运动员，让他们佩戴传感器骑健身单车，记录他们的心率和呼吸频率。在几分钟内，杜亚尔增加了踏板阻力，随着实验的进行逐渐加大运动员的能量输出。

第一轮实验中，杜亚尔要求运动员完全口呼吸。和预计的一样，运动强度加大后，呼吸频率升高。运动员进入测试最难的阶段，输出功率达到200瓦时，他们喘得上气不接下气。

杜亚尔随后重复了实验，唯一不同的是，在这轮实验中他要求运动员们用鼻子呼吸。这一次，运动强度增加后，呼吸频率反倒下降了。在最后的200瓦阶段，某位曾口呼吸达每分钟47次的受试者，靠鼻子仅仅呼吸了14次，即便在强度增加到10倍的情况下，心率依然和测试开始时持平。

杜亚尔博士总结说："仅仅是训练自己用鼻子呼吸，就可以节省一半的体力消耗，并且大大提高你的耐力水平。"运动员在用鼻子呼吸的时候感到精力充沛，而不是体力透支。他们都纷纷表示再也不用口呼吸了。

接下来半小时的单车运动中，我准备采用杜亚尔的实验方法，但不是用阻力来衡量劳累程度，而是看能坚持骑多久。我要让我的心率保持在每分钟136次，观察自己仅以口呼吸能达到什么目标。我和奥尔森接连几天都会来这儿试验，然后下周再过来测试鼻呼吸的运动数据。通过这两组数据的对比，我们将对这两种呼吸方式下的运动耐力和能效差异有一个大致了解。

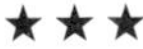

要理解呼吸如何影响运动表现，首先要明白人体怎样从空气和食物中获得能量。我们有两种选择：有氧呼吸和无氧呼吸，顾名思义就是呼吸过程中有没有氧的参与。

无氧能量的产生仅仅来自葡萄糖（一种单糖），人体吸收葡萄糖十分迅速也十分容易。当氧气供应不足的时候，它相当于一个备用的涡轮增压系统。但同时，无氧能量效用偏低，产生的代谢废物也较多，造成乳酸堆积，比如超负荷无氧训练后，我们感受到的恶心、肌肉酸痛和汗液分泌都是其表征。这就解释了为什么高强度训练的头几分钟往往很难承受——我们的呼吸系统一时无法满足身体对氧气的需求，因此被迫采用无氧呼吸。而当我们热身之后，就会感觉轻松起来，因为此时人体已从无氧呼吸切换到了有氧呼吸。

有氧能量和无氧能量通过人体不同的肌肉纤维合成。由于无氧呼吸是作为应急系统存在的，因此身体参与无氧代谢的肌肉纤维含量相对较少。如果我们过多地依赖这部分较为薄弱的肌肉，它们很快就会停止工作。这也就是为什么每当新年假期结束，很多人回到健身房报复性训练时发生的运动伤害，会远远多过平时。从本质上来看，无氧代谢就像是一台美式肌肉车——速度快，反应快，跑跑短途没问题，但跑长途的话，既不环保也不经济。

因此，有氧呼吸极为重要。25亿年前那些细胞进化到了以氧气供能，以此见证了生命的绽放，而我们的体内有37兆个这样的细胞，如果它们进行有氧代谢，产生的能量是无氧代谢的16倍。不管是在运动时，还是在日常生活中，保持健康的关键就是如何让身体保持这种高能效、代谢废物少、以氧气为供给支持的有氧状态。

回到健身房。随着我踩动更用力，呼吸更大口，我的心率稳步上升，从每分钟112~114次开始往上走，3分钟的热身后，我要将它增加到每分钟136次，并保持半小时。这个心率对我这个年龄来说正是合适的有氧阈值。

20世纪70年代，专业训练奥运选手、马拉松运动员和铁人三项运动员的顶级教练菲尔·马费通博士发现，大部分标准化的训练计划对运动员来说都弊大于利，因为人和人不同，每个人对训练的反应也不同。同样是做一百个俯卧撑，对某个人可能有益，对另一个人就可能有害。马费通针对每个人的心率水平量身制订训练计划，以保证运动员处于精确的有氧阈值中。这样他们就能燃烧更多脂肪，更迅速地从运动中复原，保持优异的运动状态，且第二天不会退步，第二年也不会退步。

最理想的运动心率计算起来很方便，只要用180减去年龄，得到的数字就是你的身体在有氧阈值内所能承受的心率上限。单次训练时间较长时，应让心率保持在这个数字以下，否则身体将长时间处于无氧的危险中，导致运动后非但没有精神焕发，反而感到疲乏、腿软、恶心。

这种情况恰恰就发生在了我身上。张大嘴巴呼哧呼哧卖力踩了半小时单车，显示屏上的倒计时归零，脚下的齿轮停止转动，我流了好多汗，累得视线模糊，也就总共骑了10.3千米。我下了单车换奥尔森上，结束后回到家，冲了个澡，喝了杯水，继续测试。

在我们之前、在杜亚尔之前好几十年，早已有科学家就口呼

吸的利弊展开过实验。

20世纪60年代，英国一名特立独行的医生奥斯汀·杨，曾以缝合鼻孔的方式治疗许多慢性衄血患者。他的追随者瓦莱丽·J. 伦德在20世纪90年代复制了这套方法，缝堵了好几十名患者的鼻孔。我想知道这些改用口呼吸的病人几周、几个月甚至几年后的表现。为此，我曾设法联系伦德，但没联系上。巧的是，一位挪威裔美国整牙医生进行的研究给出了意想不到的解答。

20世纪七八十年代，艾吉尔·P. 哈沃德做了一系列令动物保护组织和所有动物爱好者深恶痛绝的实验。在他的旧金山实验室里，他把一群恒河猴分成两组，用硅胶塞堵住其中一组的鼻孔，另一组不堵。鼻孔被堵的猴子没法把塞子取出，只能被迫一直用嘴呼吸。

在之后的半年里，哈沃德测量这些猴子的一系列数据，包括牙弓、下颏的角度、面部的长度，等等。用嘴呼吸的猴子显示出和人类一样的面部向下生长趋势，牙弓变窄、牙齿歪斜、嘴巴变大。这些实验被哈沃德反复进行，将这些动物的鼻腔封堵达两年，两年里情况越来越严重，他用照片记录了情况恶化的整个过程。

那些照片触目惊心，我这么说不仅是出于对猴子的同情，还因为它们是如此直观地向我们展现了人类口呼吸给自身带来的变化：只消数月，我们的面部就会拉长、下巴松垮、目光涣散。

所以，口呼吸会令我们的体貌特征和呼吸道结构逐渐崩坏。空气通过口腔吸入时，压力变小，口腔后方的软组织变得松弛、向内弯曲，空气流通的空间因此更狭小，呼吸愈加困难。一旦开始用口呼吸，你就走上了一条不归路。

而鼻呼吸恰恰相反。用鼻子呼吸时，空气压力直接撑开喉咙后面松弛的组织，使呼吸道更宽、呼吸更易。如果能保持鼻呼吸，这些组织和肌肉会更“紧致”，让呼吸道得以保持开放、宽阔的状态，因此呼吸也会越来越轻松。

“鼻腔的一切都会反映到口腔、气管和肺部。”帕特里克·麦吉沃恩是爱尔兰人、畅销书作者、国际顶尖的鼻呼吸专家。有一次我在电话采访时他这么说道：“这些器官不是自顾自分头运作的，而是一条完整的呼吸道的不同部分。”

这说法一点儿都不令人意外。每当季节性过敏来袭时，睡眠呼吸暂停和呼吸困难等症状就会一齐上阵。鼻子一塞，我们就开始用嘴呼吸，呼吸道旋即溃不成军。“这当中的物理原理很简单。”麦吉沃恩说。

睡眠过程中张口呼吸令问题加剧。当我们的头枕在枕头上时，由于重力的作用，喉部的软组织以及舌头都呈向下的趋势，呼吸道更为闭塞。久而久之，我们的呼吸道为迁就这种情况，打鼾和睡眠呼吸暂停就成了新常态。

口呼吸实验阶段的最后一晚，我又一次坐在床上，看着窗外发呆。

如同往常大部分夜晚一样，太平洋的微风吹来时，风中的植物在卧室对面的院墙上投下了跃动的幻影，有时看着像爱德华·戈里笔下的西装绅士，有时又像埃舍尔笔下的盗梦空间。又一阵风吹来，它们变换重组，看起来又像是羊齿蕨、竹叶或三角梅。

这个漫长的发呆过程意味着我又失眠了。我靠着一堆枕头，盯着这幅影子足足有15分钟，20分钟，甚至40分钟之久。我不自觉地吸了吸鼻子，鼻子没通，倒是一阵刺痛直达我的脑仁儿。这刺痛叫作“鼻窦性头痛”，只是这一次，痛苦是我自找的。

一个半星期里，我每晚睡觉都觉得自己可能会在睡梦中慢慢窒息而亡，觉得我的气管在慢慢关闭。其实，这不是幻觉，而是事实。被迫用嘴巴呼吸容易导致气道形状发生变化，就像哈沃德实验里的那些猴子一样，而且这种变化根本用不了几个月，仅仅是在几天时间里，情况就会恶化，伴随着每一口呼吸愈加严重。

我打鼾的时间相比10天前增加了48.2倍。我这辈子第一次真切地意识到自己受到了睡眠呼吸暂停的困扰。最严重的时候，我平均每晚要经历25次呼吸暂停，也就是说我的气道梗阻已经严重到致使血氧饱和度跌到了85%以下。

血氧饱和度一旦低于这个比例，血液的供氧能力就不足以维持身体组织的正常运作。如果情况得不到改善，可能进一步导致心力衰竭、精神抑郁、记忆衰退、寿命缩短。尽管我的鼾症和呼吸暂停症状还不足以造成任何临床疾病，但随着口呼吸时间的增加，生理数据只会越来越不理想。

每天上午，我和奥尔森都会听我们前一晚睡觉时的录音。刚开始我们还会笑，但后来更多的是害怕：录音中的鼾声带给我们的，绝不是狄更斯小说里那种饱醉酣眠的甘美快意，而是自缢身亡前的毛骨悚然。

“闭口则得安眠。”16世纪荷兰医学家、鼾症研究的先驱莱姆纽斯写道。即便在那个年代，他都深知呼吸受阻对睡眠的危害。“下颌翕张，气息出入，令其口干舌燥，夜间欲饮水润津。”

他说的也是我面临的另一个问题。口呼吸致使人体额外流失40%的水分。这一点我每天晚上都能感受到，经常半夜口干舌燥地醒来。有些人可能会想当然地认为这样一来排尿的次数会减少，但奇怪的是，反而增多了。

在睡眠进入最深层的阶段，位于大脑底部的豌豆状小球——脑垂体，会分泌一种激素，控制肾上腺素、内啡肽、生长激素以及其他一系列物质的释放，这其中就包括血管升压素，也叫“抗利尿激素”，它的作用是刺激细胞存储更多的水分。正因为有这一机制，动物们可以在整晚的睡眠中不饮水也不排尿。

但是，慢性睡眠呼吸暂停的症状会使身体缺乏深度睡眠，在深度睡眠时长不足的情况下，血管升压素的分泌就失调了，肾脏会释放水分，激起排尿欲望，并给大脑发出补充水分的指令。因此我们感到口渴的同时却又老想上厕所。也正是由于血管升压素缺失，每晚我的膀胱才特别敏感，而且喝多少水都还是渴。

多部研究专著都指出，鼾症和睡眠呼吸暂停对健康会造成一系列严重危害，包括遗尿、注意缺陷与多动障碍（ADHD）、糖尿病、高血压、癌症，等等。我曾在梅奥医学中心的一个研究报告中了解到，人们一直以为慢性失眠属于心理问题，但实际上往往是呼吸问题。此时此刻，成千上万有慢性睡眠障碍的同胞和我一样无法入睡，或盯着窗户，或盯着手机、电视屏幕，或盯着天花板，睡不着觉就是因为呼吸有问题。

另外，我们常常觉得轻度的鼾症很正常，轻度的睡眠呼吸暂停并无大碍。但这实际上是错的。斯坦福大学睡眠研究专家克里斯蒂安·纪耶米诺博士发现，即便是完全没有睡眠呼吸暂停症状的儿童，只要出现呼吸沉重、轻微打鼾的情况，也可能表现出情绪不稳定、血压紊乱、学习障碍等问题。

用口呼吸还会使人变迟钝。日本最近有个研究表明，阻塞小鼠的鼻孔，令其被迫口呼吸后，其脑细胞生长数量低于均值；相比对照组的鼻呼吸小鼠，其通过迷宫所用时长增加了一倍。2013年，另一项日本学者的研究发现，同注意缺陷与多动障碍存在密切关联的前额叶皮质，在口呼吸时供氧会受到干扰，而在鼻呼吸状态下则毫无影响。

古代中国在这方面也颇有见解。“嘴巴呼吸为‘逆气’，违逆不顺之气，对身体有害。”道家著作有一篇如此写道，“尽量不要用嘴呼吸。”

我躺在床上辗转反侧，为要不要再去厕所作着思想斗争。我试着往积极方面想，然后我想起了玛丽安娜·埃文斯博士给我看的馆藏颅骨，其中一件给我带来了一丝雪中送炭般的希望。

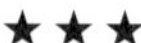

一天早晨，埃文斯坐在她的牙科诊所办公室里，面对着一台巨大的电脑显示屏。诊所坐落在费城市区以西半小时车程的地方，装修颇具未来感，白墙，白地砖，和我去过的那些牙科诊所有云泥之别，不是那种刷着土黄砂浆的商店街铺面，也看不到室内绿植、金鱼缸或者艺术装饰画。你能感觉到，埃文斯的业务与众不同。

她在显示器上打开了两张照片，一张是来自莫尔顿系列馆藏的颅骨，另一张是她的一位新病人，是个小女孩，我们在这里就管她叫琪琪。琪琪七岁左右，牙齿从牙龈顶端突生，往外的，向内的，往什么方向长的都有。琪琪的眼睛下方有黑眼圈，口唇干裂，嘴巴张着，看起来像是含着一支冰棍。她长期受鼾症、鼻窦炎和哮喘的折磨，最近又开始出现对食物、粉尘和宠物过敏的症状。

琪琪的家境优渥，衣食无虞，遵循健康的饮食习惯，也参与了充足的户外运动，免疫接种都没落下，还补充维生素 D 和维生素 C，从小也没得过什么病，现在却成了照片里的样子。“我天天能遇到这样的病人，”埃文斯说，“全都是这样的。”

这就是现状。90% 的儿童存在各种程度的口腔、鼻腔变形。

45%的成年人偶尔会打鼾，25%的人长期有鼾症表现。30岁以上的美国人中，有25%会因睡眠呼吸暂停出现窒息，并且据估计，有80%的轻症和重症患者并未得到确诊。与此同时，各种呼吸困难或呼吸受阻问题也困扰着大多数人。

我们有能力保持城市的清洁卫生；许多让祖先丧命的疾病，也都被我们成功驯服甚至消灭了；我们比从前更有教养，长得更高、更强壮了；相比19世纪，我们的平均寿命长了三倍；我们的星球上生活着75亿人，是一万年前的1000倍。

可是，我们最原始、最关键的生理机能却退化了。

埃文斯博士所展示的现实令人沮丧。更讽刺的是，坐在这光鲜亮丽的诊所里，一张又一张现代人的面孔从我眼前掠过时，我想起了莫尔顿系列馆藏颅骨，对比现代人，他们的牙齿是多么完美、多么整齐啊。我凑近显示器，看到自己映在屏幕中，脸上骨骼松散，下颌瘦削，鼻孔堵塞，嘴巴小到容不下全部的牙齿。我简直能听见古老的头骨冲我说：你个傻样儿。真的，当时那一瞬间，我这张脸的样子确实像是在嘲笑我。

但埃文斯请我过来看她的研究，并非为了悲天悯人。她埋头梳理人类呼吸行为衰退的资料，只是研究的起点。她耗时多年，完全自掏腰包，是因为她想出一份力。她和同事凯文·博伊德从古代颅骨上测量搜集了几百组数据，以此为现代人的呼吸道健康建立一个模型。除了他们之外，还有一支壮大中的呼吸研究者队伍，为改善呼吸、扩大肺活量、矫正牙齿、呼吸道发育寻找新的途径。他们的终极目标是将完美的古人容貌——一切失控之前我们本该拥有的容貌——还给琪琪，还给我，还给所有人。

埃文斯打开另一张照片，还是琪琪的照片，在这张照片里，琪琪的黑眼圈不见了，面色不再蜡黄，眼睑不再下垂，牙齿整齐，脸庞饱满润泽，她重新学会了鼻呼吸，鼾症消失，随之消失的还有她的过敏症状和其他呼吸问题。这张照片摄于之前那张照片的两年后，琪琪像是变了个人。

同样的奇迹也发生在其他病人身上，有成年人也有儿童。他们掌握了正确呼吸的方法后，松弛拉长的面庞慢慢恢复到自然状态，同时血压回落，抑郁减轻，头痛消失。

哈沃德实验室里的恒河猴也康复了。被迫口呼吸两年后，哈沃德取出了它们鼻孔中的硅胶塞，慢慢地，它们自然又学会了用鼻呼吸，面容和呼吸道也得到了重建：下巴前伸，五官和呼吸道逐渐恢复到宽阔自然的状态。

实验结束半年后，这些猴子又有了猴子该有的模样，一切都是因为它们的呼吸恢复了正常。

★★★

思绪回到我的卧室。目光停留在窗棂上的植物“皮影戏”时，我也期待自己过去十天乃至过去四十年积累的病能得以逆转。我期待着自己能重新学会祖先们的呼吸方式。想必一切很快就能见分晓。

明天一早，鼻塞要取掉了。

第二部分　呼吸：失传的技艺

第3章　鼻子

“你看上去糟透了。”内亚克医生对我说。

那天午后，我又来到斯坦福大学耳鼻咽喉头颈外科中心。我躺在检查椅上，内亚克医生将内窥镜探入我右侧鼻孔。十天前，我从屏幕上看到的连绵沙丘，现在看上去像是被龙卷风扫荡过一样。具体画面我就不描述了，总之一句话，我的鼻腔一片狼藉。

“你最爱的环节来了。”内亚克边说边笑。喷嚏还没来得及酝酿，逃离现场的念头还没来得及出现，他就把钢刷直接往我颅腔里捅了几厘米。“里面黏黏的。”他说这话时还颇为得意。同样的操作在我左边鼻孔又来了一遍，他把沾满我黏糊糊RNA的刷头放进一支试管，然后丢下我转身走开了。

整整一个半星期，我盼的就是这一刻。我本以为取走塞子、胶带的时候会是击掌欢庆的场面，用鼻子长舒一口气欢呼道：“我又能和健康人一样呼吸啦！”

可现实却是，伴随几分钟的不适感而来的是更严重的鼻塞。我的鼻腔里头一塌糊涂，内亚克只能用镊子往两边鼻孔里各塞了两团棉花，以防鼻涕流到地板上。之后我又查了一整套肺功能、拍X线片、抽血、鼻科检查等，所有在口呼吸实验之前我和奥尔森做过的检查又重复了一遍。检查报告几周之后出来。

★★★

直到那天晚上回到家，冲洗了好几次鼻腔之后，我才真正用鼻子吸到第一口空气。我披了件外衣，赤脚走到院子里。夜空中流云舒卷，巨大的云朵像是太空飞船，云层上方依稀可见几颗星星，点缀在一轮残月近旁。

我呼出胸中的郁气，深吸了一口气。我闻到了泥土的酸臭袜子味儿，潮湿门垫的润唇膏味儿，柠檬树的洗洁精味儿，干枯树叶的茴香味儿。

每一种气味都变得真切起来，在我脑中如同激光焕彩特效一般绽放。这些气味光怪陆离地呈现在我眼前，如同无数个乔治·修拉画作中的彩色斑点。我吸了第二口空气，这一次，我想象着所有这些分子通过我的咽喉，进入我的双肺，涌向我的血液，浇灌我的感知，点燃我的思维。

嗅觉是所有生命体最古老的感觉官能。我一个人站在院子里，舒展着鼻孔，突然意识到，呼吸的意义远远不只把空气吸入体内，它还是我们同世界最为亲密的接触方式。

包括你我在内的所有生物，吃进嘴巴的，吸入鼻孔的，或是渗透皮肤的，都不过是存在了138亿年古老的星际尘埃。这种顽强的物质经阳光分解，散落在宇宙各个角落，又以某种形式聚集到一起。呼吸的过程是把我们自己纳入周遭环境的过程，在这个过程中，我们吸收生命的点滴，体会生命的点滴，随后再把我们自身交与周遭环境。呼吸的内核就是同世界的交互。

我也期待依靠呼吸能将生命重启。因为过去十天的口呼吸让身体遭受了重创，从今天开始，我不仅要努力恢复健康，还要努力让未来也能保持健康。几千年来各种呼吸学家的教诲，我都将身体力行，并拆解其中的奥义，评估它们的效用。我将和奥尔森一起探索如何扩张肺部、开发横膈，让氧气充盈全身，操纵自主神经系统，激活免疫反应，重置大脑中的中枢化学感受器。

第一步是恢复阶段，也就是我现在做的，呼吸空气只用鼻子，不管白天还是夜里。

鼻子之所以这么关键，是因为它能够对空气进行清洁、加温、湿润，使其更易被人体吸收，这一点我们大都十分清楚。但许多人不知道，在类似勃起功能障碍这样的问题中，鼻子可能也有着意想不到的关联。此外，它能激发一系列激素和化学物质的生成，降低血压，帮助消化；它能在女性生理周期的各阶段做出响应；它还能调节心率，缓解肢端缺血，增强记忆。而通过鼻毛的密度我们还能判断一个人是否有哮喘。

你可能从没想到过，我们每个人的鼻孔都有自己的脉动，仿佛花朵的开合，随着我们的情绪起伏、心理状态，甚至日月盈昃，一张一翕。

★★★

一千三百年前，古印度的密传声息瑜伽经文提到，鼻孔能做到始终靠单侧吸气而另一侧微翕：有时右侧鼻孔在日升时觉醒，而有时左侧鼻孔在月盈时复苏。经文还说，这样的节奏会贯穿整个月相周期，存在于全部人类的身体中。它是人体跟随宇宙律动、人际变化而保持平衡与稳定的方式。

2004年，印度外科医生阿南达·巴拉由吉·巴瓦纳尼尝试在来自不同国家的对象身上试验，以科学手段验证声息瑜伽经文所述的呼吸规律。在试验进行的一个月期间，当月球对地球的影响最强烈的时候，也就是满月或新月时，所有被试者都显示符合这一规律。

尽管巴瓦纳尼表示实验数据中主观成分较大，如要证明全人类都有如此体验，还需要更多研究支持。但一个多世纪以来，科学家已经发现，人类的鼻孔确实会像花朵那样，日夜不停地以固有的节奏开合。

这种现象叫作"鼻循环"或者"鼻周期"，1895年由德国医生理查德·凯塞首先提出。他注意到病人一侧鼻孔的内膜组织会充血闭合，而另一侧却神奇地舒张。在此后的30分钟至4小时内，这种情况会互换，或者称作"循环"。不过相比来自月球的神秘力量，引起这种变化的更多的其实是神经传导的冲动。

实际上，鼻腔内部覆盖着一层海绵体血管组织。因此，鼻子也能在短短几秒内因充血而胀大、变硬。出现这种现象是由于鼻子同生殖器的关联大过它与人体其他器官的关联，当一方受到挑逗，另一方会同时做出回应。对有些人而言，仅仅一想到性，就有可能出现呼吸困难，乃至喷嚏不断，这种尴尬的症状也被称为“蜜月鼻炎”。一旦性刺激变弱，海绵体血管组织松弛，鼻子也会随之松弛。

凯塞医生发现这个现象后的几十年，依然没有人能对人类鼻腔为什么覆盖着海绵体血管组织给出很好的解释，也没有人能明白鼻周期是怎么回事。有这么几种理论：一部分人认为这种循环能促使人在睡眠时翻身，以防褥疮的产生（侧躺时通过枕头对面的鼻孔呼吸更容易）；另一部分人认为，这能防止鼻腔受到呼吸道感染和过敏的侵袭；还有人声称气流通道的轮替可以让嗅觉更灵敏。

研究人员最终证实，鼻腔的海绵体血管组织能反映健康状况。因为当疾病或其他方面的失调出现时，海绵体血管组织会产生炎症。而一旦鼻部受到感染，鼻循环会变得越发明显，循环的频率也会升高。左右两侧鼻孔的运作模式类似供热通风与空气调节系统，控制体温及血压，为大脑输送化学物质，调节我们的情绪、情感和睡眠。

右侧的鼻孔相当于油门。当吸气动作主要由该通道完成时，血液循环加速，身体发热，皮质醇水平、血压及心率都会上升。这种情况之所以产生，是因为用右侧鼻孔呼吸会激活交感神经系统，启动“战斗或逃跑”机制，让身体处于高度警觉的战备状态。同时，右侧鼻孔呼吸能将更多血液输送到左脑，尤其是前额叶皮质，而此区域的主要相关活动是逻辑决策、语言和运算。

通过左侧鼻孔吸气则会产生相反的效果：它的功能相当于右侧加速装置的制动系统。左侧鼻孔与副交感神经系统联系更紧密，通过降低体温、血压及缓解焦虑让身体进入休闲模式。左侧鼻孔让血液流向前额叶皮质的两侧，即影响创意、形成抽象思维以及产生负面情绪的右脑。

2015年，加州大学圣迭戈分校的研究者连续三年记录一名女精神分裂症患者的呼吸规律，发现其具有“颇为显著”的左侧鼻孔呼吸倾向。他们推测这一呼吸习惯很有可能过度刺激了患者右脑的“创意板块”，致使其想象力过于奔放。研究者帮助患者花了几个疗程来学会用右侧的鼻孔呼吸以刺激其“逻辑区域”，结果患者出现幻觉的次数大大减少。

我们的身体在平衡的状态下才能更高效地工作，在行动与休憩之间平衡，在感性和理性之间平衡。这种平衡受鼻循环的影响甚至是操控，也能被人为干预。

有一种瑜伽门派专门致力于通过控制呼吸通道来介入人体官能的运作，梵语叫作“nadi shodhana”（左右鼻孔交替呼吸法），nadi意为“渠道”，shodhana意为“净化”，通俗来讲就是以鼻孔轮替的方式进行呼吸。

我花了几分钟大概学习了一下鼻孔交替呼吸的方法。

我的鼻呼吸恢复期进入第二天。我坐在客厅，双肘支在餐桌上，缓缓地用右侧鼻孔吸气，憋五秒钟后呼出。

鼻孔交替呼吸的技巧有几十种，我从最简单的着手。我用食指按住左鼻孔，仅靠右侧鼻孔吸气和呼气。今天每餐后重复20次，帮助身体保暖，促进食物消化。而餐前以及其他需要放松的时刻，我换另一边，重复相同的操作，通过左侧鼻孔呼吸。为了让身心更为专注稳定，我采用的是一种叫作“太阳式呼吸控制法”的技巧，即用右侧鼻孔吸气一次，左侧鼻孔呼气一次，重复多轮。

这样的练习感觉特别好。几轮下来，我立马觉得神清气爽，甚至有一种轻盈感。正如我期待的那样，胃部反酸的感觉消失了，也感觉不到胃痛了。不过，交替鼻孔呼吸虽然让我觉得轻松愉悦，但效果十分短暂，仅能维持半小时左右。

过去24小时内，我身体的最大转变是由另一个练习带来的：我让鼻腔里的海绵体血管组织自主翕张，根据我的身心需要自然地调节气流。其实，仅仅用鼻子呼吸就能做到这一点。

我正在细细体会的时候，奥尔森冲了进来，对我大喊“下午好啊”。他身着短裤和卫衣，一屁股在我对面坐了下来，接着往他的右胳膊上套血压仪，就像之前连续十一天保持的姿势一样，感觉连衣服都根本没换过，只是，他的鼻子里已经没有了那些胶带、夹子和硅胶塞。和我一样，他也安静自如地用鼻孔吸气呼气。他面色红润，坐姿笔挺，还带着一种按捺不住的兴奋劲儿。

一开始我还以为我俩这种容光焕发是心理作用所致，但几分钟后，通过测量数据发现，我的血压从十天前的142毫米汞柱*回落到了124毫米汞柱，虽然还是比正常指标高了几个点，但已然不在2期高血压范围了。与此同时，我的心率变异性上升了150%以上，二氧化碳水平上升了30%左右，已经远离低碳酸血症的困扰，不再受到头晕目眩、肢体麻痹和神志不清的威胁，完全成为临床意义上的正常人。奥尔森的恢复情况和我差不多。

当然，上升空间还很大。毕竟鼻循环只是鼻子核心功能中很小的一部分。

想象一下这个画面：手持一个桌球，与视线齐平，距离面部10厘米左右，然后缓缓地将整个球推近面部中央，球所占的体积大约是100立方厘米的样子，相当于一个成年人鼻子内部所有腔体和管道的体积总和。

吸气时，空气分子从距离我们几厘米到几米远的地方，旋转、跳跃、翻腾着向我们靠近，运行轨迹就好像梵高画作中星空的线条，它们保持这样的轨迹进入我们体内，速度可达每小时8千米。

指引这些分子运行的叫作“鼻甲”，鼻甲由六块（两侧各三块）形状像迷宫一般的骨头组成，从鼻孔排列到眼底。鼻甲互相缠绕，倘若将它们分开，看起来就像是一个海螺，这也是它们另一个名称“鼻螺旋”的由来。甲壳纲动物通过其构造精密的外壳来过滤杂质、阻挡侵袭。我们也一样。

---

* 1毫米汞柱≈0.133千帕。

鼻孔口的下端鼻甲便由翕张的海绵体血管组织包裹，海绵体血管组织本身又附着黏膜，水润亮泽的黏膜细胞负责将空气加湿，并加热到接近我们的体温，同时过滤掉杂质和污染物。若是这些异物侵袭了我们的肺部，就会导致肺部感染和发炎，因此，鼻腔黏液是人体的第一道防线。鼻腔黏液一直在流动，速度大约为每分钟1.3厘米，每天超过18米。如同一条传送带，它将吸入鼻腔里的杂质收集起来，把这些废物通过咽喉送入我们胃部，由胃酸消毒后，再送到肠道，直到排出体外。

这条传送带并不能自行流动，而是要靠成千上万条极其微小的纤毛。随着每一次吸气和呼气，这些纤毛朝一个方向摆动，就像风吹麦浪一样，只不过摆动频率要快得多，约为每秒16次。鼻孔近端的纤毛，摆动节奏与鼻孔远端的不同，它们的运动能产生共振，使黏液向更深处移动。纤毛的力量非常强大，强大到甚至能对抗地球引力。无论鼻部或者头部处于怎样的角度，倒立或侧身，都不影响纤毛始终向内、向下摆动。

鼻甲的不同区域通力合作，对空气进行加热、清洁、降速和加压，目的就是让肺部在每一次呼吸中尽可能获得氧气。这就是为什么鼻呼吸相比口呼吸要健康得多、高效得多。刚认识内亚克医生的时候，他就告诉我，鼻子像一个隐形的卫士，既是我们身体的看门人，也是头脑的药剂师，更是情绪的风向标。

★★★

鼻子的神奇功效，在古代典籍中也有记载。

公元前1500年左右，现存最古老的医学文献《亚伯斯古医籍》就指出，向心脏和肺部输送空气的应当是鼻子，而不是嘴巴。公元8世纪时，中国道教也有著作提到鼻子是“天门”，空气必须由此进入，“不得反其道，否则致病招灾”。

然而在西方世界，直到19世纪人们才认识到鼻呼吸的神圣。而这一切都得归功于一位敢为人先的艺术家、学者——乔治·卡特林。

1830年，当时还是律师的卡特林因为嫌自己的工作“单调且枯燥”，转行混入费城上流社会替人画像。尽管卡特林画达官显贵画得有口皆碑，但权贵阶层的虚荣浮华和附庸风雅还是留不住他。虽然身体健康每况愈下，卡特林还是想遁入山野，捕捉质朴无华的人性。他带了一杆枪、几块画布、几支画笔，一路西行。之后的六年间，卡特林的足迹遍布大平原的每个角落，他旅行上千千米，比记录了50个印第安部落生活的刘易斯和克拉克走得还要远。

他沿着密苏里河而上，曾与拉科塔苏人一起生活，还遇到过波尼族人、奥马哈人、夏延人和黑脚人。在密苏里河上游，他遇到了曼丹文明。曼丹是个神秘的部落，成年人身高在1.8米以上，居住在形状像气泡一样的棚屋里。

卡特林发现，曼丹人完全不为世人所真正了解，甚至不为大平原上的其他部落了解，欧洲血统的人完全没兴趣与他们交谈、和他们一起生活，更遑论将他们作为研究对象，了解他们的信仰和传统。

“我之前说过，我穿行于美国大地，不是为了发展或证明任何理论，而是通过自己的双眼去观察，并把我观察到的东西以最朴实易懂的文字表达出来，仅此而已。”卡特林写道。他绘制了600幅人像，做了几百页的笔记——被著名作家、自然学家彼得·马西森誉为“对印第安部落辉煌文化唯一详尽的记载，前无古人，后无来者”。

不同地域的部落在风俗习惯和饮食习惯上各有不同。比如曼丹人仅靠牛肉和玉米为食，而有的部落依赖鹿肉，有的则采集植物根茎和花朵。不同部落的外貌特征，如发色、五官和肤色等，也存在差异。

最令卡特林吃惊的是，尽管有这么多差异，这50个部落却都显示出某些超人类的生理特征。比方说在克罗和奥萨奇部落，卡特林称很少有成年男性“身高低于1.8米，很多高达2米，甚至有超过2.1米的”。他们个个健壮如大力神，肩膀宽大，胸膛饱满，而且同族的女性身材也十分高挑婀娜。

虽然这些部落的人从未看过牙医，也没接触过其他医师，可他们个个一口好牙——用卡特林的话说，“齐整如琴键”。所有人都看起来非常健康，畸形和其他慢性病也几乎不存在。他们将自己的强健体魄归功于一种“良药”，卡特林将其称之为“生命的秘诀”，也就是呼吸。

印第安人对卡特林解释说，用嘴巴呼吸会损伤身体元气，扭曲面部五官，引起精神紧张和疾病；而通过鼻子呼吸不但能令身体强健、面容俊秀，还能让人远离病痛；“进入肺部的空气之于吸入鼻孔的空气，相当于蒸馏水之于蓄水池或小水塘里的水。”卡特林写道。

他们健康的鼻呼吸习惯从出生就养成了。每次喂食后，部落的母亲们都会做一个相同的动作：小心翼翼地用手指将婴儿们的嘴唇合拢。孩子们晚间入睡后，母亲如果看到他们的嘴巴张着，也会把它们合上。冬天，他们不会给儿童穿很厚的衣服，天热时也不会继续抱着，让孩子们避免因为闷热而用嘴巴喘气。

所有这些方法都是为了训练孩子们时时刻刻用鼻子呼吸，并将此习惯保持终身。根据卡特林的描述，部落成年人甚至连笑的时候都刻意不张嘴，以避免“瘴气”侵入肺腑。“这样的习惯就和印第安人的神山一般不可撼动。”数千年来，所有部落都恪守这一准则。

探索大西部的二十年后，56岁的卡特林再次出发，前往安第斯山脉、阿根廷和巴西，探访当地文化。他想要知道此种呼吸习惯是否在印第安部落以外同样存在。答案是肯定的。此后几年卡特林走访了几十个部落，每一个部落都很重视呼吸方式。他总结说，这些人的好身体、好牙齿、好面相都绝非巧合。卡特林把他的经历写进了他于1862年出版的著作《生命的呼吸》（*The Breath of Life*），专门记载鼻呼吸的奇效和口呼吸的危害。

卡特林不仅是一位呼吸的记录者，更是一位践行者。鼻呼吸拯救了他的生命。童年时的卡特林就有打鼾的毛病，各种呼吸系统疾病一直伴随着他的成长。第一次前往西部时他年仅30岁，健康却已经差到有时咯血的地步。他的朋友们都觉得他有肺病，他也夜夜担心自己命不久矣。

他写道："我慢慢相信这个坏习惯（口呼吸）带来的危害，下定了决心要将它改掉。"通过"坚定的决心和不懈的努力"，卡特林强迫自己在睡觉时闭紧嘴巴，醒着时也始终用鼻子呼吸。没过多久，所有的疼痛和出血症状都消失了。到了三十五六岁的时候，卡特林说自己从未感到如此健康和强壮。"我终于完全战胜了这个阴险的敌人——它曾在我最无助的时刻日日夜夜攻击我，显然要把我拖往坟墓。"卡特林在书中写道。

乔治·卡特林活到了76岁，是当时平均预期寿命的差不多两倍。他把自己的长寿归功于"生命的秘诀"：始终用鼻子呼吸。

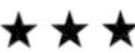

今天是鼻呼吸试验阶段的第三天，晚上我坐在床上边看书，边用鼻子进行舒缓的呼吸。只不过我不像卡特林那样是出于"成熟而坚定的信念"而用鼻子呼吸，我用鼻子呼吸只是因为我的嘴

被胶带封住了。

卡特林的建议是睡觉时用绷带将下颌固定住，但我觉得这么做一来有风险，二来不方便，因此我采用了另一种方法，这种方法是我几个月前从硅谷的一位私人牙医那儿学来的。

马克·布莱纳医生几十年来一直从事口呼吸和睡眠关系的研究，并出版过一本专著。他说，口呼吸会导致牙周病和口臭，而且还是龋齿的最大诱因，大过嗜好甜食、不健康饮食和不良卫生习惯（一个世纪以来许多牙医对此都持肯定态度，卡特林也支持这一观点）。布莱纳另外还发现，口呼吸会直接或间接导致鼾症及睡眠呼吸暂停。他建议病人睡觉时借助胶带，让自己保持口腔闭合的状态。

“鼻呼吸对健康的益处毋庸置疑。”他告诉我。其中一个好处就是，鼻窦能释放出一定量的一氧化氮，而一氧化氮分子对促进循环、为细胞供氧起到了关键作用。其实，人体的免疫机制、体重增减、循环系统、情绪控制以及生殖机能都同一氧化氮水平有极为密切的联系（治疗男性勃起功能障碍的常用药物西地那非，也就是大众熟知的“伟哥”，其作用机制就是在血管中释放一氧化氮，使全身包括生殖器官在内的毛细血管扩张）。

一氧化氮的释放量，与口呼吸相比，仅靠鼻呼吸就能增加六倍之多，我们用鼻呼吸时，氧气的吸收效率和口呼吸时比较起来能提高18%，这就是其中一个原因。布莱纳说他曾借助胶带封口的方法帮助一个5岁的小患者克服了注意缺陷多动障碍，而这个病的直接成因便是睡眠过程中的呼吸障碍。同样的方法也帮助布莱纳本人和妻子治愈了鼾症以及其他呼吸疾病，另外还有几百名患者也从这一操作中收获了疗效。

整件事情听上去让人有点儿将信将疑，但斯坦福大学声音与吞咽研究中心的语言病理学专家安·科尔尼向我描述了一致的情况。有吞咽障碍和呼吸障碍的病人在她的帮助下康复了，靠的也仅仅是胶带封口。

科尔尼本人过去很多年因慢性鼻腔阻塞而被迫用嘴呼吸。她看了一位耳鼻喉科专家，医生发现她的鼻腔被其他组织堵住了，并告诉她疏通鼻腔唯有通过手术或药物。但科尔尼另辟蹊径，尝试了胶带封口。

“头一天晚上，我才坚持了5分钟就把胶带撕了。”她告诉我。第二天，忍了10分钟。几天后，她能一觉睡到天亮。经过6周，她鼻腔堵塞的问题消失了。

“这是一个活生生的用进废退的例子。”科尔尼说。为了证实自己的发现，她研究了50名喉切除术后患者，这种手术要在咽喉部位进行气管造瘘，所有病人都在两周到两年间出现鼻部完全堵塞的状况。

就像人体的其他器官，鼻腔的功能也是对进入器官的物质做出反应。一旦鼻子被弃用，功能就会退化。这样的弃用性萎缩发生在包括科尔尼和她的病人在内的无数人身上，随之而来的就是鼾症和睡眠呼吸暂停。

然而如果鼻部能保持长期工作，就能使其内部组织和咽喉更为舒张。科尔尼、布莱纳和许许多多的患者就是这样痊愈的：无论白天还是夜晚，呼吸只用鼻子。

至于如何使用封口胶带——也称“睡眠胶带”，各人有自己的偏好，和我就此交流过的每个人都有自己的方法。布莱纳喜欢将一小条胶带垂直置于嘴唇上，而科尔尼倾向用一大张宽胶带把整个嘴巴封住。网上也有各式各样的办法。有人粘了8条2.5厘米宽的胶带，看起来就像山羊胡，还有用封箱带的，一位女网友甚至建议把整个下半张脸贴起来。

我个人觉得这些操作既好笑又没必要。为了寻找简单易行的方法，这几天我试验了几种胶带，喷漆胶带味道太难闻，透明胶带太易起皱，创可贴又粘得过牢。

最后我想到，其实我们只需要一块邮票大小的胶带，贴在嘴唇正中就行了——就好像查理·卓别林的胡子往下挪了几厘米。我试了下刚刚好。这个方法感觉没有那么强的密封性，而且嘴角留出的少许空间还能让我咳嗽一下或说个话。来回试验了多次后，我最终选择了一种多功能医用胶带，黏性适中，能温和剥除，没有刺鼻的气味，也不会在皮肤上留痕。

开始使用胶带的头三天晚上，我的打鼾时长从4个小时缩短到了仅仅10分钟。尽管布莱纳告诉我，对于睡眠呼吸暂停，这种胶带并不能起到什么作用，但经过亲身体验，我发现不但我的鼾症治愈了，呼吸暂停也消失了。

口呼吸试验阶段，我的呼吸暂停曾一度多达每晚20次，而就在昨晚，一次都没有出现。我不再被梦魇惊扰，也不再为古人或窗外的风移影动而辗转反侧。我不起夜了，因为我的脑下垂体能正常分泌血管升压素了。我终于得以睡个安稳觉。

与此同时，曾经一晚上打半晚上鼾的奥尔森，现在一分钟都不打了。曾经每晚发生53次的呼吸暂停，现在一次都没有了。这个目如炬、发如云的瑞典男子，我曾因为让他吃了些苦头而于心有愧，现在他的生命重启了，我也能释怀了。今天白天，被睡眠胶带的疗效深深打动的奥尔森，就让胶带一直贴在嘴上，开心得一上午都没舍得撕下来。

睡眠和活力重新回到了我和奥尔森的生活中。此刻我坐在床上，嘴上贴着一小块白色胶布，翻到了卡特林《生命的呼吸》最后一页，他毕生研究结晶的最后一段话："如果我要把人类语言所能传达的至理箴言总结出来遗泽后世，我想会是这四个字：闭嘴呼吸*。我要把这四个字明明白白刷在每一个婴儿室、刻在全世界每一个床头。"

"一旦奉行，"他说，"便可旋即领悟其真谛。"

* "闭嘴呼吸"的意思是尽可能用鼻子吸气和呼气。事实证明，呼气（用鼻腔）是一项疗愈的方法，你很快就会了解到。

第4章　呼气

每天早上9点，我和奥尔森做完各项测试后，就分头各忙各的。我在客厅地上铺开一张垫子，练习怎么“长生不老”。

生命的延展在很大程度上倚赖躯体的拉伸：屈背，屈颈，旋体，每一个动作都古老而神圣。我和奥尔森需要进行这样的拉伸，是因为尽管我们现在一天24小时用鼻呼吸，但如果肺部缺乏空间容纳空气的话，也无济于事。而每天几分钟的拉伸呼吸训练能增加我们的肺活量，肺活量增加了，生命也延长了。

这组拉伸动作叫作“藏地五式”，由以“书籍、图书馆、文字和诗歌”痴迷者著称的作家彼得·凯德介绍到西方。

相传在20世纪30年代，凯德在南加州的公园碰到一位陌生长者，他们坐在长椅上聊了起来。这位被凯德称作“布拉德福德上校”的长者，曾随英军在印度生活了几十年。上校当时已经年迈——双肩瘫软，鬓如白霜，步履维艰——但他坚信在喜马拉雅山脉的某处寺院中深藏着返老还童的仙丹。传说中一切诡谲的神迹都曾在那种地方发生：久病得愈，久贫发迹，久衰回春。两人交往了一阵子，没过多久，上校蹒跚远行，怀着最后一丝希望，想在咽气之前找到这“香格里拉”。

四年后的一天，凯德住所的门卫打来电话，说上校在楼下等他。上校像是年轻了20岁，腰杆笔直，满面春风，原先谢顶的脑袋现在长着一头浓密的乌发。他找到了他要找的寺院，研究了古代的手稿，从僧侣那儿学了养生大法。上校逆转衰老的手段就是拉伸和呼吸。

为了介绍这些拉伸和呼吸技巧，1939年凯德出版了一本名为《启示之眼》（*The Eye of Revelation*）的小册子。小册子没什么人买，更没什么人信。凯德的故事有可能是子虚乌有，或者至少夸大其词了。不过，他在书里描述的扩肺拉伸法确有其事，可以追溯到公元前500年。

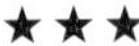

近年来，人们开始用科学方法来验证这些拉伸与呼吸技巧的功效。20世纪80年代，跨越70年的弗莱明翰心脏研究的学者为了证明肺活量同寿命是否存在联系，对20年间5200个样本的数据进行了统计分析，出人意料的是，影响寿命的最大因素并不是大家所以为的基因、饮食和运动，而是肺活量。肺活量越小呼吸效率越差，数据样本的患病率和死亡率就越高。

据这些专家称，我们呼吸的极限，“直接标志着生命的极限”。2000年，布法罗大学进行了一项类似的研究，将跨度为30年的一千多个样本的肺活量相互比较，结果与弗莱明翰心脏研究结论一致。

虽然这两项研究都具有里程碑意义，但都未涉及退化的肺部如何治疗和强化。病灶可以通过手术祛除，炎症可以通过药物消退，可对于怎样终身保持强健的肺活量、维护肺部健康，没有人提出过建议。直到20世纪80年代，西医普遍认为肺部和其他人体脏器一样，不具有可变性，也就是说，我们的肺部生来什么样，一辈子就什么样。所有器官都会随年龄增长而逐渐衰退，我们只能坦然接受。

衰老的过程大抵如此：大约30岁之后，每老一岁，我们的记忆力就会变得更差一些，行动更迟缓一些，肌肉更松弛一些。与此同时，呼吸的能力也会削弱，胸骨疏松、变形，导致胸廓向内塌陷。包裹双肺的肌纤维失去弹性，令空气出入越来越困难。种种因素都会使肺活量下降。

30岁至50岁，肺部大约会丧失12%的容量，并随年龄增长持续加速衰退，尤以女性为甚。如果能活到80岁，那么我们吸进肺部的空气要比二十多岁时少30%。这样一来，我们的呼吸就会更急促、更沉重。这时，高血压、免疫紊乱、焦虑等慢性病症就会随之出现。

但现代西医发现，衰老不一定是一条不可逆转的下坡路。人体的内脏器官存在可塑性，甚至在人生的任何阶段都有重塑的可能性。

没有人比自由潜水者更有发言权，很多年前我遇到一群使自身肺活量陡增30%~40%的高手。赫伯特·尼特奇是多项世界纪录保持者，据说他的肺活量高达14升，是普通男性肺活量的三倍多。而尼特奇和其他自由潜水者一样，都不是天生巨肺，他们靠的是意志训练。正是通过学习呼吸技巧，他们的身体器官发生了奇迹般的变化。

好消息是，我们并不需要下潜到水下一百多米才能达此功效。只要通过规律的练习，让肺部得到拉伸并保持柔韧，肺活量就能恢复或者提高。中等强度的锻炼，如步行、骑车，也被证实能提高肺活量达15%之多。

以上种种发现，对20世纪初生活在德国德累斯顿的少女卡特琳娜·施罗斯而言，无疑是好消息。施罗斯患有脊柱侧弯，也就是脊柱向侧方弯曲。在那个时代，像施罗斯这种重症情况无法治愈，大多数患有像施罗斯这种重症的患者可能会终生卧床，或者在轮椅上度过一生。

施罗斯对人体的潜能有自己的理解。她观察气球时发现，气球充气或放气，会把周遭一切推开或吸入，她觉得肺也一样。如果肺部能扩张，或许骨架也能扩张，这样她就能把自己的脊柱拉直，进而提高生活质量，延长生命。

从16岁开始，施罗斯训练自己进行“矫形呼吸”。练习时，她立于镜前，转动躯干，尽可能只将空气吸入肺的一侧，同时限制另一侧肺的空气吸入。随后，她移步到桌边，侧身倒在桌面上，一前一后地活动胸部，一边保持呼吸，一边放松胸廓。这套动作施罗斯坚持了五年。五年后，她通过呼吸成功把脊柱重新拉直了。

于是，施罗斯开始把这套呼吸术传授给其他脊柱侧弯患者，20世纪40年代后期，她在西德农村开了家诊所，生意红火。诊所里没有诊室和病房，也没有常规的医疗器械，只有几间旧屋，一个院子，一道篱栅，几个露天桌子。诊所同时能容纳150名小儿脊柱侧弯患者，个个都是重症，脊柱侧弯80度以上那种。很多患者的佝偻程度严重到后背扭曲翻转，无法行走，甚至无法抬头。他们的肋骨和胸腔严重变形，连呼吸都困难，因此多数人患有呼吸和心脏疾病，极易疲劳。普通医院已经放弃了对他们的治疗，他们只能来这儿，和施罗斯同吃同住六个星期。

德国医学界将施罗斯视为笑柄，说她既不是专业理疗师也不是医生，没有资质收治病人。施罗斯完全不予理会，依然我行我素，比如让女性患者赤裸上身，躲在泥土地的榉树林里，慢慢通过不断伸展和呼吸重获健康。没想到经过短短几周，有的患者的驼背消失了，很多学员长高了十来厘米，甚至有位因长期卧床而万念俱灰的女病人最后也能独立行走、大口呼吸。

施罗斯在后来的六十年间一直致力于将她的治疗技术介绍到整个德国甚至国外的医院。在她临终前，学术界终于改变了对她的成见，西德政府就其医学贡献向她授予了联邦十字勋章。

“以形运气，以气帅形。气形合一，方能臻于上乘。”

施罗斯毕生都坚持探寻如何提高自己的肺活量，改善自己的呼吸和形体。这位曾经的脊柱侧弯患者少女时代就病困床榻，却活到了1985年，差3天满91岁。

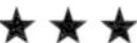

在为写这本书开展研究的中途，我去了趟纽约，走访了一位当代呼吸专家，她为我展示了另一种提高肺活量、强身健体的途径。她的家庭工作室位于联合国总部附近的一栋棕色砖墙大楼里，楼下有个雨篷，篷顶有不少红眼鸽在休憩。我见门房在打盹儿，径直入内搭电梯，不一会儿便叩响了418室的门。

应门的是琳恩·马丁。马丁瘦高个子，身穿一件黑色连衣裤，系着超大铜扣的腰带。“我跟你说了很小吧！”她说的是她的工作室。放眼望去，工作室里都是文件夹和解剖学书籍，还有几个塑料的肺部模型。书架旁的墙上是20世纪70年代初马丁的一些黑白照片。其中一张照片里，她穿着黑色练功服，正在舞蹈室的木地板上滑跳，金发扎了个慵懒的马尾，容貌像极了电影《罗斯玛丽的婴儿》中的演员米娅·法罗。

寒暄了几句之后，马丁请我坐下，开始向我讲述我此次探访想要了解的故事。“他是个能说会道的人，但如果你问他究竟在研究什么，他却无法向你解释，”马丁说，“而且他的成就后继无人。”

我们兴趣的焦点是一位20世纪40年代崭露头角的医学异

端——合唱指挥家卡尔·斯托。在近几年我接触到的呼吸大师中，斯托是最神秘的一位。1970年他出版过一本著作，但因为滞销没有再版。二十年后，一位哥伦比亚广播公司的制作人就斯托的开创性研究制作了一期时长一小时的节目，最后却从未播出。斯托本人也从不做宣传，不搞巡回演讲。尽管如此，成千上万的人——从歌剧演员到获格莱美奖的萨克斯演奏家，从截瘫病人到晚期肺气肿患者，还是想方设法求得他的帮助。斯托变不可能为可能，提高了他们的肺活量，延长了他们的生命。然而“斯托”这一名字却并不为今人所熟悉。

马丁和斯托一起工作了二十载，在失传的呼吸技艺领域，她是活生生的纽带，联结着斯托这位奇人和他所从事的研究。呼吸的精髓，远远不止用鼻子把空气吸入体内，这正是斯托发现的，也是马丁学到的。吸气是最简单的部分。真正学会呼吸、扩大肺活量乃至延长生命，倚赖的是“呼吸”二字中的前半部分——化腐朽为神奇的、完全彻底的“呼”。

摄于20世纪40年代的照片里，斯托看起来身板硬朗，和60年代情景喜剧《吉利根岛》(*Gilligan's Island*)里的那位百万富翁有几分神似。他喜欢唱歌，也教别人唱歌。他注意到有些人唱歌时，每唱几小节就要停下吸气，接着再继续唱。他们个个看起来都喘不上气的样子，胸部挺得很高，但瞬间泄了气。唱歌、说话、哈欠、叹气——声带振动总是在我们呼气的时候发生。斯托认为，他的学生们声音单薄，原因就在于他们呼气的力量单薄。

在新泽西的威斯敏斯特合唱音乐学院担任合唱指导期间，斯托开始训练演唱者正确的呼气方式，从而让呼吸道肌群更强健，让肺活量得到增加。通过几堂课训练，学员们的演唱变得更清澈、更洪亮、更立体。之后，斯托又去了北卡罗来纳州指导教堂唱诗班，在全国比赛中屡获殊荣，而他的唱诗班还曾登上一档全国性周播节目。斯托声名鹊起，后移居纽约，在大都会歌剧院主持进修课程。

1958 年，新泽西的东奥兰治退伍军人医院通过电话找到斯托。“想必您比我们更了解呼吸。”致电的是莫里斯 · J. 斯莫医生，结核病部门的负责人。斯莫想知道斯托是否有兴趣教一班他没教过的学生。他们不但不会唱歌，有些甚至没法行走和说话。他们都是渴望寻找一根救命稻草的肺气肿患者。

几周后，当斯托来到东奥兰治退伍军人医院时，他震惊了。几十个病人，全都躺在病床上，面色蜡黄，伸着脖子，像鱼一样张着嘴，氧气管根本无济于事。院方已经束手无策，只能推着他们穿过打蜡的水磨石地板，将他们转移到另一间病房。那间病房里挂着泛黄的纸巾架和星条旗图案的钟，病人们排列整齐地等着死神到来。这幅画面已然持续了半个世纪。

“我本来天真地以为是个人都多少懂点儿生理学知识，”斯托在他的自传《呼吸大夫》（*Dr. Breath*）中写道，“我更天真地以为所有人都知道呼吸的重要性，然而事实差了十万八千里。”

肺气肿是一种肺部组织渐衰的疾病，其病征是慢性支气管炎和咳嗽。肺部的损伤使患者无法再有效地吸收氧气。他们不得不快速、短促地呼吸，虽然吸气量往往大过所需，但患者仍然感到上气不接下气。肺气肿尚无治愈办法。

出于好意，护士们在病人背后垫了靠枕，让他们的胸部拱起。这么做的出发点是抬高上身，让吸气更为轻松。但斯托当即发现，这样一来情况更糟了。

他意识到肺气肿的问题其实在于呼气。病人并不是无法将新鲜空气吸入肺部，而是无法将废气排出肺部。

正常情况下，流经我们动脉和静脉的血液每分钟就能循环一遍，一天下来平均流量为7500多升。持续稳定的血液循环能将新鲜的氧输送给身体细胞，并清除产生的废物。

影响血液流动速度和力度的主要因素是胸腔泵，也就是当我们呼吸时胸腔内形成的压力。我们吸气时，负压将血液抽到心脏；呼气时，血液回到身体各个部分，包括肺部，在那里开始再度循环。这个过程有点像海潮冲到岸上，接着再退潮。

推动胸腔泵的力量来自肺部下方的伞状肌肉——横膈。在呼气的过程中，横膈抬升，肺部收缩；吸气时，横膈下降，肺部舒张。这样的横膈上下运动每天在我们体内大约要进行5万次。

一名普通成年人在呼吸过程中，横膈的实际运动幅度仅有10%，心脏负担因此加重，血压上升，引起一系列循环系统疾病。如果呼吸时横膈的运动幅度能增加50%～70%，心血管的压力将大为缓解，身体机能的工作将更为高效。基于这个理由，横膈常被称作“第二心脏”，不仅因为它像心脏一样有自己的搏动节奏，还因为它同样会影响心跳的频率和力度。

斯托发现，东奥兰治退伍军人医院所有肺气肿病人的横膈都无法正常工作。X线片显示，他们的横膈活动范围和健康水平非常差，每一次呼吸的通气量都极小。这些病人的病情持续过久，胸腔肌肉和周围的关节都已萎缩僵硬。对于深呼吸，他们的肌肉记忆已经不存在了。斯托花了两个月时间才帮他们恢复记忆。

“我所做的事情乍一看很弱智，在和我一起工作的同事看来，病人们的举动也很弱智。”斯托在书中写道。

治疗初期，他让患者们平躺，用手按摩他们的躯干，轻轻拍打他们僵硬的肌肉和隆起的胸廓。他要求病人屏住呼吸，连续不断地从1数到5，数到没气为止。接着，他让他们以极慢的速度吸气和呼气，与此同时，轻轻按摩他们的脖颈和肋骨，以期将横膈从休眠中唤醒。每一个步骤的目的都是让病人的肺部多释放出一些空间，以容纳更多新鲜的空气。

几个疗程之后，有些患者多年来终于能够一口气说出完整的一句话，还有些可以下地行走了。

斯托写道：“一位原先在病房内都没法从这头走到那头的老年

病人，现在不但能走了，还能上下楼梯，对重症肺气肿患者而言俨然是个奇迹。”还有一名男性患者，原先不吸氧呼吸坚持不了15分钟，现在能自主呼吸8小时。另一名55岁的患者，患病8年，现在不但出了院，还能自己驾船南下佛罗里达。

治疗前后的X线片对比显示，斯托的病人们在短短几周内肺容量大大增加，更令人称奇的是，他们能锻炼横膈这种不受自主意识控制的平滑肌进行更大幅度的上下移动。院方曾对斯托说，这在医学上是不可能的，内脏器官和肌肉不存在提升的空间。一度有多名医生请愿，要求院方终止斯托的治疗并令其离开医院系统。毕竟斯托是个教合唱的老师，并非执业医师。但X线片可不骗人。为了验证他的疗效，斯托采用一种叫“荧光透视”的新摄像技术记录了第一条横膈活动影像。所有人都折服了。

“当卡尔告诉我他能让病人的横膈上升、胸廓下移时，我很肯定地对他说，他一定是脑子有问题，可后来在一位病人身上我们看到他的确成功了。”康涅狄格州西黑文退伍军人医院的肺科主任罗伯特·尼姆斯医生说，“我们确实看到他（通过深呼气）将肺部空间压缩，我们学科领域的所有人都觉得不可思议。”

斯托并没有找到逆转肺气肿的途径，肺气肿造成的肺损伤是永久性的，但他成功将肺部剩余的有效部分开发出来，并大大激发了其潜能。“治疗方法”虽然未被认可，但确实取得了成效。

此后的十年里，斯托将他的疗法推行到东海岸多家大型退伍军人医院，常常忙得没有休息日。他的病人也不仅限于肺气肿患者了，还包括哮喘、支气管炎、肺炎等患者。

斯托发现，呼吸（尤其是对呼气的驾驭）的裨益不仅体现在慢性呼吸病患者和演唱者身上，更能惠及我们每一个人。

让我们的思绪再回到琳恩·马丁的公寓。我坐在客厅地板垫子上，试图唤醒我沉睡的横膈。“这并不是按摩。”马丁边用一只手按压我的肋骨，边向我重申。我舒缓而悠长地深吸一口气，马丁与此同时协助我放松我的胸廓，目标是在我一呼一吸间让我的横膈移动幅度增加50%。

这种呼吸方式并非必需，马丁说。短呼吸浅呼吸几十年，人也照样能活，很多人就是这样的，可那并不意味着对我们无害。久而久之，浅呼吸会限制横膈和肺容量，造成耸肩、肋骨外翻、颈前伸等仪态问题，而这些问题常常表现在肺气肿、哮喘等呼吸系统疾病患者身上。马丁说，矫正浅呼吸习惯和仪态问题相对还是比较容易的。

为了打开胸廓，我进行了几轮深呼吸，随后，马丁要求我在呼气时从1数到10。“1，2，3，4，5，6，7，8，9，10；1，2，3，4，5，6，7，8，9，10——如此反复。”她说。呼气将尽时，我已经没有气息发声了，但报数依然要默默地进行，直到我的声音渐渐过渡到“小声低语”。

我数了几轮，先快速高声数，再对嘴形默数。每一口气的尽头，我都感觉自己的胸腔被塑料膜紧紧裹住，腹肌累得好像刚做完高强度运动。“坚持！”马丁说。

报数练习的压力，等同于强体力活动过程中肺部的压力，因此这项练习对斯托的卧床病人特别有效。练习的目的是使横膈适应更大的升降幅度，从而让深呼吸变得轻松，成为习惯。“嘴巴动起来！”马丁不断鼓励我，“把最后一口气吐尽！”

报数、默数练习了几分钟后，我停下稍作休息，感觉到我的横膈好像一个慢镜播放的活塞，将新鲜血液发射到周身。斯托把这种感受叫作“呼吸协调”，当呼吸系统和消化系统进入一种平衡状态，出入的空气等量时，我们身体的很多重要机能就可以在能耗最小的条件下运作。

1968年，斯托离开了退伍军人医院，告别了他在纽约蒸蒸日上的诊疗事业，转头去教另一批学生。这些学生说话没问题，走路也没问题，不但走路没问题，还跑得很快。他们是耶鲁大学田径队队员，也是当时全美顶尖的选手。对于斯托的到来，运动员们感到无比兴奋，甚至在田径场外的布告栏贴了张海报：呼吸大夫来啦！

原本斯托以为，作为体育精英，他们的呼吸习惯也一定非常出色。没想到的是，这些人一样饱受“呼吸衰弱”的困扰：感冒、流感等各种呼吸道感染也会侵袭他们。他们的通病就是呼吸频率太高，胸骨外凸，尤以短跑选手为甚。跑步过程中短促剧烈的呼吸给脆弱的组织和支气管施加了过多压力，造成的恶果就是哮喘和各种呼吸病。往往在跑到终点时，运动员们会咳嗽，有时还会呕吐、瘫倒、痛苦地呻吟。

斯托写道："我注意到，这些运动员在训练恢复阶段的呼吸特点和肺气肿病人没有差别。"选手们所接受的训练从来就是要吃苦耐劳，他们也学会了吃苦耐劳。可他们虽然赢了比赛，却伤害了身体。

斯托在耶鲁大学的室内田径场摆开一张大桌，让运动员在跟前坐下。在围观的众人面前，他用手按压他们的胸部。他对选手们的忠告是，在起跑线就位时千万不要屏住呼吸，而要沉静地深呼吸，发令枪响的那一刻要处于呼气状态。这样一来，他们在竞赛开始时吸入的第一口气才够充足，才能为加速和耐力提供能量。

几堂课下来，所有人都说感觉好多了，呼吸更顺畅了。"我从未感到如此轻松。"其中一位选手说。他们的恢复时间缩短了一半，很快就取得了个人最好成绩，并向世界纪录发起了冲击。

刚在耶鲁告捷，斯托又转到南太浩湖，为1968年墨西哥城奥运会的田径选手做赛前训练。他以相同的方法复制了成功。一名十项全能运动员一上场就刷新了自己的成绩，另一名选手打破了自己的个人纪录，还有一位叫瑞克·斯隆的田径运动员在三个项目里跑出了两个个人最好成绩。

"和斯托医生合作后我才知道呼气的重要性，"奥运短跑选手李·埃文斯说，“注意呼气后，我的体能保持在稳定的高水平，不会很快疲劳……而且在比赛结束后，我发现这对日常生活都很有帮助。”

埃文斯在400米短跑和4×400米接力赛跑两个项目中夺金。在斯托的指导下，1968年美国奥运田径队的其他选手共获得12枚奖牌，大多是金牌，还打破了5项世界纪录，成绩骄人，是那届奥运会最为精彩的看点。只有美国队的田径运动员在比赛前后不吸氧，这在当时闻所未闻。

他们不吸氧是因为不需要吸氧。斯托教会了他们呼吸协调的技巧，让他们获得了充分呼气时所产生的能量。

“他是个多面手，”我和琳恩·马丁从地板上起身，回到工作室中央的餐桌旁，“他有着灵活的双手，敏锐的耳朵，天生的教学本领——真的是才华横溢。”马丁向我讲述了她和斯托共事的时光。

1975年，她在另一位舞者的引荐下去了斯托的诊所，经过治疗后感到脱胎换骨。几周后，她又来到诊所，开始为斯托工作。尽管马丁作为斯托最亲密的工作伙伴和他共事了二十多年，可她却不知道斯托的秘诀是什么。“他觉得这很难用语言描述。”她说。

我多少能理解。我看过一个摄于1992年阿斯本音乐节的视频，是唯一现存的展示斯托疗法的视频。视频的开头写着“呼吸科学入门：21世纪的预防医学”。画面是一个会议室，正中间是一张按摩台，斯托站在台前。会议室的窗户开着，窗外是一排松树的浓荫，在夏季的烈日下闪着白光。斯托皮肤黝黑，身穿铜扣黑色西装，口袋里还插着袖珍手帕，仿佛是来自蒙特卡洛的名流，刚步下协和式飞机。

治疗开始了。他请一位名叫蒂莫西·琼斯的男高音躺到按摩台上，接着轻轻摇动琼斯的下颏，再用双手抱住他的腰，将他身体前后晃动。“请看，我要持续不断地拍打胸部。”斯托说道。他的黄色波点领带在琼斯的头发上方悬荡着。几分钟后，斯托凑向琼斯，两张脸距离只有10厘米，一起叽里咕噜地开始数数，从1数到10。“全身都迅速放松了！”他宣称。他大力扭动着琼斯的胯部和颈部，差点把这位男高音从按摩台上摇下来。

画面十分诡异，又是抓捏又是推搡又是拍打，乍看疑似性骚扰。不过，由于我自己之前在马丁的工作室有过一小时相似的经历，一样嘟哝些数字，一样被袭胸整骨，所以我非常能理解斯托的疗法为什么不招人待见。尽管萨克斯演奏家大卫·山朋、患有哮喘的歌剧演员、奥运田径选手和无数肺气肿患者都将斯托视为救星，但他毕竟不是学医出身，只是个自学成才的“呼吸学家”、一名合唱团指挥家。他的疗法也过于离奇古怪了。

“虽然呼吸的过程牵涉解剖学和生理学，但这两个学科都并没有对呼吸一探究竟，”斯托在书中说，“呼吸依然是一个鲜为人知的疆域，等待我们去探路寻踪。”

斯托用了半个世纪的时间，在不懈的耕耘中为这个疆域绘制了地图。然而，他离开这个世界后，他的地图也随之消失。他离开了退伍军人医院，他的疗法也跟着失传了。

两个小时的呼吸协调疗程结束后，我离开了马丁的公寓，坐火车回到纽瓦克机场。火车隆隆地在沼泽地和巴塞克河之间穿行的时候，我在网上查了下目前美国近400万肺气肿患者所接受的治疗，有支气管扩张剂、类固醇和抗生素，有氧疗、手术和一种叫作“肺康复”的综合计划，包括戒烟干预、身体锻炼、膳食指导和一些缩唇呼吸技巧。

没有任何记载提到斯托的名字，或是“第二心脏”横膈，或是充分呼气的重要性。没有一个字提及肺容量的扩大和呼吸方式的矫正有效逆转了病情、提高了存活率。肺气肿仍然在不治之症之列。

第5章 慢呼吸

“帮我拿下血氧仪好吗？”坐在餐桌对面的奥尔森对我说。现在是恢复阶段的第五天下午，我们已经花了半小时测量pH值、动脉血气分析、心率以及其他一些生命体征。近两周来，这套操作我们已经重复45次了。

尽管我和奥尔森自打开始鼻呼吸之后感觉脱胎换骨，但日复一日的单调生活也令我俩抓狂。我们在不变的时间点就餐，吃十天前一样的食物，在同一个健身房同一架单车上大汗淋漓，话说来说去也就那么几句。今天下午，我们聊起了奥尔森最爱聊也是过去十年来他潜心钻研的课题。我们又一次讨论起了二氧化碳。

尽管如今我不太愿意承认，可一年前刚开始接触奥尔森的时候，我觉得这人不是特别靠谱。我们视频的时候，他反复向我吹嘘慢呼吸的好处，还给我发了一大堆PPT和文献资料，讲的都是慢呼吸如何颐养身心。这些都无可厚非，疑虑的产生始于他居然相信一种有害气体能养生。“我真的认为二氧化碳比氧气更重要。”他说。

他声称我们体内的二氧化碳比氧气多100倍（这个没错），而且对大部分人来说这个数据还不够（也没错）。他说，5亿年前寒武纪生命大爆发时，起到关键作用的不仅仅是氧气，还有大量的二氧化碳。他还说，现在我们可以通过提高体内二氧化碳水平来使头脑更灵活、降低体脂，甚至治愈疾病。

听多了之后，我就怀疑奥尔森可能脑子有问题，至少说话天花乱坠，与他交谈的几小时纯属浪费时间。

说到底，二氧化碳毕竟是代谢废物，是火电厂烟囱里飘出来的，是烂水果释放出来的。我报过一个拳击班，那教练总是劝他的学员们“呼吸要深，要把所有二氧化碳排出身体”。听起来特别对。我们三天两头就能看到新闻说大气中的二氧化碳含量过高导致气候变暖、动物死亡。二氧化碳不开创生命，二氧化碳终结生命。

可奥尔森固执己见，坚持认为二氧化碳有其益处，还提醒我说体内氧气过多反倒有害。“呼吸要重、快、深，人人都这么建议，但其实大错特错。”奥尔森对我说。而他的理由就是，这样呼吸会使体内二氧化碳大量流失。

同奥尔森持续几个月的交流让我充满好奇，或者说满腹狐疑，也有可能既好奇又狐疑，所以我决定飞一趟瑞典，近距离观察一下奥尔森的研究，看看二氧化碳这种气体是否真的被人类深深地误解了。

★★★

我到斯德哥尔摩是11月中旬，坐火车来到了市郊工业园的共享办公空间。大堂宽敞空旷，窗外日光斜射，云霾黯然，空气中也弥漫着沉郁的气息，漫长的凛冬即将到来。

奥尔森准时出现在我面前，搬了把椅子在我跟前坐下，又给我倒了杯水放桌上。他穿着磨旧的牛仔裤，白色网球鞋，上身是熨得很平整的白衬衫。他有一种沉静的气质，这种气质经常出现在花大量时间自我修习的人身上，比如僧侣和阿米什人。他语气一直很温柔，带着斯堪的纳维亚人特有的那种让美国人厌烦的说话习惯：字正腔圆，语句工整，没有拖泥带水的“嗯”或“呃”。被美国人无视的语法细节他也全部注重，一丝不苟。

“我快要变成我爸了。”他一边用手指抹着杯壁凝结的水珠，一边对我说。他说他父亲患有慢性应激反应，呼吸很快，有严重的高血压和肺病，68岁就走了，去世时嘴里还插着呼吸管。“我明白还有无数人也会由于同样的原因离开人世。”奥尔森说。因此他想在这方面多了解一些，万一自己或家人有什么不测，也好有个准备。

他白天打理软件发行公司，晚上回到家就看各种医学书籍。“有瑜伽大师写的关于普拉那的书，也有侧重病理的医学专著——关于血气、病症和持续正压通气。”他说。他咨询了各种内外科医生、教练、专家。最后，他把公司和豪车、豪宅都卖了，离了婚，搬进了住宅楼。之后又搬到了更小的公寓，过了六年没有收入的生活，单枪匹马地去探索有关健康、医学和呼吸的奥秘，尤其是二氧化碳在人体中扮演的角色。

总之，奥尔森早在多年前就遇到了我现在遇到的困境：我们对呼吸科学的认知和呼吸在人体机能中的重要性，两者之间存在着巨大的鸿沟。他发现，人们善于寻找引起呼吸问题的原因，却甚少关注这些疾病最初如何侵袭人体，以及如何避免这些疾病侵袭人体。

注意到这个问题的不止奥尔森一个人。几十年来，医生们对此也颇为无奈。“呼吸生理学的各个分支都在发展，但生理学家过于关注肺容量、通气、循环、气体交换、呼吸力学、呼吸代谢值以及呼吸控制，却很少有人在意呼吸调用的肌肉。”1958年，一位医生这样写道。另一位医生说：“17世纪前，大多数医生和解剖学家的兴趣所在，是呼吸牵涉的肌肉和呼吸过程中的物理原理，但随着时间推移，关心这些的人越来越少，这些成了解剖学和生理学的真空地带。”

医生的发现和奥尔森多年之后的发现，都回答了同样的问题：如何最有效地预防许多慢性病问题，提升运动表现，延长预期寿命？答案就是：注重呼吸的方法，尤其是平衡体内氧气和二氧化碳的方法。这个方法便是学会放慢吸气和呼气的速度。

★★★

吸气量减少、血液中的二氧化碳增多，怎么能让组织和器官中的氧气增加呢？这不是南辕北辙吗？

要理解这种反向操作的理念，我们得把目光投向鼻子和嘴巴以外的身体器官。如果说呼吸是漫长的旅程，那么鼻子和嘴巴只是旅程的起点。每天我们进行的 25 000 次呼吸有更为深层的作用。空气离开起点越远，旅程越为精彩纷呈。

你我的身体，所有人类的身体，从本质上来说就是一套管道系统。有些管道极宽，比如喉和鼻窦；有些管道极窄，比如毛细血管。构成双肺的管道同样也有大有小，而且数量十分庞大。如果我们将构成人体呼吸系统的所有管道连在一起，可以从纽约连到 2400 千米以外的佛罗里达州的基韦斯特。

你吸入的每一口空气，先经过喉部，到达一个叫作“气管隆嵴”的岔道，分别通往左右两肺，接着继续行进，被送入一些叫“细支气管”的小管道，直到抵达终点——5 亿个叫作“肺泡”的小气囊。

到达肺泡之后的过程比较复杂难懂，为帮助理解，我们来作一个类比。想象一下乘船游河。你先在码头的候船室等候，然后过了安检，登船出发。这个过程就类似氧气分子抵达肺泡。每个肺泡就像是一个小小的“码头”，码头周围是血细胞的河流，血液里布满了红细胞，当血液流经码头的时候，氧气分子便会穿过肺泡的膜结构，搭载一个红细胞离开。

红细胞游轮上挤满了“客房”。在红细胞中，这些“客房”是一种叫作“血红蛋白”的蛋白质。氧气分子会和血红蛋白相结合，然后红细胞便会向上游流动，将氧气输送到身体内部。

当血液流经组织和肌肉时，氧气会“上岸”，为饥饿的细胞提供燃料；而氧气一旦下船，就要换其他乘客登船了，这些新乘客就是代谢的“废物”——二氧化碳。

当血液中搭载的氧离开之后，血液的颜色会变得更深。由于光线穿透皮肤的方式，静脉中的血液会显得更蓝（实际上是暗红色，因为蓝光比其他颜色的光波长更短、能量更强，这与海洋和天空从远处看呈现蓝色同理）。

最后，游船在人体内完成巡游，回到港口，也就是肺。在这里，二氧化碳经由肺泡、喉、口、鼻，在呼气动作中排出体外。新鲜的氧气随后在下一次吸气过程中登船，准备再次起航。

人体内每一个健康的细胞都由氧气供能，能量的输送就是以这样的方式实现的。整个航程历时仅仅约一分钟，但输送的氧气分子数量总和却非常惊人。

这样一个呼吸过程，以及二氧化碳在气体交换中扮演的角色，都是不具任何争议的基础生物化学。人们尚未普遍认识到的是二氧化碳在减重过程中的作用。每一次呼气所带走的二氧化碳是有其自重的，我们呼出的气体重量要大于我们吸入的气体重量。因此，体重的下降并不是由大量排汗或是脂肪“燃烧”实现的，而是通过呼气实现的。

我们每减重 10 千克，就有 8.5 千克以二氧化碳和少量水蒸气的混合物形态，经由肺部排出，余下的小部分则通过汗液或尿液排出。因此长期以来，大多数医师、营养师和其他医学专业人士或许都没能认识到这个事实——其实肺部才是人体体重调节系统之所在。

“所有人都把氧气挂在嘴边，”在斯德哥尔摩见面时，奥尔森对我说，“其实我们每分钟呼吸 30 次也好，5 次也好，只要是健康的人，都能获得足够的氧气。”

奥尔森认为人体真正需要、机能正常运作真正需要的，并不是呼吸的速度和深度。我们并不需要更多空气，而是需要更多的二氧化碳。

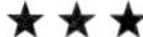

一百多年前，丹麦有一位叫克里斯蒂安·波尔的大眼袋生理学家，在他哥本哈根的实验室里发现了这个事实。波尔三十出头就获得了医学和生理学学位，在哥本哈根大学工作。波尔沉迷于研究呼吸，明白氧气是细胞的燃料，血红蛋白是氧气的运送员，也了解当氧气进入一个细胞的同时，二氧化碳便离开细胞。

可波尔不明白这样的气体交换为何会发生。为什么有些细胞更容易获得氧气？是什么引导着血红蛋白在准确的时机不偏不倚地释放氧气？呼吸的工作机理究竟是什么？

为了寻找答案，他开始了他的实验。波尔分别为鸡、豚鼠、草蛇、狗、马测算了氧气的消耗量和二氧化碳的产生量，然后抽取它们的血液，将其暴露于不同混合比的氧气和二氧化碳中。二氧化碳含量最高（酸性最强）的血液从血红蛋白中释放了氧气。可以这么说，二氧化碳的作用相当于离婚律师，一个斡旋的中间人，将氧气从束缚中解脱出来，令其自由地寻找新欢。

这个发现解释了为什么在运动中参与度高的肌肉供氧率要高于参与度低的肌肉。原因就在于它们产生了更多二氧化碳，从而吸引了更多的氧气。这完全是分子层面的供需对等。二氧化碳同时也有强大的血管舒张效用，使输送管道更为畅通，令更多含氧量高的血液及时抵达饥饿的细胞。放慢呼吸的速度，能让生命体以更高效的方式产生更多的能量。

相反，沉重而紧迫的呼吸会过度排放二氧化碳。超出代谢需要的深呼吸会迅速让肌肉、组织和器官的供血量减少，从而令我们头晕、痉挛甚至昏厥。倘若长时间无法获得持续的供血，它们将面临衰竭。

1904年，波尔发表了一篇论文，题为《论生物学上一种重要关系：血液中二氧化碳含量对氧气含量的影响》，在学界引起轰动，并激发了一波研究热潮，人们纷纷关注起这种长期以来被误会的气体。不久，耶鲁大学应用生理学实验室主任杨德尔·汉德

森也进行了一系列实验。汉德森本人前几年都在从事心肾代谢的相关研究，和波尔一样都认为二氧化碳在人体中的重要性不亚于某些维生素。

“很多临床医学专家可能难以相信，氧气对生命而言并不是兴奋剂。”汉德森在他的《医学百科全书》中这样写道，“如果支持燃烧的不是空气而是纯氧，火焰的燃烧强度会骤增。但当人类或其他动物吸氧或者含氧量高的空气，相较于吸普通的空气，气体的消耗量并不会增多，产生的能量并不会增多，呼出的二氧化碳也不会增多。”

对健康的机体来说，换气过度或是吸入纯氧毫无裨益，组织和器官的供氧情况不会有任何改变，甚至还有可能造成缺氧，引发窒息。换言之，橄榄球四分卫在比赛间隙吸的纯氧，倒时差的旅人花50美元在机场“氧吧”吸的氧，都是缴的“智商税”。吸氧也许能让血氧饱和度上升1%～2%，但这些氧气完全不会作用到有需求的细胞，他们只是单纯地把氧气吞吐了一下而已。*

为了证明这一点，汉德森在狗身上进行了一系列可怕的实验，和之前提到的哈沃德猴子实验比起来有过之而无不及。

在实验室，他把狗放在桌上，往它们喉咙里插管，在它们的

* 汉德森发现，一百多年前，纯氧只被用于生活在氧气稀薄的高海拔地区的人群，或是血氧饱和度无法通过正常呼吸回到健康水平（90% 以上）的重症患者。但即使对病患而言，长期氧疗也会造成肺部损伤和血红细胞减少，令身体通过呼吸获得氧气的能力每况愈下。

面部贴橡胶面罩，插管的另一头是手拉风箱，汉德森用该装置控制每只实验犬吸气的多少和快慢。他还把插管接上乙醚，使实验犬在实验过程中处于被麻醉的状态。与此同时，一组仪器监测实验犬的心率、二氧化碳和氧气的水平，等等。

当风箱拉得越来越快，他看到实验犬的心率从每分钟40次飙升到了200次以上。它们的动脉里充斥着氧气，却几乎没有二氧化碳用以置换，肌肉、组织、器官开始衰竭。有些实验犬开始失控抽搐或陷入昏迷。这时如果汉德森继续泵入空气，它们将会因氧气过量、二氧化碳缺失而死亡。

在汉德森手里，一部分实验犬就这样因自己的呼吸而死了。

对于那些有幸挺过去的实验犬，汉德森放慢了拉风箱的速度，于是它们的心率立刻回落到每分钟40次。可见致使心率升降的并不是呼吸动作本身，而是二氧化碳在血液中的浓度。

之后，汉德森又强制它们加重呼吸，程度略高于正常代谢需求，使它们的心率稍稍升高，二氧化碳水平稍稍降低。这是模拟了人类身上经常发生的轻微过度换气状况。

这种情况下，实验犬开始变得激动、困惑、焦虑，或神情呆滞。轻微的过度换气所引发的症状，就是人们常常在高原反应或是恐慌状态下表现的状态。汉德森随后注射吗啡和其他药物让它们的心率恢复到正常值。汉德森发现，这些药物产生效用的主要原因，就是帮助实验犬提高了其体内的二氧化碳水平。

其实除了药物，让这些动物恢复正常还有一种途径，就是放慢呼吸。一旦汉德森将实验犬的呼吸频率从每分钟200次降至其正常代谢水平，抽搐、呆滞和不安瞬间就停止了，取而代之的是舒展、松弛和平静。

“二氧化碳是整个人体的关键激素，除了它，没有别的物质既来源于每一个组织又作用于每一个器官，”汉德森后来在书中写道，“和氧气比起来，对生命体更重要的其实是二氧化碳。”

在斯德哥尔摩，我和奥尔森一起待了三天。我们研究了各种图表，聊了波尔、汉德森和其他一些传奇“呼吸学家”。回程将近时，我才意识到我多年来对呼吸的认知是多么局限，充满了谬误。我也终于明白奥尔森为什么会沉迷于这个研究领域，为什么甘愿放弃软件巨子的优渥生活，退缩到一间小公寓，终日置身于生物化学典籍、睡眠胶带和二氧化碳气瓶的包围中，以及他为什么日复一日地记录自己的二氧化碳水平如何随呼吸技巧发生变化，记录它如何影响血压、体能和压力值。

我也明白了为什么2010年奥尔森举办第一届呼吸学会议时仅有一人出席，而经过了精准的宣传并成立了他自己的研究基地后，他已然成了瑞典网红，穿梭于各大报告厅，他那张黝黑、带着喜感的笑脸频频出现在报纸、杂志和晚间新闻上。在各种访谈中，他都极力推崇鼻呼吸和慢呼吸的疗愈作用。

回到旧金山后，我依然和奥尔森保持联系。每隔几星期，他都会给我发来电子邮件或是打来视频电话，告诉我他最近又在医学图书馆翻到了某个年代久远的科学发现。他的自我实验也没有停止，总是想在自己的身上证明呼吸的魔力，以及“代谢废物”二氧化碳的奇效。

一年后的今天，奥尔森成了现在这个样子，在旧金山我家客厅，头上扣着面罩，耳朵上夹着一个心电图电极。“帮我拿下血氧仪行吗？”他对坐在桌子这头的我说。

我们刚做完下午的各种检测。奥尔森又接上一台叫作“呼吸IQ”的仪器，这个仪器测量呼出气体中的二氧化碳、氨和其他化学成分，目前还处在测试阶段。他在自己手指上夹了一个脉搏血氧仪，开始倒数计时。

有可能是鼻呼吸之后的二氧化碳和一氧化氮水平激增，我俩今天感觉非常有干劲。在斯坦福大学研究中心，我们已经豪掷了5000美元做X线片前后对比，以及做各种血液和肺功能测试，可就这样我们还觉得不够，又买了好几千块钱的仪器，弄了个家庭实验室。前后两星期我们都一直在做测试，今天就要真正见分晓了。

奥尔森在自己的卫衣上擦了擦手，把身体挪了挪，好让我看见仪器上的读数。他的所有指标都正常：心率保持在每分钟75次左右，收缩压126毫米汞柱，血氧饱和度97%。三、二、一，他开始呼吸。

慢慢地呼吸，非常慢。他吸气和呼气的速度每分钟6次，只有大部分美国人均值18次的三分之一。当他用鼻子吸气、嘴巴吐气时，我看到他呼出气体的二氧化碳水平从5%增加到了6%，并持续上升。一分钟后，二氧化碳水平已经增加了25%。从低碳酸血症边缘提升到了临床正常指标范围。与此同时，他的血压降了5%，心率低至每分钟65次左右。

唯一没有变化的是他的血氧饱和度。整个过程中，甚至当呼吸放慢到正常频率的三分之一时，他的血氧饱和度也没有出现波动，始终保持在97%。

之前几天我们在单车训练时，也出现了类似令人困惑的数据。这些训练起初就和往常一样，简直糟透了。我们能感受到肺部和整个呼吸系统在奋力满足组织和肌肉的能量需求，就好像遇到了身体的就餐高峰。要是在往常，我会通过张嘴大喘来满足对氧气的渴求，但这几天，当我的单车踏板蹬得更快更猛时，我强迫自己呼吸尽量轻柔缓慢。虽然这样让我产生了一种无助的窒息感，仿佛釜底抽薪，可事实是，无论我呼吸多慢，单车踩得多快，我的血氧饱和度始终维持在97%。

出现这种情况的原因在于，当我们以正常频率呼吸时，对于空气中所含的氧气，肺部只会吸收四分之一，其余四分之三都在呼气时被排出体外。而减少呼吸次数、增加呼吸长度后，肺部对氧气的吸收效率增加了。

“用传统方法需要呼吸47次才能应对的运动量，通过训练、培养耐心，能在14次呼吸内完成，何乐而不为呢？”20世纪90年代做单车实验的那位约翰·杜亚尔教练如是说，“如果你每天能跑得更快一点，而呼吸却能保持一贯平稳……你便能真正领会‘保健’二字的奥义。”

我是这样理解的：呼吸就像划船，尽管疯狂快速地浅划也能到达终点，但和慢划、长划、深划比起来，效率和速度还是差远了。

第二天我依然采用这种慢速鼻呼吸方式，总行进距离比之前口呼吸时的记录多了200多米。再后面一次多了580米，比口呼吸记录提高了5%。到了第五次时，我总共骑行了12.4千米，比一星期前多了1.6千米，时间和体力却一点儿没多花。这是了不起的成绩，尽管还达不到杜亚尔实验中职业自行车运动员的水平，但至少接近了。

那次骑行训练过程中，我开始有意识地调控自己的呼吸，使吸气和呼气越来越慢，从平时的每分钟20次减少到每分钟6次。当时我立刻就感到缺氧和窒息。过了大约一分钟后，我低头查看脉搏血氧仪，想知道我的氧气流失了多少、身体缺氧程度如何。

可出人意料的是，极慢的呼吸不但没有使我的血氧饱和度下降，反而还使它上升了。

关于慢呼吸，我想再说几句。它其实还有一个名称：诵祷。

当藏传佛教僧侣唱诵“唵嘛呢叭咪吽”这句真言时，每个字所用的时间是6秒钟，然后吸气6秒钟再进行第二个字的唱诵。比如“唵”字，光是唱这个字就要用6秒，然后停顿6秒吸气。

昆达里尼瑜伽里最出名的“Sa Ta Na Ma”唱诵，也需要6秒发声、6秒吸气。此外还有印度教的宗教手势舌位——契合法（mudras）中有一种叫khechari的舌抵后腭契合法，即将舌头置于软腭之上，舌尖指向鼻腔，意在促进身心健康、防止疾患侵扰。而完成这个契合法的过程中，呼吸也需慢且深，每次持续6秒。不同的文化和信仰中都存在类似的祷告方法，要求相似的呼吸方式，达到了同样的镇定效果。

2001年，意大利帕维亚大学的研究人员找了二十多名测试对象，要求他们进行两种祷告，一种是佛教真言，另一种是拉丁文的基督教圣母圣咏（通常由牧师念一半，信众念另一半）。祷告的同时监测他们的血流、心率和神经反馈。

令人称奇的是这种呼吸方式对测试对象产生的作用。慢呼吸模式下，被试的血液流向大脑的速度加快，体内各系统进入一种和谐的状态，心脏机能、循环系统和神经系统的协作达到了效率峰值。一旦被试者切换回自然的呼吸交谈习惯时，心跳会稍稍失去稳定，体内各系统的协同也渐次消解。只有再次进入缓慢而舒展的呼吸状态时，这种和谐状态才会重新建立。

该实验的十年后，帕特里夏·吉尔巴格和理查德·布朗——分别是纽约的两位知名教授和医生——用相同的呼吸法（祷告除外）治疗患有焦虑症和抑郁症的病人。有些病人一开始不习惯慢呼吸，他们就建议先从相对容易的吸气3秒、呼气3秒入手，适应了之后再增加呼吸的长度。

各种实验反映，最为高效的呼吸节奏，是当呼吸的长度和每分钟的呼吸次数形成一种惊人的巧合：吸气5.5秒，呼气5.5秒，也就是恰好每分钟呼吸5.5次。

即便每天只练习5~10分钟，其效果也相当显著。“患者在采用规律呼吸法之后病情发生了改观。”布朗说。他和吉尔巴格甚至把这种呼吸技巧用在了“9·11”幸存者身上，事故中吸入的大量颗粒物使这些人的肺部呈现可怕的毛玻璃样征，令他们长期受咳嗽、胸痛的困扰。这种病症尚无治疗手段，但当他们每天练习数轮慢呼吸后，仅仅过了两个月，情况发生了明显好转。

吉尔巴格和布朗就慢呼吸的康复功效著书撰文，并将其命名为“共振呼吸法”或“协振式呼吸”。这种呼吸技巧对时间、精力和情感的投入并没有很高的要求，在任何时候、任何地方都能实践。“而且非常私密，”吉尔巴格写道，“你周围的人并不会知道你在干什么。”

从另一个角度来看，共振呼吸法能惠及更多的人。对于不喜欢冥想的人，共振呼吸法能发挥类似冥想的作用；对于懒得动弹的人，能达到类似瑜伽的效果。

那么，如果我们的呼吸速率维持在每次五六秒，或者5.5秒，差别大吗？答案是，只要保持在5.5秒左右，就没多大差别。

第6章　少呼吸

如果说人类文化逐渐被太多与吃喝有关的事情占据，我想没什么人会反驳。从1850年至1960年，美国人的体重指数（BMI）均值介于20～22千克/米²，相当于一名身高1.83米的人体重72.5千克。如今美国人的BMI平均值为29千克/米²，在50年里跃升了38%。同样身高1.83米的人现在体重高达97千克。70%的美国人体重超标，每三个人中就有一人肥胖。显然，和过去比起来，我们的食量增加了很多。

呼吸的频率测量起来并非易事，相关研究不足，数据结果也大相径庭。不过，即便只是根据已有的几项研究，我们也能从中看出一些令人不安的端倪。

按今天的临床标准，正常的呼吸频率为每分钟12～20次，平均每次吸气量为500毫升。呼吸频率快的人群，两个数据相比过去都要翻一番。

最近几年，我接触了很多专业的或是民间的“呼吸学家”，他们一致认为，现在的人类不但饮食过度，呼吸也过度。大多数人的呼吸频率都超标，现代人中有四分之一都表现出严重的慢性呼吸过度症状。

要解决这个问题很简单：少呼吸。但实践起来并不容易，就像我们已经习惯过量饮食，我们也已经习惯过度呼吸。不过，只要有毅力，加上适当训练，减少换气的习惯也可以在不知不觉中养成。

在印度，瑜伽导师会训练自己在休息时不但不增加吸气量，反而要减少吸气量。在日本，传说检验武士学成与否的标准就是将一片羽毛放在他鼻子下方，如果呼吸时羽毛颤动则不予录用。

必须澄清一下，减少换气并不等同于慢呼吸。成年人的肺平均可以容纳4~6升的空气，也就是说，即便我们进行每分钟仅5.5次的慢呼吸，若不控制呼吸的量，我们依然很有可能多吸入一倍的空气。

掌握呼吸的最佳方式，就能拥有更好的体魄、更强的耐力和更长的寿命，秘诀就是减少吸气和呼气的量。呼吸得少一点，才能呼吸得好一点。

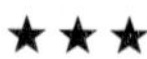

斯坦福大学的实验只剩最后四天了。我渐渐尝到了放缓呼吸频率的甜头。我的血压一直在回落，心率变异性一直在升高，精力多到用不完。

与此同时，奥尔森依然在鼓动我把呼吸频率降得再低一些。

他一直吹嘘，把换气减少到大大低于正常值的水平，会产生意想不到的效果，就好像让呼吸系统经历一次“斋戒”。他说，长期缺氧会对身体造成伤害，大多数情况下，我们的呼吸应当和身体需求保持一致，但是偶尔让身体处于极低氧的状态，能激发出类似斋戒的奇效，甚至能激起精神层面的快感。

“甚至感觉胜过成为人夫的那一天，成为人父的那一秒。”奥尔森说。

当时是上午，我们驾车行驶在 1 号公路上，公路另一侧是太平洋，水黛浪浊。我在开车，奥尔森坐在副驾驶位，满面春风地回忆起五年前的那次极致体验。

“我跑了 1 小时步，跑了有 10 千米的样子，回到家坐在客厅里。”这时他说话的声音有点儿颤抖，仿佛在强忍兴奋。“突然我的脑袋感到一阵钝痛，那种令人上瘾的痛，感觉刹那间胸中充满了和谐和喜悦……”

我们的目的地是金门公园，那儿有成荫的桉树、蕨树、丝柏和红杉，以及连绵好几公里的跑道。好在跑道是软土铺成的，万一我们跑到一半倒地不省人事（奥尔森说这是极低换气的副作用，极为罕见）也不至于因头破血流而死于非命。

奥尔森对这套方法身体力行。他本人和客户都称，经过几周的练习，身体的耐力和幸福感都大大提升。不过我也从别人那里听说，这种方法也可能适得其反，会引发剧烈的头痛，还不是那种“令人上瘾”的头痛。总之，“段位”太低玩不了这个。

驶离高速公路后，我把车开进了一条单行道，停在了金门钓鱼俱乐部旁。铁链围栏后面，一群水牛呆呆地注视着我们。我俩下车，脱下外套，喝了几口水，锁车，开跑。

我很讨厌跑步。其他的体育运动，尤其是水上运动，比如冲浪或游泳，我都没问题，但每次一跑步，过程中的每一秒都让我感受到实实在在的痛苦和无趣。我从没体验过传说中让人灵魂出窍的“跑步者高潮”。但讨厌归讨厌，我在早几年还是坚持隔天跑上六七千米。跑步的好处是很明显的：我心情总是很不错，当然这是在跑完之后，跑的过程中会痛苦不堪。

奥尔森企图让我改观。他是一个有几十年经验的老手，不少人还在他手下训练跑步。“关键就是，你得找到一个适合自己的节奏，”他边说边和我一起径直穿进了荆棘丛，“你要挑战自己，但同时也别勉强。”

跑道在我们面前分岔，我们选择了僻静的一条继续跑。阳光从高耸的树林缝隙透进来，带着薄荷味的泥土气息在空气中飘散，跑鞋踩在落叶上发出清脆的响声，听着让人感到无比舒适。这感觉真好。

“你按我说的做，热身之后，慢慢把呼气的过程拉长。”他说。他之前就给我做过心理建设，因此我有备而来。

我们的每一次吸气大约花3秒时间，每一次呼气大约是4秒。然后，在接下来的跑步过程中，我们保持3秒短吸气，同时把呼气延长到 5 秒、6 秒甚至 7 秒。

缓慢绵长的呼气，意味着更高的二氧化碳水平。我们利用这部分二氧化碳的增益，来获取更持久的耐力。人体在进行高强度运动时所摄入的氧气含量，称为“最大摄氧量”，是评价心肺健康最重要的依据。训练身体少量换气能提高最大摄氧量水平，而最大摄氧量的提高，不但能增强运动耐力，还能延长预期寿命，保持身体健康。

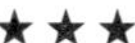

这种极简主义风格的呼吸法之父，是一位名叫康斯坦丁·巴甫洛维奇·布泰科的呼吸学家。布泰科1923年出生在基辅（今属乌克兰）郊外的一个农场。幼年的他就对周遭的一切充满好奇，无论是植物、昆虫，还是玩具、汽车，他都要一探究竟。他把整个世界视作一架巨大的机器，世界上的每一件事物都是机器的部件，环环相扣，融为一体。到了少年时期，布泰科已经成长为一名出色的机械修理工，第二次世界大战期间他在前线待了四年，为苏军修理汽车、坦克和大炮。

“战后，我决心研究最为复杂的‘机器’——人体，”布泰科说，“我觉得一旦掌握了人体知识，就可以像排查机器故障那样方便地为人类诊断疾病。”

布泰科考上了苏联最负盛名的医学院——莫斯科第一医科大学，并于1952年以优异成绩毕业。在成为住院医师查房的时候，他注意到情况最不乐观的患者都有一个通病，就是过度换气。换气越多，情况越糟，尤以高血压患者为甚。

布泰科本人就患有严重的高血压，伴随头痛、胃痛、心绞痛的折磨。当时的处方药物对他不起任何作用。29岁时，他的收缩压高达212毫米汞柱，病情危重，医生说他最多还能活一年。

“人得了癌症，可以把病灶切除，”布泰科后来说道，“可在高血压面前却束手无策。”对于病人，对于他本人，除了缓解症状之外别无他法。

然而故事还在继续。10月里的一天，布泰科独自站在病房窗前，凝望秋夜的冷空。看着看着，他的眼神聚焦到映在窗玻璃上的自己——形容枯槁，张着嘴巴，喘息沉重。他的目光移到胸前的白大褂，再移到随着每次疲惫的呼吸而大幅度移动的肩关节。这样的呼吸频率，他常常在命不久矣的病人身上看见。布泰科并没有在运动，然而他呼吸的样子和刚做完运动并无二致。

他决定做一个试验，减少换气量，放松胸部和胃部，用鼻子吸气。几分钟后，一阵阵发作的头痛、胃痛和心绞痛就减弱甚至消失了。布泰科切换回重呼吸模式，吸气五次，疼痛又回来了。

有没有这种可能，换气过度并非高血压和头痛引起的症状，而是造成高血压和头痛的起因呢？布泰科猜想。心脏病、溃疡、慢性炎症等都与循环系统、血液酸碱度和新陈代谢的紊乱有关联。我们呼吸的方式直接影响到机体的运作。呼吸量超出身体需求的20%，甚至10%，都有可能使身体超负荷运转，最后走向疲惫甚至衰竭。人们之所以罹患疾病，之所以久病不愈，有没有可能就是因为过度换气呢？

布泰科四下转了转。在哮喘病房，一位病人俯身弓背，以喘气对抗窒息。布泰科上前教给他自己刚试验的呼吸方法，几分钟后，患者渐渐平静了下来。

★★★

回到金门公园，我和奥尔森沿着跑道越跑越远。田园牧歌般的斑驳树影不见了，取而代之的是典型的城市垃圾：残破的购物车、可疑的卫生纸团。我们终于明白这条路上人少的原因了。我们立马左转掉头，跑回海边的跑道。

路上，一个老嬉皮士坐在树墩上，一只手拿着小号吹奏《危险边缘》节目的主题曲，另一只手在翻一本破旧的书。在他面前，有位衣冠楚楚的男士，正把他年迈的狗赶上一台老掉牙的奔驰300SD；还有位女士留着及腰的脏辫，裤子上夹着背带，骑着电瓶车嗖地驶过。这样的画面太旧金山了。我们顿时感到很自在。

我俩练习的是布泰科在自己身上和在哮喘病人身上试验过的呼吸法，只不过我们挑战的是终极版：限制吸气时间，延长呼气时间，延长到越过舒适区，甚至越过安全区。我们出了汗，涨红了脸，我能感到自己的脖子青筋暴突。虽然我没有上气不接下气，但也并不感到舒服。每当我多呼出一点点气体，都有一种轻度的窒息感。

练习的目的并不是增加无谓的痛苦，而是让身体适应高水平的二氧化碳，使我们在休息状态下以及之后的运动中能不知不觉地习惯少量换气。通过这样的方式调用更多氧气，增加耐力，更好地支持机体各系统的运作。

“呼气再慢一些，”奥尔森边说边用鼻子小心地吸着气，“让呼气比吸气慢两倍甚至三倍。”他厉声对我说。我一度觉得自己快吐了。

“对！”他说，“再慢一点！再少一点！”

20世纪50年代末，布泰科离开了莫斯科的医院，出发去阿卡杰姆戈罗多克，一个坐落在中西伯利亚、由35座钢筋混凝土研究机构组成的科学城。其位置的偏远是有意为之。当时，苏联政府花了好几年时间，派了成千上万名顶尖的太空工程师、化学家、物理学家等来到这里搞秘密研究。他们的目标是研究出领先的技术，巩固苏联的统治地位。可以说，科学城就是苏联的硅谷，只不过没有硅谷的“标配”：摇粒绒背心、康普茶、阳光、特斯拉，以及科研氛围。

把布泰科召至此地的，是苏联医学科学研究院，差不多相当于苏联的疾病预防控制中心。自从在哮喘病房灵光乍现后，他埋首于学术文献，分析了几百名患者。他确信，过度换气正是诸多慢性病的罪魁祸首。和波尔、汉德森一样，布泰科也痴迷于研究二氧化碳，也认为提高二氧化碳水平不但对保持身材和健康有好处，还能治愈疾病。

在科学城的日子里，布泰科主持了有史以来最为全面的呼吸实验。他召集了200多名研究员和助手，搞了个巨大的医院，称之为“功能诊断实验室”。实验对象们躺在床上，被各种仪器包围，一边有医护往他们的静脉插导管，一边有研究人员往他们喉咙里插塑料管，往他们胸部和头部接电极。他们呼吸时，一台古董级计算机以每小时十万字节的龟速记录下他们的数据。

一千多名测试对象，有病没病的，年长年幼的，聚集到布泰科的实验室里。患有哮喘、高血压和其他疾病的病人，都表现出相同的呼吸特征：过度换气。他们经常用嘴进行呼吸，每分钟吞入的空气多达15升。有些人的呼吸声大到几米开外都能听见。数据显示，他们血液中的含氧量很高，但二氧化碳缺乏，仅约4%。他们的静息心率往往高达每分钟90次。

健康状况相对好的病人，他们的呼吸也有一个共同点：少。他们每分钟呼吸10次左右，总吸气量为5~6升，静息脉搏在48~55次，呼出气体的二氧化碳含量要比那些患有疾病的人多出50%。

布泰科根据这些健康状况较好的人的呼吸习惯，编制了一套所谓的“深呼吸自主戒除法”。里面提到的技巧虽然五花八门，但宗旨只有一个，就是让病人的呼吸量和代谢需求尽可能匹配，而通常这种匹配的要诀就是减少呼吸。在布泰科看来，呼吸频率是次要的，最重要的是保证每分钟的吸气量不能大于6升。

将这套方法应用到呼吸后，患者报告双手和脚趾会出现麻刺和发热感。他们的心率趋于平缓和稳定。许多人的高血压和偏头痛症状开始消失。原本身体条件就不错的人，感觉越发精神了。而实践了这套呼吸法的运动员则表示成绩得到了很大提高。

★★★

差不多在同一时期，几千千米外的捷克斯洛伐克工业重镇兹林，生活着一位1.8米的瘦高个儿，名叫埃米尔·扎托佩克。扎托佩克是个长跑运动员，当时也在试验各种方法节制自己的呼吸。

赛跑并不是扎托佩克的梦想。当时他还在一家制鞋厂工作，领导让他参加当地的跑步比赛时他还不太愿意。他说自己没有那个身体条件，也没这方面兴趣，更没比赛经验。不过他还是上场了，最后在100名参赛者中名列第二。这成绩让他觉得自己能在长跑领域大有作为，于是开始了专业训练。四年之后，他打破了2000米、3000米和5000米跑的捷克斯洛伐克全国纪录。

扎托佩克研究出一套能为自己带来更多优势的训练方法。他在全力冲刺时闭气，然后迅速换几口气，再闭气。这其实是布泰科呼吸法的地狱模式，只不过没人知道这是“深呼吸自主戒除法”，包括扎托佩克本人。这种训练方法就是后来的“低换气训练法”（Hypoventilation training）。这个词的前缀hypo–在希腊语中意为“下面”（比如hypodermic needle，皮下注射器），是hyper–（上面）的反义词缀。低换气训练法的内核就是减少呼吸量。

在很长一段时间里，扎托佩克的训练法贻笑大方，但他并不理会。在1952年的奥运会上，他获得了5000米和10 000米跑的金牌，夺冠后他立即决定参加随后的马拉松比赛项目。此前他从未进行过马拉松训练，甚至从没跑过马拉松，但这都不重要，他又一次夺金，整个运动生涯中，扎托佩克共打破18项世界纪录，获得4枚奥运金牌和1枚银牌。后来他被《跑步者世界》杂志评为“史上最伟大的田径运动员”。当时俄亥俄州的田径教练拉里·斯奈德这么评价扎托佩克：“他的方法全是错的，可比赛却赢了。”

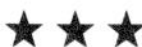

低换气训练法并没有随扎托佩克的成功而发扬光大。扎托佩克冲线夺冠时目眦欲裂的标志性表情，看上去痛不欲生，因此令其他运动员敬而远之。

几十年后的20世纪70年代，美国有位名叫詹姆斯·康斯尔曼的游泳教练又让这套训练法“重出江湖”。康斯尔曼作风强硬，在业界让人闻风丧胆，他崇尚吃苦忍痛的训练风格，这和低换气训练法一拍即合。

竞技游泳运动员一般每进行2~3次手部动作转头吸1次气。康斯尔曼训练他的队员在游进水里时屏住呼吸，换气间隔长达9次划水。他认为，假以时日，选手们对氧气的使用效率会增加，从而提高游泳速度。可以这么说，这种操作其实就是布泰科的“深呼吸自主戒除法”加上扎托佩克的“低换气训练法”，只不过是水下版。美国游泳男队通过这套训练在蒙特利尔奥运会摘得13金、14银和7铜，打破了11项世界纪录，在当时创下美国游泳队在奥运历史上的最佳战绩。

20世纪八九十年代多项研究结果声称，低换气训练法对提高运动表现和耐力几乎不存在任何作用，运动员成绩的提高可能源于强大的安慰剂效应。这导致低换气训练法又一次销声匿迹。

21世纪伊始，巴黎第十三大学的运动生理学家泽维尔・乌隆发现了这些研究中的瑕疵——反对低换气训练的专家的数据测量方法存在错误。他们观察的是运动员肺部充盈时闭气的数据，而当肺部充满大量气体时，运动员很难进入深度的低换气状态。

乌隆重复了实验。在实验中，被试者采用肺部半充盈法，布泰科用这种方法治疗病人，康斯尔曼大概也用这种方法训练游泳选手。减少呼吸量的裨益十分明显。如果运动员坚持几周以低换气的方式训练，肌肉对乳酸堆积的耐受性提升，使机体在巨大的无氧压力下输出更多能量，从而适应更高强度、更长时间的训练。另有研究结果表明，低换气训练能使红细胞数量激增，让运动员的携氧能力提高，使每次呼吸产生更多能量。极低换气达到的效果，相当于海拔2000米的高原训练，当然它也适用于低海拔环境和其他任何环境。

这么多年来，呼吸限制被冠以各种各样的名称——“低换气”“低氧训练”“布泰科呼吸法”，或是听起来特别学术特别拗口的“常压低氧训练”。无论人们管它叫什么，目的只有一个：大幅提高成绩。*不仅适用于顶尖运动员，还适用于任何普通人。

这样的训练只要坚持几星期，就可能让身体耐力急速提升、“躯干脂肪”锐减、心血管功能优化、骨骼肌增长，种种积极影响不胜枚举，这是普通训练通常难以企及的。

总而言之，低换气训练很有效，有助于躯体用更少的呼吸挖掘更大的潜力，虽然这种方法并不让人愉悦。

★★★

我和奥尔森跑出金门公园寂静的林荫来到海边，太平洋的疾风向我们吹来。我们跑了几公里，其间一直保持快速吸气、慢速吐气，吐气长度至少7秒，使我们的肺部始终处于半充盈状态。我期待自己能像扎托佩克、康斯尔曼的游泳队员、乌隆实验中的赛跑选手和其他许许多多人一样，取得长足的进步，但过程十分煎熬。开始才半小时，我就已经开始“怀疑人生”。不知道是我运气欠佳，还是做事欠考虑，自由潜水也好，深呼吸自主戒除也好，低换气训练也罢，在潜心研究这些领域的过程中，每天我都得花好几个钟头屏住呼吸，让我的肺遭罪。

---

* 最近，牙买加裔美国短跑运动员桑雅·理查兹·罗斯利用布泰科的方法，在4×400米接力赛中获得了3枚奥运金牌（2004年、2008年和2012年），还在400米短跑项目上获得了1枚奥运金牌（2012年）。她连续十年保持着400米短跑世界冠军的成绩。桑雅·理查兹·罗斯紧闭着嘴，一脸平静地打败了那些下巴扭曲、气喘吁吁的竞争对手，这些照片已经变成了传奇。

奥尔森一直说“关键要找到一个适合自己的节奏”。问题是，这节奏真不适合我。我退回到一个自己觉得能应付的节奏，两步一吸气，五步一呼气，这是竞技自行车运动员常用的节奏。虽然也没舒服到哪里去，但至少我能承受。

我们穿过海滩停车场龟裂的沥青地面，经过几辆锈迹斑斑的房车，躲过地上的安全套包装袋和压扁的啤酒罐，跑回1号公路另一边。几分钟后，我们又回到静谧的公园里，沿着一个满是鸭鸣的黑池塘，在一条浓荫遮蔽的土路上步行。

就在这时，感觉来了：我后脖颈突然感到一阵灼热，视线变得模糊。我脚步没有停下，缓慢地呼着气，但与此同时我仿佛一头扎进某种温暖浓稠的液体中。我稍稍加快速度，减少吸气，那感觉好似浓稠发烫的糖浆流向我的指尖、脚趾、手臂和双腿。感觉舒服极了。随后它又慢慢上行，经过我的脸颊，涌进我的脑袋。

也许这就是奥尔森说的“令人上瘾的头痛”，二氧化碳含量上升，氧气离开血红蛋白来到饥饿的细胞里，鲜血使大脑和全身的血脉偾张，引起的钝痛感传输到我的神经系统。

正当我觉得自己即将拥有巅峰体验的时候，脚下的跑道变宽了。铁栏、水牛、金门公园钓鱼俱乐部又出现在眼前，边上是我的车。体验结束。

回程路上我们并没有分享什么醍醐灌顶的人生领悟。快感谈

不上，但也无妨。经过这一趟小试牛刀，我确定低换气呼吸法对人体很有益。当然接受这种极端训练的同时，也得接受长时间满脸通红、汗流浃背的折磨。

健康的呼吸不该如此费劲。布泰科深知这个道理，因此他几乎从未建议他的病人尝试那么极端的方法。毕竟他的目的不是培养世界冠军，而是挽救生命。他希望自己的低换气技巧可以为所有人群服务，无论健康与否，无论年长年幼，无论高矮胖瘦。

布泰科在整个职业生涯中不但饱受学界责难，还曾遭遇人身攻击，他的实验室甚至一度被人毁坏。但他仍砥砺前行。到了20世纪80年代，他总共发表了五十多篇学术论文，苏联卫生部对低换气疗法的效用也做出了认可。光是在苏联，就有大约二十万人学习他的呼吸法。还有消息称，布泰科曾受邀前往英格兰，协助治疗因过敏而呼吸困难的查尔斯王子。在布泰科手中重获健康的不止王子一个人，前去求医的高血压、风湿病和其他各种疾病患者，八成以上都获益良多。

对于各种呼吸道疾病，深呼吸自主戒除法尤其有效，是治疗哮喘的“神药”。

从布泰科开始对病人进行低换气训练到如今的几十年间，哮喘已经发展成为一种全球性流行病。当下，美国有将近2500万哮喘患者，接近总人口的8%，从1980年到现在，哮喘患者数量翻了

4倍。哮喘是挂急诊、住院、请病假的头号原因，且被认为可控不可治愈。

哮喘是一种由免疫系统反应引起的气道缩窄和痉挛。包括污染物、粉尘、病毒感染、冷空气在内的多种因素都能诱发哮喘。换气过度同样也会诱发哮喘，这就解释了为什么哮喘多发于体力活动过程中。这种情况称为“运动性哮喘”，约15%的人，包括近40%的运动员深受其扰。不管是在静息状态下还是在运动过程中，哮喘患者相较于非患者，普遍有换气过度的倾向，有时甚至是严重过度。哮喘发作时，情形更为激化。气道缩窄导致肺部的空气无法排出，外部的空气也难以进入，此时，越呼吸越感到窒息，气道越趋缩窄，恐慌和应激越严重。

全球每年的哮喘治疗市场规模达200亿美元，很多药物的疗效甚至好到让人产生“哮喘有救了”的幻觉。但不少哮喘药，尤其是口服类固醇类药物，服用几年就会产生可怕的副作用，包括肺功能减退、哮喘症状加剧、失明甚至致死风险增高。这些副作用或为千百万哮喘患者所知，或已然发生在他们身上。迫于此，许多患者尝试进行了低换气训练，并称病情发生了惊人的好转。

在参加斯坦福实验之前几个月，我采访了一些练习布泰科呼吸法的哮喘病人，对他们的自述做了一番汇总。

大卫·韦伯，58岁，来自纽约，伍德斯托克的提琴制作师，我曾在《纽约时报》上面读到他。从10岁起，韦伯就患有严重的哮喘。为了控制症状，他每天都要喷20次支气管扩张剂，同时还要服用类固醇类药物。他的身体对药物产生了抗药性，也就意味着他必须加大服用剂量。几十年的长期用药，使韦伯的眼睛发生黄斑病变，视力下降。继续服药会让他彻底失明，而停药会让他无法呼吸，死于哮喘发作。

练习了三个月低换气呼吸法之后，韦伯一天最多只用一次吸入剂，而类固醇类药物已经完全停用了。他说他的哮喘症状几乎全部消失，五十年来第一次感到呼吸如此轻松。连他的呼吸科医生都深感意外，并确认韦伯的哮喘大为好转，健康状况也显著提升。

见证奇迹的不止韦伯一个人。伊利诺伊大学香槟分校的首席信息官，成年后一直备受哮喘折磨，在控制呼吸量几个星期后也收获了和韦伯一样的效果。“我重生了。”他写道。我还在全食超市的咖啡店见了一位老太太，70岁的她，60年来都在和哮喘抗争，走几条街哮喘就会发作一次。尝试低换气呼吸几个月后，她可以每天徒步运动几小时，现在正准备去墨西哥旅行。“这简直就是奇迹。”她对我说。一位肯塔基州的母亲，呼吸问题一度严重到令她产生轻生的念头。还有奥运选手拉蒙・安德森、马修・邓恩、桑雅・理查兹・罗斯等，都采用了低换气呼吸法，并声称在尝试减少呼吸量、增加二氧化碳水平后，不但成绩有了很大提高，呼吸病症也大为缓解。

达拉斯南方卫理公会大学焦虑及抑郁症研究中心的阿莉西亚・莫伊雷特博士对此有最权威的科学验证。2014年，莫伊雷特率领一个研究小组，随机选择了120名哮喘患者，对他们的肺功能、肺容量、血气进行测量后，给他们每人一台掌上二氧化碳检测仪，跟踪他们的呼气二氧化碳水平。

在历时四周的实验期间，这些哮喘患者携带检测仪，练习低换气呼吸，将二氧化碳水平保持在5.5%的健康水平。一旦数字下降，病人继续降低换气量，直至数字回升。一个月后，80%的哮喘患者静息二氧化碳水平提高了，哮喘发作的次数明显减少，肺功能好转，呼吸道开始扩张。所有人的呼吸状况都改善了，哮喘症状基本消除甚至完全消失。

“人们换气过度时，会发生很诡异的现象，”莫伊雷特写道，“事实上，他们吸入了过多空气，但身体感受到的却是气短、窒息、缺氧，仿佛吸入空气不够似的。这有点儿像生物体发生了系统故障。”这时候给予身体减少换气的指令，系统故障就能得到修正。

2003年，80岁的布泰科走到了职业生涯的终点，人生也去日无多。他变得有点儿神神叨叨，几乎不睡觉，宣称他的呼吸法不仅能治病，还能提升诸如直觉之类的超感官知觉。他坚信心脏病、痔疮、痛风、癌症以及100多种其他疾病都是由过度换气引起的二氧化碳缺失所致。他甚至认为哮喘发作算不上“系统故障”，而是一种补偿作用。气道的缩窄、喘息和呼吸困难都只不过是身体对少呼吸、慢呼吸的本能反应。

由于这样那样的原因，如今的医学界将布泰科呼吸法视为“伪科学”，对布泰科本人也不屑一提。但是，过去几十年来，许许多多研究者都尝试为低换气呼吸的康复作用寻求科学论据。澳大利亚布里斯班的梅特医院做了一项研究，发现成年哮喘患者采用布泰科呼吸法减少三分之一吸气量后，呼吸困难症状减少了70%，舒缓药剂需求量则减少了90%。相似的结果也出现在其他几项研究中。与此同时，20世纪60年代由一家英国医院推行的帕普沃斯低换气呼吸法（Papworth method），同样显示可以减少三分之一的哮喘症状。*

尽管如此，没有人能确切回答为什么低换气呼吸对于治疗哮喘和其他呼吸系统疾病如此有效。它的作用机理并不明确，人们对此存在几种猜测。

“引发病症的是体内某种物质的缺失。”伊拉·帕克曼医生说。帕克曼是一名内科医生，曾是宾夕法尼亚州保险局的医学顾问。他本人的哮喘也是通过低换气呼吸法治愈的。他对我说：“把缺失的物质补上，病人就会好转。”

帕克曼解释说，换气过度对身体的影响不只肺功能减退和呼

---

* 主要的争议点是，布泰科呼吸研究的样本量太小，有些批评者称其操作不符合科学规范。但在2014年，由世界卫生组织、美国心肺及血液研究中心以及美国国立卫生研究院合作颁布的“全球哮喘病防治创议”中，布泰科呼吸法支持性证据得到的评级是A级，后来修改为B级。

吸道缩窄，还有更深层的危害。我们过度换气时，呼出过多二氧化碳，导致血液pH值升高，呈碱性；而呼吸放慢，体内留存更多二氧化碳时，pH值下降，血液呈酸性。人体所有细胞机能的正常运作发生在血液pH值为7.4左右的时候，这个值正是机能处于酸碱中间的效率最高点。

当pH值偏离这个数字时，人体会想尽办法让其恢复。比如肾脏对换气过度的反应是进入“缓冲”*模式，碱性化合物碳酸氢盐被排放到尿液中。一旦血液里的碳酸氢盐减少，血液的pH值就恢复正常了，就算我们继续大口喘气也没有丝毫影响。

但缓冲存在一个问题，就是它只能进行临时修复，并不能一劳永逸。过度换气持续几个星期、几个月、几年后，长期肾脏缓冲会让身体所需的矿物质大量流失，因为碳酸氢盐排出人体时，随之带走的还有镁、磷、钾和一系列其他元素。缺少了它们，一切都会乱套：神经功能障碍，平滑肌痉挛，细胞无法正常供能。这样一来，呼吸变得愈加困难。这也是为什么哮喘病人和许多慢性呼吸病病人都需要通过服用镁之类的补剂来防止症状恶化。

长期的缓冲还会令骨骼强度变差，因为骨骼中储存的矿物质

* 细胞也会进行“缓冲”。每当血液循环或氧气含量下降时，细胞会以无氧方式产生能量ATP。这个过程能建立呈酸性的“微环境”，使氧气更容易从血红蛋白中脱离。这种情况下，长期换气过度不会造成组织“缺氧”，这个事实是被许多布泰科追随者误解的。过度换气造成的真正损伤，来自身体为无氧状态下的细胞集结能量以及补偿二氧化碳缺失所产生的额外消耗。

被补偿在了血液中（没错，换气过度有可能引起骨质疏松症，骨折风险也会增加）。如此这般没完没了地拆东墙补西墙，最后只会搞垮整个身体。

帕克曼同时也指出，并非所有呼吸病患者都有二氧化碳缺失问题。比如肺气肿病人体内积聚了过多废气无法呼出，二氧化碳水平就会处在一个非常危险的高度。还有些患者可能测得的血气和酸碱指标完全正常，但帕克曼说，有时一叶障目会不见森林。

总之，这些病人的呼吸都存在问题。他们的呼吸道面对着压力、炎症和阻塞，吸气和呼气都百般艰辛。而慢节奏、低换气的呼吸方式，正是这些问题行之有效的解决对策。

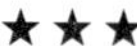

斯坦福大学的实验开始之前的几个月，我还走访了几位布泰科呼吸法教员以及一些拥趸。他们的自述都是相似的，都是关于慢性呼吸病如何侵扰他们的生活，且没有任何药物、手术和其他医学手段可以治愈，而他们是如何单单靠减少呼吸量“治愈”了自己。尽管他们的技法不尽相同，但万变不离其宗：使吸气和呼气之间尽可能保持长间隔。呼吸得越少，你就越能体会到呼吸效率提高的适意，身体机能也就会运作得更持久。

这其实不用太惊讶。大自然的规律就是建立在等级上的。静息心率最低的哺乳动物寿命最长，而这些哺乳动物恰好也是呼吸频率最低的。保持低心率的最简便方法是慢呼吸。对狒狒和野牛来说是这样，对蓝鲸和人类来说也是如此。

“瑜伽修行者的生命不是以天数计算的，而是以呼吸的次数计算的。”印度瑜伽导师B.K.S.艾扬格如是说。艾扬格幼时因病卧床多年，学习瑜伽后，通过调整呼吸重获健康。他于2014年以95岁的高龄辞世。

这些我都在最初和奥尔森视频时，以及后来和他一起参加斯坦福实验时听他一遍又一遍地说过。我自己在翻阅斯托的研究资料时也读到过。布泰科以及那些基督教徒、佛教徒、印度教徒、“9·11”事件幸存者，也都知道。通过各种手段和方式，人类历史上不同时代的“呼吸学家”们发现了同一事实：我们静息状态下每分钟吸气量的最佳值是5.5升；每分钟的最佳呼吸频率是5.5次，也就是吸气5.5秒，呼气5.5秒。这就是最完美的呼吸。

哮喘患者、肺气肿患者以及奥运选手，每日至少进行几分钟这样的完美呼吸，不管你是谁，来自什么地方，都能从中获益。吸气和呼气，尽可能地不早也不迟、不多也不少，这样身体才能运行在巅峰状态。

呼吸少才能呼吸好。

第7章 嚼

今天是斯坦福大学实验的第十九天，在我的家庭实验室正中的餐厅里，我和奥尔森再次肩并肩坐到了桌边。这屋子和猪圈没什么两样了，但我们已无暇顾及，因为离实验结束只剩下几个小时。

我坐着，嘴里依旧插着体温计和一氧化氮传感器，上臂依旧缠着血压计绑带。奥尔森头上还是戴着那个面罩，耳朵里还是塞着那个心电图电极，脚上也还是趿着那双拖鞋。

在过去的三个礼拜，这套操作我们已经重复了60次。在停止口呼吸的那一刻起，我们的健康状况得到了全面而迅速的提升，如果没有随之而来的旺盛精力和清晰思维，我们很难坚持下来。

奥尔森昨晚的打鼾时间总共是3分钟，而我是6分钟，和十天前相比下降了75%。我俩改用鼻呼吸后第一晚就消失的睡眠呼吸暂停也再没出现过。我今晨的血压比实验开始时的最高值低了20%，平均值也下降了10%。我的二氧化碳水平持续升高，与布泰科实验中最为健康的“超耐受”值非常接近了。奥尔森的情况大体相同。我们靠的仅仅是鼻呼吸，吸气少而慢，呼气尽可能彻底。

“大功告成。”奥尔森带着他标志性的笑容说道。说完，他最后一次穿过走廊走出门去，留下我最后一次在满屋杂乱中吃十天前吃过的晚餐。晚餐是一碗意面，放了点儿之前剩下的菠菜，几粒不脆的面包丁。我在厨房餐桌前坐下，桌上依然是一沓没打开过的周日版《纽约时报》。我往碗里倒了点儿橄榄油、撒了几粒盐，吃了起来，没几口就吃完了。

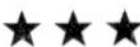

虽然听起来有点儿离谱，但就是这么一个稀松平常的、稍纵即逝的咀嚼动作，催生了我笔下的这本书，让我产生这么一个念头：我已经不满足于为十年前在那座维多利亚式建筑中的亲身经历寻找答案。呼吸是一门技艺，也是一门科学，它慢慢被世人淡忘，而我想要全身心地投入，探索它的奥秘。

书的开头，我试图找寻人类呼吸困难的原因，我们对食物的软化和烹煮，是如何一步步让我们的呼吸道越来越逼仄。然而，我们的头部和呼吸道结构发生变化，距今已有很多很多年，我们究竟是如何走到如今这田地的，还有更深层次的原因，这些原因诡异而荒诞，从一开始就超乎我的想象。

因此，当斯坦福大学的实验进行到尾声时，我感到十分有必要回到起点，回到人类文明诞生之初，看看究竟发生了什么。

★★★

亚洲西南部和东地中海“新月沃土”地区的古人类，长久以来以采集野生植物根茎和捕猎为生，而到了1.2万年前，这些活动停止了，食物来源开始依赖种植。农耕文化就此发源的同时，群居的原始人也普遍出现最初的牙齿参差和口腔变形的问题。

一开始情况还并没有很糟糕。面部、口腔畸变可以在一个农耕部落中蔓延，几百里开外的另一个部落则相安无事。牙齿歪斜和随之而来的呼吸问题似乎都是偶然发生的。

然而，当时间拉近到距今300年前，这些病症已经席卷全球，仿佛一夜之间影响了全人类：我们的口腔开始萎缩，面部开始塌陷，鼻窦开始阻塞。

在此之前，人类头部形态业已发生的变化，包括喉部的下降堵塞了咽部，脑容量的增加拉长了面部，就显得小巫见大巫了。我们的祖先在漫长的岁月中其实都慢慢适应了。

而这一次，农产品的迅速产业化所带来的影响，让人类完全无法招架。仅仅过去了几代人之后，现代人类便成为灵长目人科人属有史以来同时也是整个动物界有史以来呼吸最为困难的物种。

几年前刚发现这个问题的时候，我深感不解：学校怎么没教过这方面的知识？我寻访过的那么多睡眠障碍医生、牙科大夫和肺科专家怎么都对此一无所知？

我找到的答案是：这方面的研究从未进入医学殿堂，仅仅见诸古代墓葬。研究古墓的人类学家告诉我，若想了解如此深刻的突变是怎样发生以及为何发生的，我得走出实验室，进行田野调查。我得亲身见识呼吸困难的“零号病人”，见识我们的“农耕脸”是在怎样的转折点走上了“不归路”。总之，我得近距离接触人类头骨，很老的头骨，很多很老的头骨。

当时我还没和玛丽安娜·埃文斯博士认识，所以并不知道莫尔顿系列馆藏的存在。为了寻找这些原始头骨，我求助于朋友，有人建议我去巴黎波拿巴特街的垃圾桶边上撞撞运气，还给我联系了带路人，约好周二晚上7点碰头。

★★★

“这边。”领头对我说。一路上能听到生锈的铁门开合发出的声音，或低沉，或尖锐，路灯的间隔越来越大，最后只剩下漆黑中回荡的声响。这时，走在我前面的一个带路人打开了她的大瓦数头灯，另两个紧了紧背包带，开始沿一段螺旋形的石阶往下走，下方是一片黑暗。

那里便是亡者所在：一个埋葬着六百万具遗骸的迷宫，这个迷宫里既有厅殿，也有牲厩；既有圣堂，也有墓坑；既有沟渠，也有朱门。比如，这个头骨的主人是《睡美人》和《灰姑娘》的作者夏尔·佩罗，再往里是现代化学之父安托万·拉瓦锡的股骨，肋骨则属于让-保尔·马拉，遇刺身亡的法国大革命领袖，也是雅克-路易·大卫画笔下最具悲剧色彩的人物。不计其数的头骨和其他人骨，有些已有上千年历史，覆满尘埃，沉睡在左岸中央的卢森堡公园地底下。

探险队领头的是一个30岁出头的女人，一头紫红色长发，长发下面是件褪色的迷彩夹克。跟着她的也都是女性，一位身着红色套装，另一位身着荧光蓝的外套。她们都穿了及膝的胶靴，工具包塞得鼓鼓囊囊。乍一看这里仿佛是女性阵容版的《捉鬼敢死队》片场。我不知道她们的名字，朋友也叫我别打听。据我后来了解，这种带路人一般都不愿透露身份。

石阶下面是一条隧道，隧道墙体是粗砺的石灰石。越往里走，隧道越来越狭小，最后形成了一个类似六边形的形状——脚下窄，肩部宽，顶上又变窄。这种构造的目的是图便利，空间刚好够采矿工人排成一列通过。但有意思的是，这个隧道的形状看上去更像棺材。鉴于我们刚刚走进了地球上最大的墓地，还挺应景。

一千年来，巴黎人把他们的亡者埋在市中心的一块区域，后被称作“圣婴公墓”。几个世纪来，圣婴公墓越来越拥挤，于是遗体就被停放在仓房中，层层叠叠，最后仓房也变得过于拥挤，墙体不堪重负而坍塌，腐烂的尸骨一股脑儿涌到了街上。这些无处安放的尸骨，在巴黎市政府的指挥下，由石灰石矿工用推车运到采石场。当时，为营造凯旋门、卢浮宫等建筑，新的采石场一个个出现，越来越多的遗骸被埋入地下。到了20世纪初，巴黎地下有超过270千米长的矿道填满了尸骨。

巴黎市政府将矿场的一部分设立为景点，叫作“巴黎地下墓穴”，不过覆盖的范围极小，差不多只占1%，我此行的目的是探究另外的99%。这些地方没有游客，没有标牌，也没有缆绳、照明和参观须知。

从1955年起，进入采石场变成了非法活动，一个名为“地下党”的秘密组织从此开始了对这块区域的探险之旅。他们通过波拿巴特大街上的雨水管、检修孔和暗门深入地下，有些人还在地下搞了秘密会所，更有人每周来这里办地下舞会。据传有个法国巨富给自己凿了间豪宅开私人派对干“不可描述之事”。地下党这些年来的发现层出不穷。

我的这位紫红色头发向导（在这里我就管她叫“小红”）已经花了15年时间给这些肮脏的隧道绘制地图。她对这里的传说和历史如痴如醉。之前她告诉我说，从我们的位置出发再走一小时的地方，有一处需要匍匐进入的地穴，那里是她新发现的一个墓坑。1832年霍乱疫情席卷巴黎，死去的人全都埋葬于此。而西方历史上，大约就是从那个时间节点开始，小嘴、歪牙和气道阻塞等问题在大部分欧洲工业国家变得司空见惯。我要寻找的头骨就是这些头骨。

我们穿过走廊，跨过积水，像一条人形蜈蚣，弓身爬过一个巨型啮齿动物的洞穴，来到一个由酒瓶、烟盒和瘪啤酒罐构成的垃圾堆跟前。周围墙上是堪称几十年留下的涂鸦包浆：恋人的名字缩写、卡通男孩儿，当然还有从不会缺席的“666”*。我们前方一两米的地方，貌似有什么东西在发出火光。

那并不是火光，也根本没有木头，而是一堆股骨、肱骨、胸骨、肋骨、腓骨，全都是骨头，人类的骨头。通往秘密墓坑的道路就从这里开始。

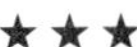

到了大约1500年的时候，兴起于西南亚地区和新月沃土的农耕活动经过了1万年的时间，已经在全世界铺开。地球人口已经达到5亿人，是农业萌芽时期的100倍之多。可是西方人们的生活，至少是城市居民的生活，却变得十分不堪：生活垃圾在街道上发酵，污水流淌，煤烟在空气中弥漫，血污、油污、毛发和工业酸性废水被倾倒在附近的河流和湖泊里。瘟疫和其他疾病无时无刻不在威胁着人类。

对于这样的社会来说，人类史无前例地可以仅仅依赖加工食品过活——不需要生鲜，也不需要天然。不计其数的人就这么生活着。之后的几百年间，食品加工越来越精细。制粉技术的提高去除了稻谷的胚芽和麸皮，只保留种子富含淀粉的部分。立式辊磨（以及后来的蒸汽磨）同样也去除了麦粒的胚芽和麸皮，只保留柔软的白色胚乳。肉类、水果和蔬菜也被制成瓶装或罐装食品。

* “666”在西方是代表地狱、恶魔的数字。——编者注

这些做法使食物的保质期变长，从而使民众更易获取，可这样一来食物的质地变得绵软。同时，糖，这一在过去由富裕阶层独享的昂贵商品，也越来越平价亲民。

这样一种全新深度加工的饮食，在缺乏膳食纤维的同时，也缺乏均衡的矿物质、维生素、氨基酸和其他营养成分。长期食用这类食物导致城市居民的体质下降、体格萎缩。18世纪30年代，工业革命前夕，英国人的平均身高约为1.7米，在之后不到一百年的时间里，变矮了5厘米多，连1.65米都不到了。

与此同时，人类的面部状况也在不断恶化。口腔缩小、面部骨骼发育不良、牙病此消彼长、牙齿和下颌错位的现象，在工业时代显著增加。我们口腔内部一塌糊涂，拥挤不堪，全口牙拔除的病例也屡见不鲜。

狄更斯笔下街头顽童的咧嘴歪笑，事实上并不只见于穷苦的孤儿——上层阶级的孩子也有这毛病。一位维多利亚时代的牙医就曾说："学校越好，牙口越糟。"牙病问题发生率一路飙升。

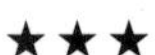

画面切回矿洞。小红带我穿过墓坑的狭窄入口，一路上都是石块、骨头和碎玻璃。她告诉我，19世纪初的一场霍乱导致将近两万人丧命。当局无力处置大量死者，便在蒙帕纳斯公墓挖了个巨坑，用生石灰将其填埋，以便尸体迅速溶解。我们要去的墓坑，正是这个巨坑的底部。

又爬了十来分钟，我们到了。这是一个被骨头和骷髅包围的空间。在我原先想象中，此地一定阴森恐怖，但事实并非如此。置身于无数过往生命的余烬中，我所能感受到的只是持续的沉静，就好像在井中投石，回声渐渐消失后那种持续的沉静。

小红和她的“地下党”同伴们把蜡烛放在骷髅上，从包里掏出了罐装啤酒和零食。我转身往坑的更深处贴地钻去，前胸感觉快要被两边的巨石卡得不能动弹。在那一刻，我想，如果我们中的任何一个被困于此，比如有人折了腿脚，或是恐慌失神，或是迷失方向，那很可能我们就再也出不去了。我们的头骨也将与四周成千上万的骷髅为伍，成为未来世界“地下党”的烛台。

我扭动身体不断往深处探，来到了墓坑的核心——目之所及全是头骨。这些头骨的主人生前都在城市居住，大概率依赖深度加工的工业化食品生活。在我看来，这些头骨全都显示出一定程度的不对称性，上短下小，牙弓呈“V”形，有一种发育不良的感觉。我在这些头骨的包围中观察良久，细细感受，逐一比对。

坦白地说，在研究骨骼这方面我并非老手，有些颌骨同其他骨骼的匹配可能并不完全准确无误。可话说回来，和之前我在书中和网上见到的狩猎采集时代以及其他古代土著人的头骨相比，这些头骨样本的形状和对称性存在明显的差异。我在这里见到的算得上是现代工业型口腔的“零号病人”。

“您要不要吃点儿东西？”小红问我。她的声音在岩壁回荡。我弓身匍匐后退，回到了队员身边。她们几个都在抽烟，轮流喝着一壶中东亚力酒，在摇曳的烛光中分享食物。小红掰了一块松软的白面包和一片塑料纸包装的芝士递给我。在周围那些古老的深邃眼孔的注视下，我咬了一口，用我参差不齐的牙齿咀嚼起来。

★★★

研究人员认为，自从人类开始依赖工业化食品后，我们的口腔就开始萎缩，呼吸就开始恶化。19世纪初，科学家猜测这些问题的源头在于维生素D的缺乏，没有维生素D，面部骨骼、呼吸道和身体其他部分的机能生长都会受阻。而另有一些人认为，维生素C的缺乏才是罪魁祸首。20世纪30年代，美国国家口腔医学会的创始人韦斯顿·普莱斯断言，根本原因并不是缺乏维生素D或是维生素C，而是缺乏所有维生素。普莱斯着手验证自己的理论，不过与之前的人不同，他对口腔萎缩和面部畸形的背后原因并不感兴趣，他感兴趣的是如何对症下药。

“既然我们一直都很清楚原始人牙好，现代人牙不行，那一个劲儿地研究现代人牙为什么不好岂不是很蠢，难道不是应该去研究原始人的牙为什么好吗？”普莱斯医生的拥趸、哈佛大学的人类学家厄内斯特·胡顿说。

从20世纪30年代开始，普莱斯花了十年的时间，比对世界各地的人的牙齿、呼吸道和总体健康状况。他将原住民社群中依然食用传统食物的成员与同一社群甚至同一家庭内食用工业化食品的成员进行了比较。他有个在国家地理杂志社当研究员和探险家的侄子，他俩差不多一起到访了十几个国家，收集了一万五千多张照片、四千多张幻灯片、数以千计的牙科记录连同唾液和食物样本、胶片和大量翔实的笔记。

无论他涉足何地，故事的展开都如出一辙。现代饮食取代了传统饮食的社会中，龋齿、牙齿重度不齐、呼吸道阻塞的发生率增加了十倍，整体健康水平也明显低下。所谓现代饮食的构成方式大同小异：精白面粉、精白大米、果酱、含糖果汁、罐装蔬菜以及加工肉类。相比之下，传统饮食结构要丰富得多。

在阿拉斯加，普莱斯发现有些部落的饮食几乎完全依赖海豹肉、鱼类和地衣植物。而远在西南太平洋的美拉尼西亚群岛，岛民吃南瓜、木瓜、椰子蟹。普莱斯还研究过东非的游牧民族马赛族，食物来源主要是牛血、乳汁、植物和牛排。普莱斯还在加拿大中部观察到，让当地部族在−56.6 ℃的严冬得以维生的，正是得益于猎食野生动物。

有些部落完全不吃素，有些则几乎不吃肉，有些的主食是自制奶酪，有些则不食乳品。但不管怎样，他们都有一口好牙，口腔宽大，鼻腔通透。他们几乎完全不受龋齿和其他口腔疾病的侵扰。

尽管在这些饮食结构中，食品的种类不尽相同，但它们无一例外富含维生素和矿物质，含量为现代饮食中的1.5~50倍。普莱斯发现，维生素和矿物质在人体内的作用机理是环环相扣的，某一种维生素或矿物质的效用，需要另一种或多种维生素或矿物质的存在才能激发。这也是为什么有时保健品需要几种同时服用才能见效。我们需要各种不同的营养来帮助自身形成强健的骨骼，尤其是口腔和面部骨骼。

1939年，普莱斯的著作《营养与身体退化》出版，这本厚重的著作用500页的篇幅记录了他调研采集的数据。《加拿大医学会学报》将它誉为“科研巨著”。厄内斯特·胡顿把它称作“划时代的研究”。可该书还是遭遇了反对的声音，很多人对普莱斯的研究结论大加抨击。

让这些人质疑的，并不是普莱斯研究发现的事实和数据，这些与现代饮食相关的事实和数据在之前很多年就早已为营养学家所验证。他们质疑的是普莱斯的研究方法，说它过于激进，太多道听途说，样本规模太小，等等。

这都无所谓了。到了20世纪40年代，每天花几个钟头烹煮鱼眼、驼鹿前列腺、原生根茎、牛血、椰子蟹和猪腰，在当时也显得落后而诡异，而且还麻烦。许多人因此迁居到大城市，远离了这种饮食，也远离了卫生条件欠佳的生活环境。

后来事实也证明普莱斯只对了一半。维生素缺乏固然是工业化食品不健康的原因，是导致人们龋齿、瘦弱的因素，但无法完全解释整个现代社会普遍出现的口腔急剧缩小和气管狭窄现象。即便我们的祖先每天摄入各种维生素、矿物质，他们的嘴巴还是越长越小，牙还是越挤越歪，呼吸道还是越来越窄。发生在他们身上的问题也同样出现在我们身上。这个问题和“吃什么”并没太大关系，而是“怎么吃”——咀嚼。

我们的饮食所缺失的，不在于维生素A、B、C、D，而在于缓慢而有力的咀嚼动作。95%的现代加工食品质地都很软，甚至包括当今那些公认的健康食品——奶昔、坚果泥、燕麦片、牛油果、全麦面包、蔬菜汤等，没有一样不是软的。

我们的祖先每天都要咀嚼好几个小时。正是因为咀嚼的时间足够长，他们的口腔、牙齿、喉咙和面部才变得越来越宽阔强壮和明显。工业化的食品加工过头了，根本就不太需要咀嚼。

这就解释了我在巴黎乱墓坑里观察过的那些颅骨为什么全都有着狭窄的面部和歪斜的牙齿。这也解释了为什么如今有那么多人睡觉打鼾、鼻孔堵塞、呼吸不畅，为什么我们需要那么多喷剂、药丸，甚至动用外科疏通手段，仅仅为了吸到一口新鲜空气。

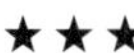

乱墓坑里，“地下党”将地上的装备、空瓶和烟蒂收起，我跟着她们往回爬，再次经过臭水沟、石梯和暗门，回到了波拿巴特街。我感到人骨的微粒像面包屑一般从我身上掉落，一路从维克多·雨果站撒到了我朋友的住处。

离开巴黎的时候，我整个人有点儿被吓到了。让我害怕的并非墓坑里的累累白骨，而是人类根深蒂固的愚昧。制粉工艺、批量分销、食品保存技术，正是这些被我们视作人类进步的东西，给我们带来了恶果。

慢吸气、少吸气也好，深呼气也罢，我意识到，如果我们无法用鼻子将空气通过气管送达肺部，一切都是白费劲。可我们内陷的面部和狭小的口腔让这条通路阻碍重重。

自怨自艾持续了几天后，我打起精神，迅速投入到寻求解决方案的工作中去。我觉得总有什么办法，通过干预或练习，可以逆转松软的工业化食品几个世纪来对我们造成的损伤。我本人的呼吸不畅、呼吸哮鸣、鼻塞等呼吸问题，我也相信有改善的途径。

于是，我开始拜访一家又一家现代医学机构，见一个又一个专家，从我的鼻腔最上方开始一路往下检查。

★★★

斯坦福大学鼻外科的内亚克医生一开始就告诉我，他做的大部分鼻腔疏通手术都相当于“把一车道变两车道”。水槽下水道堵塞时，我们寻求的疏通办法得兼顾安全和高效，如果情况不严重，一瓶管道通就能解决，解决不了的话，找管道工上门。鼻子堵了也一样。喷剂、洗剂和抗过敏药物能迅速缓解轻症，可严重的慢性阻塞就只能找大夫处理。这样的比喻我很熟悉。

根据内亚克的建议，不管是谁一旦鼻子出现慢性的轻度堵塞，可以先尝试“管道通”方案，比如，用生理盐水冲鼻，可同时辅以低剂量类固醇类药物喷剂，这样的疗法花费无几，也不用麻烦别人。对于可能需要接受鼻腔重建手术的病人，内亚克建议局部冲洗加中高剂量类固醇，有5%~10%的患者使用该方案后无需进一步治疗。

如果堵塞发展为更为顽固的鼻窦感染，内亚克的处方是一个气囊。在这个方案中，患者的鼻窦将被置入一个小气囊，气囊进入鼻窦后缓缓充气。这种疗法叫作“鼻窦球囊扩张术”，扩张鼻腔空间以利于分泌物与炎性介质排出，以及空气的进入。在一项未发表的病例对照研究中，内亚克发现，28名接受了该项手术的患者里有23名无需进一步治疗。

在有些情况中，问题的根源并非鼻窦，而是鼻孔。鼻孔过小，或是吸气过程中鼻孔容易凹陷，都会对空气的正常流动形成抑制，从而引发呼吸问题。由于这种现象甚为普遍，研究者们给了它一个学名——“鼻瓣膜区凹陷”，同时还有官方认定标准，叫作“科特检查法”：把食指置于一侧或双侧鼻孔边轻轻将脸颊向外推，使鼻孔略为放大。如果在这种情况下感觉吸气更顺畅，则表明鼻孔可能过小或过薄。这个问题大多数情况下可由侵入性最低的外科手术解决，有时只需一个通气鼻贴如“鼻舒乐”或是使用鼻腔扩张器就行。

如果这些简易对策都不管用，就得钻头出场了。现代人大约有四分之三存在肉眼可见的鼻中隔偏曲，也就是分割左右鼻孔的骨骼和软骨组织不位于正中，同时大约有一半的人鼻甲存在慢性炎症，鼻窦内层的海绵体血管组织过于肿大，导致无法用鼻子顺畅呼吸。

这两个问题都会引起长期的呼吸困难，炎症发生概率也因此增高。要矫正或是切除这些组织，外科手术是十分有效的手段。不过，内亚克医生说，手术必须在极为审慎和保守的前提下进行，毕竟鼻子是一个无比考究的器官，器官内部各结构是一个非常精密的整体。

据内亚克医生说，绝大多数的鼻部手术都是成功的。患者术后醒来，取下夹板，撕掉胶带，鼻子再也不堵了，鼻源性头痛消失了，不用张嘴呼吸了。人生就此重启，呼吸第一次这么顺畅。

但是，这只是“绝大多数”。如果手术切除了过多鼻腔组织，尤其是鼻甲，鼻子就无法正常地对吸入的空气进行过滤、加湿、净化甚至感知。对于极少数这类不幸的病患而言，每一次吸气都速度过快，这种可怕的病症就是“空鼻症”。

为了了解这种病症，我接触了几位罹患空鼻症的病人。彼得是西雅图航空企业的一位激光技师，和我交流了好几个月。彼得为了解决轻症鼻塞预约了外科手术，可在违背他个人意愿的情况下，医生通过两次手术切除了他四分之三的鼻甲。第一次术后，他产生一种窒息感，睡眠也很困难。医生告诉他那说明切除得还不够，于是进行了第二次手术。这次术后，情况越发糟糕了。几年后的彼得，每一次呼吸都像是一把刀子直捅脑仁，就好像空气是从高速气泵发射出来似的。医生不承认出了任何问题，给彼得开了些抗抑郁的药物，叫他经常锻炼。有段时间彼得甚至想过去死。

我千里迢迢去拜会其他空鼻症患者，想搞清楚这种既残酷又令人不解的症状。我了解到彼得的经历并非孤例：世界各地成千上万的人正遭受着更糟糕的情况。他们可能是学生、企业高管，或者是患有慢性鼻窦炎、厌倦了服用抗生素的母亲。他们去医院检查完鼻子，顺便接受了手术。手术醒来后，他们惊讶地发现许多鼻腔组织被切除了，有时这违背了他们的意愿。每一次呼吸，他们都感到更加喘不过气，更让人焦虑。疼痛和干燥笼罩着他们的呼吸道。其中许多人被告知，不舒服的感觉会很快消失。然而情况往往只会变得更坏。

几百名空鼻症受害者的经历都是相似的，他们抱怨呼吸困难、失眠、精神抑郁，等等。他们越使劲呼吸，就越感到喘不过气来；而周围的人，医生也好，亲朋也好，都理解不了。他们觉得既然能吸进更多空气，或者能更快吸进空气，难道不是好事吗？现在我们才知道，实际情况恰恰相反。

过去6年里，内亚克医生有5%的病人——来自7个国家25个州的将近200名病人——来到斯坦福大学是为了确认自己是否患上了空鼻症，或者患上了何种程度的空鼻症，以及有什么办法能帮他们恢复正常呼吸。经过一系列严格的筛选检查，如果符合手术条件，内亚克会将消失的软组织和软骨重新填回他们的鼻腔。

有研究推测，将近五分之一接受了下鼻甲切除术的患者面临罹患不同程度空鼻症的风险。内亚克医生认为这个数字完全是虚高，鼻腔小手术后主诉呼吸困难的病患显然并不多，但即便概率只是万分之一，空鼻症的故事也已经把我吓得不轻，不到万不得已，我不会为了治鼻塞而对自己动刀子。

于是我往更深处、更低处寻找可能性，那便是口腔。

睡眠呼吸暂停和鼾症、哮喘以及注意缺陷多动障碍，所有这些都和口腔的堵塞有关。口腔的事，没有谁比牙医更了解了。我咨询了多位专治口腔堵塞的医生，他们教了我自查的方法。

如果你对着镜子张嘴观察自己喉咙的后方，能看见一条穗状的肌质结构，像蝙蝠似的从软腭往下悬垂，这就是悬雍垂（小舌）。如果能清晰地看到悬雍垂位置较高，则说明气道阻塞的可能性极小。悬雍垂的位置越低，气道阻塞的可能性就越大。在阻塞几乎确凿无疑的情况下，悬雍垂可能根本无法被辨别。这种方法叫作“弗里德曼舌位高度分级”，用于迅速判定呼吸水平。

除了悬雍垂之外，还有舌头。如果舌头与臼齿交叠，或者舌侧有“贝壳边”牙印，则说明舌头过大，平躺睡眠时易堵塞咽喉。

随后是脖子。脖子越粗，气道越易受阻。男性颈围超过43厘米，女性超过41厘米，气道阻塞的风险显著升高。体重越重，鼾症和睡眠呼吸暂停发生的概率就越大，体重指数（BMI）虽然重要，但并非唯一的评价指标。比如，许多举重运动员会受到睡眠呼吸暂停和慢性呼吸问题的困扰，使他们气道受阻的不是厚厚的脂肪层，而是肌肉。同样情况也会发生在消瘦的长跑运动员甚至婴儿身上。

究其原因，阻塞的源头并不是脖子、悬雍垂或舌头，而是口腔。口腔的大小与胖瘦无关。气道阻塞有90%都和口腔内的舌头、软腭及其他软组织有关。口腔的空间越小，舌头、悬雍垂等就越容易阻塞气道。

改善气道阻塞的方法有很多。迈克尔·盖尔伯是纽约一位颇有名望的牙科医生，是治疗打鼾、睡眠呼吸暂停、焦虑症和其他呼吸相关问题的专家。我走访了他位于纽约麦迪逊大道的诊所，当时他正在接待一位女病人，治疗每天进行，持续有一阵了。据盖尔伯说，他的许多病人情况都比较特殊。这些人一般三十出头，生活优渥，自幼身体健康，但近几年开始出现疲劳、排便问题和头痛等情形，咀嚼吞咽时耳朵有疼痛感。初级保健医生误诊了他们的症状，给他们开抗抑郁药物，这当然是不起作用的。于是他们尝试使用CPAP——持续气道正压通气，让空气在压力的作用下强行通过受阻气道抵达肺部。

对于中度到重度睡眠呼吸暂停患者来说，CPAP是他们的救星，无数人在CPAP的帮助下终获安眠。不过盖尔伯说，他的病人不太习惯睡觉时佩戴呼吸面罩，而且他们大多本身并没有被临床诊断为睡眠呼吸暂停患者。睡眠诊断报告显示他们睡觉时呼吸没有问题，可他们就是越来越疲惫，越来越健忘，越来越虚弱。盖尔伯告诉我说，这些患者也许没有睡眠呼吸暂停的问题，但他们都存在严重的呼吸问题。“他们上我这儿来的时候，一个个都跟行尸走肉似的。”他说。

盖尔伯和他的团队有时采取切除扁桃体和腺样体的办法，这在儿童患者身上效果尤其明显：注意缺陷多动障碍患儿有一半在切除扁桃体和腺样体之后症状消失，不过手术的效果并不持久，几年后可能出现气道阻塞和相关问题。无论腺样体/扁桃体切除术、CPAP还是其他手段都无法达到令人满意的长期预后，因为它们都没有触及问题的核心：口腔对于面部而言空间过于狭小。

盖尔伯的治疗还包括头部和颈部的姿态矫正，用各种小装置将下颌向远离呼吸道的方向牵引。多数时候这些方法能奏效。他给我看了一些患者的照片，矫正前后判若两人。不过我算不上“行尸走肉”，至少目前还没到那地步。我的气道阻塞程度要轻得多。

盖尔伯说，其实对于包括我在内的绝大多数人而言，防患于未然才是上策，就相当于“熵减”，逆转呼吸道的无序状态，防止睡眠呼吸暂停、焦虑和其他各种慢性呼吸疾病随着我们的生长而发生。所谓的预防，就是让口腔空间由小变大。

最早期的口腔正畸装置都不是用来矫正牙齿的，而是用来使口腔扩张、气道打开。19世纪中叶，许多儿童有先天腭裂和狭窄的“V”形牙弓，嘴巴小到吃饭、说话和呼吸都有困难。1859年，有一位精通雕塑的牙医诺尔曼·金斯利为了帮助这些患儿，制作了一个矫正器，用以将下颌往外牵引，达到增加口腔后方空间、打开咽喉的目的，效果颇令人满意。20世纪伊始，又有一位法国外科医生皮埃尔·罗宾自己着手设计矫正器。

罗宾把他发明的装置叫作“功能性矫正器”，由一个塑料保持器和一个双头螺丝组成，能将上颚向外推送。只需使用几周，病人的口腔就变大了，呼吸得到显著改善。

这个矫正器的发明带领了一股风潮，由此催生了另一种矫正器，用以矫正畸形的牙齿。如果有足够的生长空间，牙齿自然能排列整齐。这些扩张矫正器帮助口腔恢复它应有的大小，为牙齿开辟宽阔的“操场”。总之，此后二十年间，口腔扩张变成了常规操作，在整个欧洲的普及更是持续了好几十年。

但是，这种治疗手段拼技术、费工夫，疗效取决于牙医的水平，而且佩戴矫正器既痛苦又难看。对于更多患者来说，口腔的问题在于深覆牙合，而牙医并没有办法把下颌往外拉，于是他们便寻找途径，让上颌向内移动。

到了20世纪40年代，牙医的普遍做法是通过拔牙，将其余牙齿用各种头戴保持器、牙箍等正畸器具扳齐。牙齿数量少，操作更方便，效果也更稳定。到了50年代，缩进正畸在全美盛行，一次拔两颗、四颗甚至六颗牙的都有。

这种方法的缺陷显而易见：通过拔牙让剩余牙齿回缩，只会让原本就窄小的口腔愈发窄小。更小的口腔固然令牙医的治疗难度变小，却令患者的呼吸难度更大。

口腔受到头套和牙箍挤压之后的几个月到几年内，有一部分患者的呼吸出现种种以前没有的问题，如打鼾、睡眠呼吸暂停、花粉症、哮喘等。他们的牙齿咬合时，能听见颌骨内侧靠近颞下颌关节处有一声轻响。有些患者的长相发生了变化，他们的面部变得更长、更扁，轮廓更不明显了。

尽管这些变化只是发生在小部分患者身上，但变化的相似性，如呼吸困难、咀嚼困难、颅面拉长，在20世纪50年代后期引起了英国人约翰·缪的注意。此人当过飞行员，驾驶过双翼飞机，同时还是准专业F1赛车手、面部整形和口腔科医生。

缪医生对接受过缩进治疗和扩张治疗的青少年患者进行数据测量比对，包括同胞兄弟姐妹，甚至同卵双胞胎。一次次的比对证明了通过拔牙缩进正畸的孩子都出现了口腔缩窄和颅面拉长的现象。随着年龄的增长，他们身体和脑袋的其他部分都正常地生长，唯有嘴巴还是小时候那么大。如此不平衡，使得面部中央变了形：双目下垂，颧骨高耸，下巴凹陷。拔掉的牙齿颗数越多，佩戴矫正器的时间越久，气道阻塞的现象就越突出。缪医生将其形容为“畸形矫正后的狗尾续貂”。

用来矫正口腔过小导致牙齿不齐的装置，最后却令口腔越来越小，呼吸越来越差，真是个诡异的反转。

发现这一问题的不止缪医生一个人，好几位牙医都得出了相同的结论，发表了相关论文。缪医生也展开自己的研究，除了收集大量实测数据，还拍了几百张病人的前后对比照片，甚至还对嘴唇的细胞结构进行了生化分析。缪医生称所有这些都证明了拔牙术以及缩进正畸阻碍了颅面的进一步生长，也阻碍了正常呼吸。他担任了英国牙医协会南部分会的会长，通过自己的影响敦促有关部门展开深入调查。

可这无济于事，根本没有人关心。相反，缪医生成了英国牙科史上最具争议的人物之一，人们讥笑他是“江湖医生”“江湖骗子”“卖狗皮膏药的”。他几度被告上法庭，被勒令停止实施扩张正畸，最后被吊销了牙医执照。缪医生到了耄耋之年，似乎走上了和斯托、普莱斯以及其他呼吸大师相同的路：默然告别人间，与自己的研究一同长眠。

可就在缪医生的人生暮年，奇怪的事情发生了。几百位顶尖的正畸医生和牙医都站出来公开支持缪医生，声称他们有一半的病人因传统正畸术而呼吸困难。最强有力的背书出现在2018年4月，斯坦福大学出版社发行了一本216页的专题论著，由著名演化生物学家保罗·埃尔利希和口腔正畸专家桑德拉·卡恩博士联合撰写，罗列了几百个支持缪医生观点的科学文献。没多久，缪医生的非主流理论开始进入主流世界。

“十年后，传统正畸术肯定会消失，”盖尔伯对我说，“我们回过头再去看的时候一定会大感震惊。”这类话，缪医生说了有半个世纪了。正畸界的觉醒最终促使了“口面肌功能治疗学院”（Academy of Orofacial Myofunctional Therapy）的成立。

后来据我了解，这个组织的侧重点在于修复口腔窄小的问题，而不在于追究问题是谁一手造成的。他们宣称“变量太多、加害者太多”。无数修复的案例让我明白，包括缪医生在内的医生们发现，治疗气道阻塞、恢复窄小口腔功能所需要的工具，早就被有洞见的科学家发明出来了，他们的研究早就被认可了，只是由于这样那样的原因为人们所遗忘。

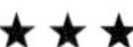

从巴黎采石场回来两周后，我去英国见了约翰·缪。我到达东萨塞克斯郡一个空旷的火车站，一小时后，坐上了一辆雷诺SUV的副驾驶位。缪亲自开车来接我，以他超速一倍的驾驶风格，疾行到一个叫“布罗德奥克”的地方。布罗德奥克位于伦敦东边，距伦敦大约一个半小时车程。路上浓荫蔽日，环境十分幽美。

“我这辈子，一直都在遭遇极大的阻碍。”他感叹道。车子在乡间的单车道呼啸穿行，路边的灌木丛过于茂盛，一路刮蹭着左边车门。“话虽这么说，但科学毕竟是科学，事实毕竟是事实，证据都明摆着，他们不可能继续隐瞒真相。”

当时是星期天下午，缪没别的安排，除了与我会面之外，还约了自己孩子一起喝茶，但他仍然穿戴齐整，白衬衫、千鸟格西装三件套，搭了一根学院风条纹领带，这领带没准还是75年前他上预备学校时戴的呢。我们转向一条碎石路，过了一道小桥，在一座石炮塔的阴面停下。我曾耳闻缪医生的家是“城堡”，以为顶多就是混凝土刷点涂料、乙烯壁板带点复古风的房子。可眼前是长满青苔的屋顶和黑黑的护院壕沟，看起来一点儿都不像是仿的。缪熄了火，拿上拐杖，在前头领路。穿过昏暗的走廊，我们来到厨房。厨房里的橱柜是黑色木制的，锅碗瓢盆是铜制的。

我们在熊熊炉火边聊了几个钟头，听缪讲他如何在将近80岁的时候自己动手花了十年时间建造了这个城堡，也听他介绍了自己发明的口腔扩张矫正器。

缪医生最为人所知的发明是固定式矫正器（Biobloc），相当于皮埃尔·罗宾功能性矫正器的改良版。缪在几百个病例中使用了固定式矫正器，而且时至今日都还有许多正畸医生在使用。根据2006年的一个同行评议研究，50名患儿使用固定式矫正器半年后通气量得到改善，最多提升达30%。

我此行的目的，本是扩大自己窄小的口腔和气道，但缪告诉我说，他的矫正器适用对象以5~9岁的儿童为宜，原因是小孩子的骨骼和颅面都还在生长发育过程中，可塑性较大。这个年龄段对我来说简直是上上辈子了。

缪的儿子迈克后来加入了我们的交谈。迈克也是一名牙医，高挑纤瘦，皮肤黝黑，目光如炬，穿着时髦的牛仔裤和紧身毛衣。他说，改善气道阻塞的第一步其实并非正畸，而是保持一个正确的“口腔姿态”，做到这点无需他人帮助，也不花一分钱。

所谓“口腔姿态”，就是闭上双唇，上下牙齿轻轻咬合，舌头抵上颚，抬着头，让脑袋与身体保持直角，脖子不要歪斜。在坐姿或站姿下，脊柱应呈字母“J”形——后腰以上完全平直，后腰部位自然向外弯曲。保持这种体态的同时，用鼻子缓缓吸气，直达丹田。

缪医生父子说，我们的身体和气道只有这样才能发挥最佳状态。如果我们去看古希腊雕像、达·芬奇笔下的人物以及以前的画像，会发现他们都摆出了这种“J”形体态。可我们现在看看周围，明显大部分人都习惯耸肩、驼背、颈前伸，脊柱呈“S”形。“看我们成啥样了？”迈克大声说道。他学了下这个样子，张开嘴短促地吸了几口气，傻愣愣地环顾四周。“这简直太伤害身体了！”他说。

许多习惯了这种“S”形体态的人，并不是因为懒得打直身体，而是因为口腔太小，舌头无处安放。由于缺乏足够的空间，舌头只能无力地向咽喉方向塌陷，造成轻微的窒息，自然人也就想要前伸颈部，试图缓解呼吸通道里的阻塞状况，“S”形态由此形成。晚上睡觉咳嗽和感到憋闷，也是因为我们试图强行让空气在这个阻塞的通道里进出。如此这般就引发了困扰四分之一美国人的毛病：睡眠呼吸暂停。而到了白天，我们又下意识地企图通过耸肩、伸颈、仰头来打开受阻的呼吸道。

“想象一下怎么给失去意识的人做心肺复苏。”迈克说。救护人员做心肺复苏时，第一步操作就是让患者的脑袋后仰以便打开气道，我们一直以来都是采用这种心肺复苏的姿势。

我们的身体并不能适应这样的体态。后仰的头部重量对背部肌肉造成压力，会引起背部疼痛；颈部的倾斜则增加了脑干的压力，会诱发头痛和其他神经问题。此外，头部后仰对眼睛以下的皮肤形成拉扯，使上唇变薄，使肌肉下堆到鼻骨处。迈克把这种体态叫作“颅面失调”，他认为目前全球有一半的人都存在颅面失调。

除了保持正确的口腔姿态之外，迈克还建议我做一些舌部练习，帮助身体摆脱“死亡姿态”，让呼吸变得更轻松。人类舌头的力量很强大，如果这股力量一直作用在牙齿上，牙齿的排列会不齐整。但是，迈克认为，如果它作用于上颚，上颚会被自然顶开，气道也就宽敞了。

这套舌部练习被迈克的社交平台粉丝们称为“缪氏舌操”，以“健康新风尚”的标签迅速走红。据说做了这套操之后，只要几个月，口腔就变大了，下颌更分明了，睡眠呼吸暂停症状也减轻了，呼吸轻松了很多。迈克的舌操教学视频在You Tube网站上已经有一百万的点击量。

不看视频，光用文字描述缪氏舌操有点儿难度，但其实关键点就是把舌根向软腭处用力顶，舌头的其余部分向前送，像波浪的形状一样，让舌尖位置处于门牙后方。我自己试过几次，感觉非常怪异，就好像想吐又不能吐。迈克亲自示范给我看，我觉得他看上去也是想吐而不能吐。

彼时的我，与另一个成年人在一座自己砌的城堡里做舌操，脚上穿的靴子、鞋带孔里还残留着人类尸骨的粉末。这种魔幻感让我觉得寻找呼吸技艺的征程简直发展成了一出闹剧。

不过我还没放弃，从缪家的拱廊走出来，走进月色里，我还一路练习着自己的舌头，心想，倘若我能明白它的作用机理，练习起来会不会感觉好一点儿？

★★★

就这样，我来到最后一站，中央车站往南几个路口的一家牙医诊室。我躺在牙科椅上，西奥多·贝尔福医生弯着腰在水池里清洗一个牙模。他穿了件短袖衬衫，灰色宽松裤，牛津鞋，剃光的脑袋在检查灯下闪闪发光。他一边洗一边对我说，人类演化早已不再建立在适者生存的基础上了。这话我在玛丽安娜·埃文斯博士那儿也听过。他想告诉我的是，正因为如此，我的这张嘴才变得这么不堪。

关于人类是如何一步步失去呼吸能力的，好几位牙医都有大胆的猜测，贝尔福医生也是其中一位。而且和缪医生父子以及盖尔伯一样，他对于如何扭转这个局面也有着大胆的想法。

“不要动哦。”贝尔福用浓重的布朗克斯口音一边对我说，一边把他的大手伸进了我的嘴巴。“牙弓狭窄，齿列拥挤，下颌后缩——你全都中招了，非常典型。”

20世纪60年代自纽约大学口腔医学院毕业后，贝尔福被派往越南，成为196步兵团4000名官兵中唯一的牙科医生。由于上面没有领导“指手画脚”，面对许多惨重伤病，他可以“随心所欲”

发挥自己的办法。“脸炸成碎片我都知道怎么拼回去。”他笑道。

回纽约后，他的工作对象是那些上台或上镜表演的人，唱歌的、演戏的、走T台的，这些人如果需要整牙，就不能让人看出戴了牙套。贝尔福给他们推荐了一款类似功能性矫正器的装置。戴上这种装置几个月后，歌剧演员能唱上更高的音，而长期打鼾的人时隔多年终于能睡上安稳觉。他的病人不但矫正了牙齿，呼吸也改善了。有些人即便已经五六十岁，长期佩戴矫正器后口腔也能变得更为宽阔，脸部线条也更为明显。

这样的效果让贝尔福大感意外。他和大家的常识一样，所有人只要过了30岁，骨量（就跟肺容量一样）只会不断下降，女性更甚，特别是到了更年期后。女性到60岁时，大约三分之一的骨质已经流失，到了80岁时，骨量将回落至15岁时的水平。优良膳食和体育锻炼能减缓衰退，但没有任何手段能阻止衰退。

衰退最明显的是我们的面部。皮肤松弛，眼袋凸显，眼窝凹陷，面色萎黄，一切都是因为骨质的流失导致肌肉失去支撑。当颅骨骨量不断降低后，失去支持的咽喉后方软组织也会下垂造成气道阻塞，这从侧面解释了为何鼾症和睡眠呼吸暂停会随年岁增长而加剧。

在几十年的实验和病例研究中，贝尔福目睹了一个个患者随年华老去却重焕青春，颠覆了他对于骨质流失的传统认知。

★★★

“咬牙。”贝尔福对我说。我咬紧了牙，感受到一股力量从下巴直达脑勺，这股力量来自位于耳朵下方的咬肌，也就是用于咀嚼的肌肉。如果把肌肉本身的大小考虑在内的话，咬肌是人体最为强壮的肌肉，能让后槽牙产生约九百牛顿大小的压力。

随后，贝尔福让我用手摸自己的颅骨，我摸到的一条条缝隙和凹槽，就是颅缝。颅缝的弹性结构伴随着我们的发育慢慢扩张，从婴儿期到成年，颅骨能增大一倍。在这些颅缝下，机体制造出干细胞，这些未分化的不定形细胞可以根据人体的需要分化为不同组织细胞包括骨细胞。干细胞在整个人体内都有作用，它可以成为颅骨间的填缝剂，也可以让口腔和颅面的骨质增加。

与身体的其他骨骼不同，构成我们面部中央的骨骼非常特殊，这块骨头叫作“上颌骨”，是一种膜化骨，可塑性极强。它在我们70岁以后甚至更老的时候还能改变结构、增大密度。“你，我，任何人，都能在任何年龄段长骨头。”贝尔福对我说。

咀嚼从婴儿时期就开始了。吮吸母乳时产生的力量和咀嚼动作锻炼了我们的咬肌和其他面部肌肉，刺激了干细胞的生成，使我们的骨骼更坚实，气道更通畅。几百年前，母乳喂养可以持续到婴儿2~4岁，甚至持续到青春期。婴儿咀嚼吮吸越久，面部和呼吸道发育越良好，长大后呼吸也会更轻松。这个观点在过去二十年已经被几十项研究论证：相对于非母乳喂养的婴儿，母乳喂养的时间越久，长大后牙齿歪斜、打鼾、睡眠呼吸暂停的发生率越低。

“现在往下挪一点儿，头靠回去。”贝尔福端着装齿模的盘子，对着张大嘴的我说道。这个齿模用来给我装矫正器，矫正器名叫“顺势矫正装置”，由贝尔福在20世纪90年代发明，用于口腔扩张。顺势矫正装置的外观和常见的牙套没什么区别，由粉色亚克力制成，绕着一圈圈发亮的金属丝，区别在于它的作用并非整牙。和诺尔曼·金斯利与皮埃尔·罗宾创制的初代矫正器一样，它的初衷是让嘴巴扩张，让呼吸通畅。佩戴过程中，矫正器能激发佩戴者每一次咀嚼的力量，而不必花三四个小时像原始人一样啃骨头或是啃树皮。

贝尔福接待的几百名患者都收效显著，这里头包括来自凤凰城的中年主妇，年届八十的纽约名流，还有一位理查·基尔的替身。我第一次来到贝尔福诊所时他就给我看过这些病人矫正前后的CT影像对比。矫正前阻塞的呼吸道在半年后更为开放，还新增了大量骨质。

“好，现在张大嘴巴，说啊——”贝尔福对我说。

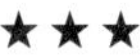

咀嚼与呼吸道的关系，如同其他那些和呼吸有关的事一样，不是什么新发现。我花了几个月的时间翻阅了近一百年的相关论文，那种感受就好像陷入了呼吸研究的死循环。不管哪个科学家，不管来自哪个年代，最后总能得出相同的结论，却又总是被世界遗忘。

詹姆斯·西姆·华莱士是苏格兰名医，很有威望，他出版了好几部著作论述软食对口腔和呼吸的危害。一百多年前他就曾写道："发育初期的软质饮食使舌肌肉纤维生长受阻，力量薄弱的舌头无法推动乳牙齿列和定型的牙弓产生间隙，从而导致恒牙拥挤。"

同一时期，有人开始测量病人口腔数据，将其与工业革命前的颅骨作对比。工业革命前的人类上颚平均数值为6.02厘米，到了19世纪末，缩短到了5.49厘米。研究结果毫无异议。华莱士写道："人类颌骨逐渐萎缩已是公认的事实。"即便如此，之后的一百年中这项研究也再无人提及。

可喜的是，到了1974年，史密森尼国家自然历史博物馆的人类学家、当时26岁的毛头小子罗伯特·科里奇接过了火炬，在这个研究领域独立撰写或与人合作撰写了总共250篇论文和十多本著作。科里奇环游世界，研究了几千张嘴和几千种饮食，从皮马印第安人到华裔城市移民，从肯塔基农民到澳大利亚土著。他甚至还在动物身上开展研究，分别以硬质饲料和泡水软化的饲料喂养两组猪，食品营养成分完全一致，只是质地不同。

人也好，猪也好，或者其他什么动物也好，一旦食品由硬变软，颅面就会变窄，牙列就会拥挤，颌骨就会错位，呼吸问题接踵而至。

对于现代人类而言，以软质加工食品为生的第一代人出现这种“错牙合畸形”的概率是50%，第二代人概率是70%，第三代是85%。而第四代呢，不用看了，第四代就是当下的我们。九成人都有不同程度的牙合畸形。

科里奇到全美各种牙医大会上介绍这些意义重大的研究数据，把牙齿不齐称作“现代病”。一开始大家颇为关注。“一种不失礼貌的响应，”他说，“却并没有引起任何变化。”

在如今的美国国家健康研究所官网上，牙齿不齐和其他呼吸道畸形都被说成是“大多因遗传所致”。其他原因包括吮吸手指、外伤，或是“口腔及颌骨肿瘤”。

就是不提咀嚼，甚至连食品都只字未提。

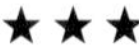

贝尔福医生花了二十年时间创建自己的数据库。数据库里的患者或是骨质增长，或是气道打开，都有病例和图表为证。但他同样遭到了所有人的漠视甚至讥讽。有一回他在自己母校做讲座时，几个同事称其伪造数据、篡改X线片。“人的骨头不可能在30岁之后生长。”他一次又一次遭到指责。

贝尔福和科里奇都等待着约翰·缪的命运转机出现在他们身上，等待着学术权威们幡然醒悟。他们还没醒悟，我已经醒悟了。

自我佩戴贝尔福矫正器正好第51周时，我去了旧金山市中心一家私立放射科诊所，把我的呼吸道、鼻窦和口腔又全部拍了片。

贝尔福把我拍的片子送到梅奥医学中心的图像分析部门观察颅面和呼吸道发生的变化。结果是惊人的。我的脸颊和右侧眼窝共长出了1658立方毫米的新骨质，相当于5个一分钱硬币。与此同时，鼻骨增加了118立方毫米，上颌骨增加了178立方毫米，上下颌咬合平衡见佳，呼吸道变得更宽更有韧性了，上颌窦内由长期轻微阻塞造成的肿胀和肉芽颗粒也无影无踪了。

说实话，嘴含这么一大块塑料睡觉让我难受了好几个礼拜。嘴里都是口水不说，咽喉也受到挤压，此外还牙疼。但和人生中的其他不适一样，时间久了好像也就没那么难受了。

写下这些文字的时候，我感到前所未有的呼吸舒畅自如，全归功于咀嚼以及上颌的增大。除去在斯坦福大学堵上鼻孔做试验的那十天，一年来我仅仅因为感冒出现过一次鼻塞。像我这样的人到中年，嘴巴和面部千疮百孔，竟然都有返老还童的一天。*

“大自然追求的是稳态和平衡，”刚认识贝尔福时，有一次他在电话里对我说道，“从你的片子来看，你的问题就是在于不平衡。显然，造物主为了扭转这种不平衡，在你脸上加了好多骨头。”

为了寻找气道阻塞的原因，寻求治疗的方法，我经历了一趟

* 咀嚼动作造成的骨质增长和气道开放并不需要从顺势矫正装置或牙套获得。硬质的天然食物和口香糖都能起到同样的作用。玛丽安娜·埃文斯建议她的病人每天嚼几个小时口香糖，我本人也试过，还尝试了一种特别耐嚼的“无糖”口香糖，虽然口感相当粗糙，但锻炼效果特别好。

漫长而奇异的旅程，在旅程的终点，我终于明白，我们的鼻子和嘴巴不是一出生就定型的，小时候没有定型，甚至成年后也没有定型。过去几百年的积患，我们都能借助意志扭转，只需保持正确的体态和有力的咀嚼，或许再做做“缪氏舌操”。

将障碍扫除后，我们才能回到呼吸上来。

第三部分　呼吸+

第8章 （偶尔）多

头天晚上和奥尔森吃过“最后的”庆祝晚餐，第二天上午我开车和他一起去斯坦福大学找内亚克医生进行最后一次检查。片子又拍了一遍，脸上又被捣腾了一遍，问题又再问了一遍。这些测试都是我们十天、二十天前已经做过的。先后两个试验阶段的数据这个月能出来，眼下就没我们什么事了，可以愉快地呼吸，愉快地离开了。

对奥尔森来说，他可以回瑞典了。而我，也回到我的研究上来，继续探索呼吸的边界。

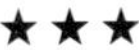

从此时此刻开始，我所追寻的呼吸技巧将不只是平常的技巧。这些技巧不是谁都能学会，也不是随时都有条件练习，比如，在看书的时候就做不到。其中一些技巧需要花很多时间和心血才能掌握，过程也可能不会那么舒服。

这些极端的呼吸技巧所激发的生理和心理变化，在肺科医学那里有很多令人胆寒的术语：呼吸性酸中毒、呼吸性碱中毒、低碳酸血症、交感神经过度兴奋、严重睡眠呼吸暂停，等等。日常情况下，这些症状可能对身体造成危害，是病就得治。

可是当我们有意去使用这些呼吸技巧，有意让我们的身体进入这些极端状态，每天几分钟或几小时，有时却能让身体产生翻天覆地的变化。

我将这些作用强大的技巧统称为“呼吸+”——高阶呼吸，不仅因为前几章介绍的呼吸方式可以视作其基础，也因为额外的投入会带来额外的回报。比如，有时需要长久的高频率呼吸，有时需要更久的低频率呼吸，还有时需要几分钟根本不呼吸。和前文出现过的呼吸技巧一样，它们的历史也能追溯到几千年前，同样销声匿迹后又改头换面来到另一个时空，为另一群人所用。

高阶呼吸理想情况下，可以让我们对自己最基本的身体机能一窥究竟，糟糕的话则会引发盗汗、反胃及体力衰竭。我慢慢领悟到，不理想也是体验的一部分，是到达理想彼岸之前必经的九九八十一难。

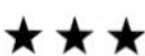

尽管听起来不可思议，但我首先要介绍的高阶呼吸法最早出现在西方，而且是在美国内战期间。

1862年，雅各布·曼德斯·达·科斯塔来到了费城的特纳巷医院。前不久北军刚在弗吉尼亚州的弗雷德里克斯堡遭遇惨败，死了一千两百人，伤九千多人。医院走廊里横七竖八全是临时病床，伤员们一个个遍体鳞伤，缺胳膊少腿。

甚至是那些远离战场的人也都溃不成军。大批人因为感到焦虑、恐慌、头痛、腹泻、眩晕或是胸腔抽痛来到医院寻求治疗。他们不停地大口叹息，呼吸时一喘一喘的，却仍然透不过气来。这些人看不出有任何伤病，连续几周、几个月来，他们都在备战状态，却不见有任何军事行动。他们没出什么事，可就是什么事都干不了了，一个个扶着医院的白墙，在那些手脚不全的伤员的哀号声中寻找达·科斯塔医生。

达·科斯塔不苟言笑，谢顶，胡须一直连到鬓角，葡萄牙人典型的低垂双目。他出生于弗吉尼亚州圣托马斯岛，在欧洲学医多年，师从一流的外科大夫。他是心脏病领域的著名专家，和各种各样的病患打过交道，可特纳巷医院这些士兵的症状他却前所未遇。

达·科斯塔医生掀起他们的衬衣，用听诊器听他们的胸腔。他们的心跳快得离谱，就算坐着不动每分钟也将近200次，其中一些人每分钟的呼吸次数超过30次，接近正常值的两倍。

21岁的威廉·C.是特别有代表性的一名病人。威廉原是农民，派到部队驻地后开始严重腹泻，手上出现青斑，他说自己气短。亨利·H.也报告一模一样的症状。他们两个身材很像：消瘦、窄胸、弓背，两人入伍时都健康无恙，入伍后莫名其妙就没了生气。“患者看起来并未得病。”达·科斯塔记录道，“但他们的心率不齐，有时出现连跳的现象。”

此后数年间，达·科斯塔医生接诊了几百位有着相似症状、相似背景的患者。他将这种病称为“心脏应激综合征”。

这种综合征还有一个匪夷所思的特点：症状会无端出现，也会自行消失。休养几天、几周或几个月，心率能降下来，消化问题也会缓和。这些病人各方面恢复正常，包括呼吸，于是被派回到战场。恢复不了的会被安置在“伤兵团”，或者索性让他们回老家，下半辈子安心养病。

达·科斯塔对这些病例做了大量的记录，并于1871年将之作为临床研究正式发表，成为心血管病研究史上一个重要的文献。

不过，心脏应激综合征并不只见于美国内战期间。半个世纪后，第一次世界大战中有两成士兵也出现了相同症状，第二次世界大战中则有上百万病例，其后，又多了无数病例。在漫长的岁月中，几代医生都号称自己发现了新疾病，给它起了五花八门的名字。士兵们以为自己患上的是弹震症、军人病、越南战争战后综合征、创伤后应激障碍（PTSD），等等。医生认为病因是心理问题，是战争引起的精神紊乱。军人们自己虽然也并不确信，但常常认为病症是由化学物质或是疫苗引起的。

达·科斯塔也有自己的看法。他认为特纳巷医院的患者，用他原话来说，是“交感神经系统紊乱”。

此时此刻我正处于交感神经系统紊乱的状态。

★★★

将近中午，内华达山脉脚下的一个街边公园，在阳光的炙烤下，草坪有点儿焦枯。我铺了块儿瑜伽垫，浑身舒展地躺着。我的右侧是一张野餐桌，一群救护员正在吃午饭；左侧有张长椅，一位老汉套着纸袋喝着一大听啤酒。头顶烈日当空，虽是秋天，眯起眼睛仍感到阳光刺眼。我鼓起胸膛深深吸了一口气，再经由“丹田”把气吐尽。汗珠从我的前额和脸颊迸出，过去几分钟我一直都在重复这个动作，还要再坚持半小时。

“再来二十次！”边上站着的人大声对我说道。后方公路上来往的大货车换挡加速发出隆隆巨响，我有点儿听不清他在说什么。这个人叫查克·麦基三世，留着棕黄相间的锅盖头，戴了副偏光墨镜，身上穿的工装短裤快要垂到小腿了，距离裤脚没几厘米就是他脚上的白袜和糊着泥巴的球鞋。这天我把他请来监测我过度通气状态下的交感神经系统。

一切都在按计划进行。我的心脏搏动剧烈，有一种“小鹿乱撞”的感觉，焦躁、心慌、一身虚汗、透不过气来。这应该就是交感神经过度兴奋的状态了，我应该已经唤起了心脏应激综合征。

呼吸的过程不仅仅是一个生化或者生理过程，除了将横膈向下推动，从空气中汲取养分、排出废物之外，随着每一次呼吸，数以百亿计的分子进入我们身体，它们有着更为深层的重要意义。内脏器官在它们的调节下待机或启动，心率、消化、情绪、心态，什么情况下兴奋，什么情况下作呕，都会受到它们的影响。呼吸好比电闸，控制着一个巨大的网络，这个网络叫作“自主神经系统”。

这个系统包括两个部分，两者虽然起到的是相反的作用，但对健康来说皆为关键。

一个部分叫“副交感神经系统”，主导放松和恢复。按摩时浑身酥麻，或是饱餐后睡意来袭，都是因为副交感神经系统向胃部发出消化指令，或是让大脑分泌“幸福荷尔蒙”，如5–羟色胺和催产素。同样也是在副交感神经系统的支配下，我们会被婚礼场面感动到泪腺开闸。是它促使我们在餐前分泌唾液，是它帮助肠道蠕动排泄废物，也是它刺激生殖器官为性行为做准备。正是这些功能，让副交感神经系统有了一个外号——“饮食与繁育（Feed and Breed）系统”。

肺部表面覆盖着大量神经，分布在自主神经系统的两侧，许多与副交感神经系统联结的神经位于下肺叶，因此我们在慢慢深呼吸的时候会感到特别舒畅。空气分子到达较低位置时，激活副交感神经发送更多信号给器官，让器官休息、消化。呼气时，空气在肺内自下而上呼出，分子会激发更为强烈的副交感神经反应。吸气越深、越轻柔，呼气越慢、越平缓，心率也就越低，情绪就会越放松。经过漫长的进化，人类大部分活动时间内，以及所有睡眠时间内，都能让自己处于这种恢复和休息的状态。休憩让人活得更像个人。

交感神经系统是自主神经系统的另一个部分，角色恰恰相反。它的任务是将刺激信号发送给各脏器，指挥它们随时行动。这个系统大量的神经分布在上肺叶。当我们进行短促的呼吸时交感神经系统被激活，它接收到的信息越多，需求就越为迫在眉睫，其作用机制就跟报警电话一样。

堵车时被人加塞，工作时受了委屈，这时候你感受到的负能量就是交感神经系统运作的结果。在这些情境中，身体将供血从胃或肾这类器官中转移到了肌肉和大脑，导致人的心率上升，肾上腺素飙升，血管收缩，瞳孔扩张，手心出汗，思维加速。在身体受伤时，交感神经系统则会帮我们缓解疼痛和流血。总之，在交感神经系统紧张的状态下，我们更为精明强干：打得过时出手更快，打不过时拔腿更快。

不过，这种交感神经高度紧张的状态在我们的身体中只能是短时爆发、偶尔爆发。尽管交感神经的兴奋只需几秒就能启动，但想使其停止活跃，让身体恢复休憩状态却可能要一个小时以上。因此，遇到突发事件时，我们会感觉食物消化不良；生气的时候，男性可能有勃起障碍，而女性也很难达到性高潮。*

出于这些原因，自愿将自己长期置于一种交感神经极度紧张

---

* 性兴奋由副交感神经系统主导，轻柔平缓的呼吸常常既伴随性兴奋，又能引起性兴奋。而性高潮是交感神经兴奋反应，常出现在短而急促的呼吸之后。人们容易受到大眼睛对象的吸引，部分原因是瞳孔扩大作为交感神经兴奋反应会在性高潮时出现。

的状态，并且每天如此，似乎很奇怪并且违反常理。然而，几个世纪以来，古人发掘并时常操练的呼吸技巧正是为了达到这个效果。

我来到这个街边公园的目的，就是实践这种能够提升压力水平的呼吸法。该呼吸方法的历史可以追溯到公元10世纪，当时一位28岁的印度人那洛巴对家庭生活产生厌倦，他解除婚约，卷起铺盖，踏上了往东北方向的路，最后来到一处开满蓝莲花的仙境，这里到处是石塔、亭台和神殿。这里就是那烂陀大学，东方世界千千万万的学者聚集此地学习天文、星象与全科医学，也有人希望能够在此大彻大悟。

那洛巴各门功课成绩优异，他学以致用，去了喜马拉雅山脉，生活在今尼泊尔加德满都巴格玛蒂河边的一个山洞里。洞里很冷，那洛巴利用自己呼吸产生的能量来御寒求生。这种方法后来被称为“拙火”。拙火本身是有风险的，修习不当有可能导致能量激增，从而引起严重的精神损伤。

时间快进到20世纪伊始，去往中国西藏的路上出现了一名满面风尘的女子，其头上分不清是她自己的头发还是牦牛毛，脑门上系着一条红带子。她叫亚历山大莉娅·大卫–妮尔，法国/比利时无政府主义者和前歌剧演唱家。已经四十多岁的大卫–妮尔独自一人游历过印度，这在当时对于西方女性而言是前所未有的。

大卫-妮尔一生的大部分时间都在探索不同的哲学和宗教。少年时代的她就常常与神秘主义者交往，过着苦修圣徒的生活。她自学梵文后，在印度和中国西藏地区进行了长达十四年的心灵朝圣。在此期间，和那洛巴一样，她也途经了一个喜马拉雅的高山洞穴，洞里的一位僧人将拙火的发热绝学传授给了她。

“隐修者在高山上生活时，为防止身体受寒冷侵害而使用（拙火），”大卫-妮尔写道，“拙火本身并不具有宗教含义，因此即便为俗家所用也非亵渎神明。”在海拔5500米的极寒地带，不吃不喝日行19个小时，大卫-妮尔就是依靠拙火来保持乐观、健康和温暖。

★★★

“还有两次，好好来。”麦基对我说道。我依然眯着眼睛，看不清他的脸，但能听见他的声音，他躺在我边上，重重地喘着气，为我加油鼓劲。我又深吸了一口气，再把这口气像波浪一样翻卷回胸腔后，最后呼出身体。这个流程我来来回回做了应该有5分钟了。我的手阵阵酥麻，五脏六腑像是在慢慢舒展。我情不自禁地呻吟了一下。

“就这样！”麦基兴奋地喊道，“不要压抑！尽情释放！接着来！”

我于是叫得更响了，一边扭动身子，一边用力呼吸。有那么一瞬间，想到边上那些救护员和红脸醉汉，想到他们正在观看眼前的这一幕，我还挺不好意思：两个中年人躺在一张紫色环保瑜伽垫上喘着粗气，怎么看怎么像两个如假包换的变态。

在开始前麦基就跟我说过，这种“释放”是拙火的精髓，它令我意识到：我主动施加在自己身上的压力是一种特殊的压力。打个比方说，如果我有一个重要会面，而我迟到了，那是另外一种压力。而此时此刻的压力是有意识的压力。“这是自我施加的压力，不是外界给的！”麦基一直在大声对我说。

在达·科斯塔医生的病例中，士兵们的压力则是无意识的。他们从小在乡间长大，远离城市的喧嚣。战场上的杀戮没有停息，而他们的交感神经对此产生的无意识反应却与日俱增，无处释放。最后，他们的神经系统不堪重负，跳闸崩溃。

我的目的不是让自己跳闸，而是想磨炼自己，使自身在现代生活持续的重压下依然能够游刃有余。

“加油！”麦基说，“不要保留！”

职业冲浪者和综合格斗选手在比赛前，海军陆战队员在秘密行动前，都会用拙火让自己进入状态。像我这样的中年人如果受到轻度的压力、疼痛或者新陈代谢减缓的困扰，拙火的效果特别明显，它能作为一种辅助性治疗，让每况愈下的神经系统重拾状态。

当然我们也可以放慢吸气的速度、减少通气量、用鼻子深呼气，这样操作相对难度没那么大，强度也没那么高，却同样能起到舒缓神经的作用。这些常见呼吸技巧能让人们的生活发生改变，我曾几十次亲眼见证，虽然对患有慢性疾病的人来说，有时改变的速度会慢一些。

但是有些情况下，要让身体重整旗鼓，仅仅靠慢呼吸、少呼吸可能不够，还需来点儿强力推动，这时候就该拙火上场了。

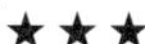

即便对于密切留意拙火的科学家而言，这种强力推动的作用机制也仍是个谜。让他们不解的是：极端的有意识呼吸，究竟是如何破解自主神经系统的？

北卡罗来纳大学的精神病学专家史蒂芬·波吉斯教授在神经系统及其压力应对领域已经从事了三十年的研究。他主要的关注点是迷走神经——神经系统里一个分支复杂的网络，联结所有重要脏器。迷走神经相当于一个动力杠杆，根据应对压力的需要让器官开始工作或休息。

当感知到压力水平较高时，迷走神经会放慢心率、血液循环和脏器的工作。数亿年前的古爬行动物和哺乳动物就是通过这样的方式进化出了“装死”的本领，来保存能量、躲避攻击。直到今天，爬行动物，以及许多哺乳动物依然会使用这项本领（比如，家猫口下装死的老鼠）。

人类也会“装死”，我们脑干中最原始的那部分依然具备类似的反射机制，表现在我们身上就是血管迷走性晕厥。该晕厥机制主要由迷走神经控制，取决于我们对危机的敏感度。对于易焦虑、易感的人群而言，遭遇类似蜘蛛、噩耗、流血这样的事情都能触动迷走神经激发晕厥反应。

大部分人的敏感度并没有那么高。尤其在现代社会，更普遍的情况是，我们不会被危及生命的巨大压力所笼罩，但也很难卸下所有心理包袱。我们白天昏昏沉沉，夜晚睡意迷蒙，始终徘徊在半焦虑的状态，这时候，迷走神经处于半激活状态。

在此期间，全身的器官不会“关机”，而是进入一种半待机的停滞状态：血液流动减缓，器官与大脑间的交流时断时续，就像打电话时信号不太好的那种感觉。我们的身体在这种状态下可以勉强继续运转一阵子，虽然还能继续活着，但也活得不是很健康。

波吉斯发现，当患者出现达·科斯塔病例中的表现，如慢性腹泻、心跳过速、消瘦、气短时，医生往往将这些症状割裂开来，单独治疗对应的器官，可问题其实并不在于他们的胃、心脏，而在于长期压力引起的迷走神经和自主神经交互问题。十大癌症中有多达八种，攻击对象是在长期压力下供血异常的器官，有些学者认为这不能用巧合来解释。

从自主神经系统入手，能有效消除或减轻上述症状。过去十年来，人们通过手术将电极植入患者，对迷走神经进行人为干预，以达到恢复供血和神经交互的目的。这种治疗手段叫作“迷走神经刺激术”，在焦虑、抑郁和自身免疫性疾病治疗方面效果非常明显。

但实际上，波吉斯还发现了另一种以非侵入性手段刺激迷走神经的方法，那就是呼吸。

呼吸是一种我们能通过意识加以控制的自主神经功能。我们虽然做不到随时调整心跳或消化的速度，也无法随意让血液从一个器官流向另一个器官，但能自己决定呼吸的方式和时间。有意识地放慢呼吸，能启动迷走神经网络的交互，让身体进入放松的副交感状态。

而有意识地加快、加重呼吸，能令迷走神经反应走向另一极端，把我们迅速置于高压之下。这一过程能让我们学会如何自觉运用和掌控自主神经系统，在特定的时刻启动高压模式，而其余时间将其关闭，以便更好地休息、复原，尽情享受食物与爱情。

“你不是乘客，”麦基还在对我喊，“你就是飞行员本人！”

这在生物学上本不成立。自主神经系统的“自主”，顾名思义是自作主张，就像“自动”是自顾自地动一样，不在我们的操控范围之内。人们对自主神经系统的这种理解几百年来都没有发生过变化，当今医学界大部分人依旧这么认为。

大卫－妮尔回到巴黎后，于1927年出版了《一个巴黎女子的拉萨历险记》，在书中介绍了包括拙火在内的呼吸法和冥想法，当时的医生和医学专家都表示怀疑：没有人相信呼吸能让人在冰天雪地中保持体温，更没有人相信呼吸能调节免疫功能、治愈疾病。

整个20世纪，一批又一批的人类学家、研究人员和探险家从喜马拉雅山脉回来后都讲述了与大卫－妮尔所述相似的故事，于是拙火吸引了越来越多的人关注。在这些人的报告中，僧人们整个冬天除了一层薄衫什么都不穿，白天在阴冷的石殿中凭空取暖，晚上使身体周围的冰雪凭空消融。最终，哈佛大学医学院的研究员赫伯特·本森决定对拙火进行验证。

1981年，本森来到了喜马拉雅山脉，找了三位僧人，给他们贴上监测肢端体温的传感器后，请他们修习拙火。在拙火进行过程中，他们肢端体温均有所上升并保持稳定。这次试验的结果次年发表在了著名的《自然》杂志上。

从本森的录像和照片可以看到，几位僧人个子不高，松弛的腰间挎着僧包，皮肤上一层细密的汗珠，眼皮虽耷拉着，但有一种已穷千里目的神色。虽然该实验为大卫-妮尔和那洛巴的描述增添了可信度，但比起一位唱歌剧的无政府主义者和一位来自古代的神秘主义者，本森找来的僧人显得更有距离感，总之对西方人来说根本遥不可及。

到了21世纪初，改变终于出现了。荷兰人维姆·霍夫裸身赤足在北极圈内跑完了一个半程马拉松。这回出现在大家视线里的是一名西方人，络腮胡，稀疏的灰白头发，整个模样就像是直接从勃鲁盖尔的油画里走出来的人物。总而言之，他的长相和任何一个北欧中年男人别无二致。霍夫既不是在印度的山洞里长大的，也不曾因为肺结核而住进乡村医院。他当过邮递员，是四个孩子的父亲。

霍夫的妻子多年前因为长期的抑郁症而轻生。为了化解悲伤，他越发沉迷于练习瑜伽、冥想和呼吸技巧。当他发现古老的拙火后，经过打磨和简化，让它改头换面，使它更易为大众所接受。为了宣传拙火的功效，他上演了一连串的惊险举动，所幸都有媒体现场报道，才没有遭到质疑。

霍夫在一个装满冰块的浴缸里浸泡了1小时52分钟，没有出现失温症和冻伤。随后又在纳米布沙漠跑了个全程马拉松，在气温一度高达40 ℃的过程中霍夫没喝一滴水。

在十年的时间里，霍夫打破了26项世界纪录，一次比一次令人瞠目结舌。他的这些举动让他在全世界出了名，他那挂着霜花的标志性笑容，迅速登上了几十种杂志的封面，成为大制作纪录片的主角，还被写进了好几本书里。

“教科书里的医学定律被维姆一一无情推翻，科学家想无视他都不行。”斯坦福大学的神经生物学家安德鲁·休伯曼教授说道。霍夫成功吸引了学界的注意。

2011年，荷兰拉德堡德大学医学中心的研究者们将霍夫请到实验室，把他折腾了一遍，试图找到他特异功能背后的原因。在这个过程中，实验人员将内毒素注射到霍夫的手臂中。内毒素是大肠杆菌的一个组成部分，人体接触后通常会出现呕吐、头痛、发热和其他类似流感的症状。大肠杆菌进入静脉后，霍夫进行了几十次拙火呼吸，用身体强行与之对抗。他没有发热，也没有呕吐。几分钟后，霍夫从椅子上起身去拿了杯咖啡喝。

霍夫坚称自己并非异于常人，大卫-妮尔也好，僧人也好，他们做到的普通人都能做到。用霍夫的话来说，我们只需要“去呼吸就行”。

三年之后霍夫证实了自己的说法。拉德堡德大学的研究员们找了二十多名男性志愿者，将他们随机分成两组。在之后的十天里，其中一组跟随霍夫学习他的改良版拙火并暴露在寒冷中进行类似光膀子踢雪地足球之类的活动。对照组则不参与任何呼吸训练。十天后所有志愿者回到实验室，接上监测仪，注射大肠杆菌内毒素。

霍夫组的成员不但可以控制自己的心率、体温及免疫反应，还能自行刺激自主神经系统。研究人员后来发现，反复暴露于寒冷环境中进行过度通气的做法，能根据指令释放肾上腺素、皮质醇和去甲肾上腺素等压力激素。肾上腺素的飙升让人在过度通气时得到能量补给，并激活大量免疫细胞用于愈创、击退病原体及对抗感染。皮质醇的激增能起到遏制短期炎症反应的作用。而去甲肾上腺素的突然注入，将血液从皮肤、胃部和生殖器官引导至肌肉、大脑等应对压力更为关键的部位。

拙火使体温上升，大脑的“药房”打开，自行产生阿片类物质、多巴胺和5-羟色胺并将它们送入血液循环。所有这一切都在几百次快速沉重的呼吸中得以实现。

“最后一次，”麦基说，“把气吐尽，然后屏住。”

我照做了。听着气流快速从双肺穿过，接着戛然而止，只剩下一片寂静，这种反差就好像高空跳伞时降落伞突然打开的那一瞬间。不同的是，此刻的寂静是由内而外的。屏息良久，我感到身体和面部有一股温热四散开来，很舒服。我把意念集中到自己的心脏，随其震颤而震颤。每一次怦然心跳，无论是声音还是节奏，都像是黑色安息日乐队《铁人》开头的那一段踏板鼓。

麦基用温柔的语气说："让心跳与心跳之间的寂静持续到永远吧！"

过了大约1分钟的样子，麦基让我深吸一口气然后屏住15秒，让空气在胸腔内移动。然后根据他的指令把气呼出后，继续如此循环。"再来三组，"麦基又提高了嗓门，"超能力来自你自己！"

开始下一轮呼吸时，我的焦点转移到了我的啦啦队员麦基身上。麦基告诉过我，六年前，当时33岁的他突然查出有1型糖尿病，胰腺功能损坏，完全无法分泌胰岛素。后来长期的背痛又使他焦虑和重度抑郁，血压也居高不下。

医生给麦基开了胰岛素注射液控制血糖，开了依那普利降血压，还开了安定镇痛。"每天还要吃四五片布洛芬。"他说。可这些药并没起到什么效果，麦基的病情还更严重了。

五千万美国人，相当于美国总人口的15%，都和麦基一样受到自身免疫功能紊乱的困扰。用通俗的话来说，这些病症的起因是免疫系统失控，健康的身体组织也受到了攻击，如关节发炎，肌肉和神经纤维萎缩，皮肤起红疹。这些症状通过不同的疾病表现：类风湿关节炎、多发性硬化、桥本氏病、1型糖尿病，等等。

包括免疫抑制剂在内的药物治疗，目的在于减轻症状，一定程度上提高患者生活质量，可是对于身体核心功能的异常却束手无策。自身免疫性疾病目前并没有治疗方法，连其成因都众说纷纭。但越来越多的研究显示大部分与自主神经系统功能失调存在着关联。

麦基之所以对非药物治疗产生兴趣，是因为他的一位朋友和他说起了新闻与文化频道Vice TV上播出的一部纪录短片，叫作《冰人》。当天晚上他就尝试了维姆·霍夫的简化版拙火，也被称为“重呼吸法”。“那天我睡得特别踏实，好久好久都没那么踏实了。”麦基说。他参加了霍夫的10周视频课程班，不过几个星期胰岛素水平就趋于正常，背不疼了，血压也回落了。他停了依那普利，胰岛素注射量减少了80%，布洛芬虽然还没完全停用，但也只需每周服1~2片。

麦基就这样成了霍夫的追随者。他飞去波兰参加了霍夫为期两周的训练营，和十几个学员一起，又是爬雪山又是游冰湖，大口大口地呼吸。麦基说，训练营并非比赛，也不是在搞哪门子极限养生。“什么生命不息战斗不止啊，什么没有付出就没有收获啊，都是鬼扯，不出问题才怪！”麦基是这样理解的。训练的目的在于让身体恢复和谐，发挥自然赋予它的能力。

类似这样的故事我听到太多了，大多是二十几岁的年轻人突然得了关节炎、牛皮癣或抑郁症，练了几个星期的重呼吸后症状便消失。霍夫有两万名追随者在网上交流分享他们的血液报告和其他数据变化。这些前后对比数据是最具说服力的：有些人的炎症标志物（C反应蛋白）在短短几周内甚至下降了40%。

“医生说这不是科学，是伪科学，全是骗人的。”麦基对我说。但麦基和千千万万重呼吸练习者一样，不断地在好转，他们摆脱了缠身多年的药罐子，用自己的力量温暖自己、疗愈自己。

“你没法给自己的呼吸申请专利，大概是因为这个原因吧，而且你也没法对别人的知识体系指手画脚，”麦基说，“除了传播知识，什么都做不了。”

★★★

知识来了：要练习维姆·霍夫呼吸法，先找一个僻静的所在，头部枕一个枕头仰卧。肩部、胸部、腿部都保持放松。深深地吸一口气，感觉吸到腹部后，将其快速呼出。以此为一个循环，重复30次。尽可能用鼻子呼吸，如果感觉鼻子不通畅，可以噘嘴唇呼吸。每一次呼吸都要有起伏，吸气后腹部鼓起，紧接着胸部鼓起。呼气时也依照这个顺序。

第30次循环快结束时，自然呼气后在肺部保留约四分之一的空气，然后屏住呼吸，时间越久越好。屏到屏不住的时候，再深吸一口气，屏15秒，让刚吸进去的空气缓缓地在胸腔游走，走回到肩颈部，然后呼气，接着开始重呼吸循环。整个过程重复三四轮，在此基础上，每周再增加几次寒冷暴露，如冷水澡、冰块浴、在雪地里裸体摆“大”字，等等。

一时完全吐气，一时完全不吐气，一时曝，一时寒，这样子反复折腾，就是拙火之奥义的精髓。身体一时被逼到绝境，一时又被送入仙境。血液二氧化碳水平骤降又蹿升，组织供氧时亏时盈。渐渐地，身体变得能屈能伸、逆来顺受，学会将一切生理反应都置于自己的掌控之中。麦基告诉我，自觉的重呼吸能把我们打造得更加坚韧，百折不屈。

彼时公园草坪上的我停止了喘息，心脏也不再狂跳。这场自导自演的交感神经抗压战算是结束了，在我的四周，天地仿佛在童话般的蒙太奇电影中苏醒：针叶在松鼠脚下发出脆响，微风从树木的枝丫间掠过，山鹰的唳鸣自天边传来，一切都无比清晰地呈现在我的眼前。

到这个地方来颇费周章，而且要不是我铺着瑜伽垫躺在公园里，如此长时间的高强度呼吸是存在危险的。麦基不止一次告诫我，也告诫他的学员们，开车、行走以及“任何如若失去意识可能受伤”的场景中都不要进行重呼吸练习。心脏病患者或孕妇同样也绝对不行。

自行引发极端压力对免疫和神经系统的长远影响尚不可知，包括安德斯·奥尔森在内的“少而慢”派呼吸大师们认为强行过度通气有可能弊大于利。“毕竟我们已经生活在一个高速运转的世界中。”奥尔森这么对我说。

我不太确定。亚历山大莉娅·大卫－妮尔对拙火和其他古代呼吸冥想术的修习一直持续到1969年她以101岁高龄去世为止。莫里斯·多巴尔，她的一位助手，如今依然健在。多巴尔因肺结核、慢性肺部感染和其他疾病在乡村医院的病床上度过了他的青少年时期。到了二十多岁的时候，大夫们也对他束手无策了。多巴尔决定自己治疗。通过博览群书、修习瑜伽、自学拙火，多巴尔不但缓解了自己的疾病，还拥有了非凡的能力。

曾经当过理发师的多巴尔，下班之后常常脱光所有衣服只剩内衣，还时常光着脚在林中的雪地里跑步。比维姆·霍夫还早几十年，他就已经试过脖子以下浸没在冰块里静坐55分钟之久。再后来，他在烈日灼人的撒哈拉沙漠跑了240千米，71岁时又在海拔5000米的喜马拉雅山脉骑行。

不过，如多巴尔所说，他最大的功绩是帮助千千万万病患借助拙火的力量缓解病痛，就像他自己年轻时那样。“人不仅仅是一个有机体……人的意念所具备的力量，如加以善用，能在身体出现危机时起到修复的作用。”多巴尔写道。当我记录下这些文字的时候，多巴尔刚过89岁生日。现在的他还能弹竖琴，看书不用戴眼镜，还能在意大利境内奥斯塔一侧的阿尔卑斯山举办拙火研修班，和学员们一道只穿内衣在雪地里打坐一个钟头，然后半裸着徒步上山，最后到结冰的高山湖里泡上一泡。

“（拙火）目的是对免疫系统进行重塑，”多巴尔宣称，“是人类未来保持健康的绝佳途径。”

★★★

近年在西方卷土重来的重呼吸技巧不止拙火一种。

几年前我的研究刚起步时，就听说过一种“全息呼吸法”（Holotropic Breathwork），由捷克精神病学家斯坦尼斯拉夫·葛罗夫开创。这种呼吸法的目标并非重启自主神经系统或治疗疾病，而是心理治疗和意识转化。据估计，有一百万人尝试过全息呼吸法，如今在全世界有一千多名教员开设工作坊进行教学。

我去葛罗夫家拜访了他。他住在我家北边的马林县，开车只要半个小时。通向他家的路上橡树夹道，树根有人的大腿那般粗，从狭窄的人行道扎入地下。我在一栋20世纪五六十年代现代主义风格的房子前停了车，抓起包来到门口。

给我开门的是葛罗夫本人：蓝色牛津衬衫，卡其裤和洞洞鞋。他引我到他的卧室，一路上我看到各种佛像、印度教天神、印尼面具，还有一摞摞的书，是他多年来写就的20本著作。两扇玻璃推拉门外，是散落着西班牙式红瓦屋顶的一片山景。我们在一个红杉木的露台桌边坐下，葛罗夫开始给我讲述他的故事。

1956年11月，当时葛罗夫还在布拉格求学。学校的心理学系收到瑞士制药公司山德士的一款新药样品。研制这种药原本是要用于缓解痛经和头痛，但投放市场比较困难，因为公司发现其副作用过于明显，副作用之一就是致幻。山德士公司觉得精神病学家也许能利用它来进一步研究精神分裂症，更好地与精神分裂症患者沟通。

葛罗夫自告奋勇当志愿者。一名助手将他绑在椅子上，注射了100毫克该药物。“我看见了一种光，一种从没见过的光，简直难以置信，”葛罗夫后来回忆道，“我的第一反应是仿佛看到了广岛原子弹爆炸。然后我又看见自己飘浮在诊疗室上空，在布拉格上空，在地球上空。我的意识失去了边界，我已置身世外，我拥有了宇宙意识。”

葛罗夫成为麦角酸二乙酰胺最早的试验对象之一。麦角酸二乙酰胺也就是更广为人知的LSD。

这段经历跟随葛罗夫完成了在布拉格的研究，以及后来在约翰斯·霍普金斯大学所从事的心理治疗研究。1966年，美国政府将LSD列为非法药物，葛罗夫因此与妻子克里斯蒂娜开始寻找另一种疗法，要有同样的致幻和疗愈的作用，但用了不会使他们进监狱。他们找到了，那就是重呼吸。

葛罗夫的呼吸法本质上就是地狱版拙火：人躺在小黑屋地板上，音乐震天响，拼命地快速沉重呼吸，长达三个小时。他们发现，呼吸到力竭的临界点时，患者能进入一种压力状态，出现潜意识和无意识思维。所以其实这种疗法就是让人们大脑里的“保险丝”烧断，从而回到万籁俱寂的至臻境界。

葛罗夫和妻子将其命名为“全息呼吸法”——Holotropic Breathwork，取自希腊语的“holo”，意为“全”，以及“tropic”，意为“转变”。顾名思义，该呼吸法旨在将意识推倒重建，攒零合整。

不过整个过程有点儿复杂。全息呼吸法一般包括一个叫作“灵魂暗夜”的部分，留下患者与自己“痛苦对峙”。这个过程可能引起呕吐或精神崩溃，如果能撑过去，你会看到神秘幻象，体验灵性觉醒，实现心理突破，感受魂不附体，有时还能到达葛罗夫称之为“迷你涅槃”的境界。总之，效果非常强烈，甚至有病人称看见了自己的一生在眼前掠过。这种方法在精神病医生间迅速获得了认同。

精神病学家詹姆士·艾尔曼博士三十年来一直在治疗中应用全息呼吸法，他说：“那些谁都不愿收治，什么设备都不管用的精神病人，我们有办法。”

1989年到2001年，艾尔曼医生所在的圣安东尼医学中心圣路易分部通过全息呼吸法对11 000名患者进行治疗。在对482名躁郁症、精神分裂症及其他精神病患者治疗过程的记录中，艾尔曼发现全息呼吸法的效果不但明显，而且持久。比如，一名有自杀倾向的14岁男病人，尝试全息呼吸后很快进入了被称为“纯粹意识”的异境状态（altered state）。再比如，一名31岁的女病人，多种毒品上瘾，治疗中到达了“灵魂出窍”的境界，后来停吸并参加了12步戒毒计划。类似的转变，艾尔曼医生见证了几千例，而且都没出现不良反应或副作用。“虽然病人在治疗时会显得十分狂暴，但狂暴能在他们身上起作用，”他对我说道，“效果特别好，医院里的所有医护人员也都想不通是什么机理。”

还有一些更新的小型研究显示，全息呼吸法对焦虑、自卑、哮喘及“人际交往问题”也能起到积极作用。但从整体上来看，自其诞生半个世纪以来，全息呼吸法的相关研究数量非常少，既有的研究也大多建立在主体经验上，即对治疗前后个人感受的语言表述。

我想要亲自感受一下，于是报名参加了一个课程。

★★★

某个凉爽的秋日，我驾车前往葛罗夫家以北几小时车程的地方，来到一个古红杉林掩映中的温泉度假村。目光所及之处是土灰色的毡帐，男人们留着大胡子，穿着分趾鞋，女人们梳着发辫，戴着绿松石首饰，还有装在玻璃瓶里的自制燕麦片。画风不出我所料。而我没有预料到的是，除了这些人，这里还吸引了另外一批人：身穿 Polo 衫（烫过的那种）的企业法务和建筑设计师，还有留着大兵寸头的肌肉猛男。

我们十来个人走进宿舍的活动室。一半人在地上躺了下来，准备开始练呼吸，另一半人坐守在他们身边。我自告奋勇和一个叫克里的男子一组，此兄戴着阿玛尼的眼镜，叫我练习过程中不要碰他，因为他觉得任何接触都可能使他烫伤。

音乐起。节奏澎湃的电音，混杂余音绕梁的拨弦，再加点儿阿拉伯小曲儿，和我预想的差不多。接下来的画面也不意外：商务人士们开始粗重地呼吸，在垫子上摆动身体，但基本上能保持冷静和克制。与此同时，那些自然疗愈者开始“狂暴”了。

有个叫本的大个子，住在离这儿好儿公里的山上，修了个木屋，远离尘嚣。练习开始几分钟后，他突然坐起身，惊异地盯着自己的手掌看，那表情让人觉得他得到了霍比特人的魔法石。接着呼吸一阵后，本开始用鼻子哼哼，猛抓自己裆部，接着像狼一样嚎叫，手脚并用地在房间里四处走。治疗师只能跟到他背后，把他摁在地板上，将其制伏，一直等到他恢复意识。

而本身后的玛丽则一边用指关节自戳双目，一边交替着用天使与魔鬼的嗓音哭喊："我要我妈。我恨我妈。我要我妈。我恨我妈。"她蠕动到房间的一角，像挨了揍的狗一样蜷了两小时。

我注意了一下，本和玛丽的呼吸节奏和强度并没有超过其他任何人，连我都不比他俩弱，可我却只能偏坐一隅，静观其变。

下午，两组学员互换角色，轮到我体验"灵魂暗夜"的部分。坦率地说，这部分我不是很有把握，但还是尽了全力，尽力地呼吸，尽力地坚持，时而一身热汗，时而一身冷汗，我两腿发麻，手指不由自主地蜷曲，这是过度通气造成的肌肉收缩反应，是常见的副作用，称为"手足搐搦"（tetany）。我的意识游移不定，我觉得进入了某种清醒的梦境，周遭的声响、音乐和躁动，同我潜意识里的思维和幻觉胡乱交织在了一起。

过了一段时间，单薄的电子鼓声、合成的铙钹声、键盘模仿的拨弦声一股脑儿涌入了我的意识里，课程结束。治疗师请大家围坐在桌子前，用蜡笔把自己先前的感受表现出来。我离开屋子走到外面充满芳香的夜色中，上车坐在副驾驶位喝了瓶不冰的啤酒。

一方面，对于包括本和玛丽在内的千千万万人而言，全息呼吸法会让他们改头换面；另一方面，心理暗示也明显存在。我忍不住猜测，它的疗效究竟有多少来自外部环境，来自所谓的“心态与场景”（set and setting），又有多少是真正来自长时间重呼吸的、可测量的生理反应呢？

葛罗夫认为，至少有些视觉体验和内省体验是由大脑缺氧触发的。

在静息状态下，每分钟流经大脑的血液大约有750毫升，相当于一整瓶葡萄酒。活动状态下，和身体其他部位一样，血流量略有增加，但一般能保持基本稳定。

这种稳定会在过度通气时被破坏。一旦吸入的空气超过身体所需，我们会相应地呼出过量的二氧化碳，使血管收缩，血液循环减慢，尤其是脑部的血液循环。只要过度通气几分钟，甚至几秒钟，大脑供血量就会减少达40%，这个落差是巨大的。

受影响最大的就是大脑的海马体和前额叶、枕叶和顶叶，它们的功能包括视觉处理、体感信息、记忆存储、时间感知与自我意识。这些区域一旦出现干扰，便会引发强烈的幻觉，比如灵魂出窍、白日梦，等等。如果呼吸加快、加深，大脑缺血加重，视听幻觉会更为强烈。

除此之外，血液酸碱度长时间失衡会在全身释放求救信号，特别是在控制情感、性兴奋和其他本能反应的大脑边缘系统更为集中。如果人为让求救信号长时间持续释放，作为大脑最古老最原始的区域，边缘系统会理解为身体濒临死亡。这就是为什么那么多人在全息呼吸时出现死亡与重生的体验。他们有意识地驱动身体进入让其自身认为致死风险极高的状态，随后又通过有意识的呼吸把状态慢慢拉回来。

葛罗夫承认，研究结果和事实全貌还存在着相当大的差距。但他觉得无所谓，他能确定的是，该呼吸法为无数病患提供了他们需要的助力，而且是无法从其他治疗手段中获得的。重呼吸能以一己之力，为机体提供其他疗法不可替代的作用。

第9章　屏息

1968年，伊利诺伊大学医学院的亚瑟·克林博士离开他的办公室，坐飞机前往圣地亚哥岛，一个位于波多黎各东南沿海的无人荒岛。他用带去的诱捕装置捕获了一群野生猴子，将它们带回实验室，做了一个奇异而残忍的实验。克林把猴子的头颅打开，从左右脑各取出一部分组织后，缝合头皮。待伤口愈合后，他又把这批猴子放归野外。

除了头部的手术瘢痕之外，这些猴子看起来完全正常，但它们的大脑是不正常的。它们无法像从前那样自在生活，有些饿死了，有些淹死了，有些成了其他动物的口中食。用于实验的猴子都没能活过两个星期。

几年后，克林在维多利亚瀑布上游重做了这个实验。放归丛林后不到七小时，实验后的猴子就全部死了。

它们死亡的原因是，对于猴子该捕食什么动物，什么动物是猴子的天敌，它们失去了分辨能力。不管是渡湍流，还是攀细枝，或是遇仇家，它们都没有了避险的意识。这些猴子失去了恐惧的意识，因为它们大脑中感受恐惧的组织被克林切除了。

确切地说，克林取出的是猴脑的杏仁核，位于颞叶中央的两个杏仁大小的核团。杏仁核参与猴子和人类及其他高等脊椎动物的记忆、决断和情感处理。这些核团还相当于恐惧警报器，能发送危险的信号，启动战斗或逃跑反应。克林记录道，失去了杏仁核的猴子“在对危险局面的预见和躲避方面变得十分迟钝”。不知何为恐惧，即便一息尚存，也已朝不保夕。

让我们再回到美国。差不多与此同时，有个小女孩出生了，这位被心理学家用代号“S. M.”命名的姑娘，一出生就患有罕见的基因病“类脂质蛋白沉积症”（Urbach–Wiethe病）。这种病使她的细胞变性、沉积物堆积、皮肤肿胀、嗓音嘶哑。到了S. M.十岁时，脂肪堆积扩散到了她的大脑。让所有人不解的是，大脑其他部位并没受到什么影响，唯独杏仁核被破坏了。

S. M.的视觉、触觉、听觉、味觉和思维与他人无异，智商、记忆和认知都正常。只是当她快二十岁的时候，恐惧这一感受渐渐消失了。她会走到陌生人跟前，对着他们的脸向他们分享性隐私，根本不感到尴尬，也不怕被轰走。她会在暴风雨的天气出门找邻居聊天，完全不怕被飞沙走石击中。家里有食物她就吃，食物吃完了她也不着急买。S. M.对饥饿毫无畏惧。

她甚至对他人表露出来的恐惧也没有了辨识的能力。家人和朋友的喜悦、疑惑或悲伤，S. M.都能轻易感知，但当别人受到惊吓或威胁时，她则完全看不出来。和她的杏仁核一同消失的，还有担心、紧张和焦虑。

S. M.四十多岁时，有一天，一名男子开着皮卡靠近她停下，要她跟他去约会。她上车后，男子把车开到一处废弃的仓房，将她推倒在地欲行不轨。这时有条狗冲了进来，男子担心随后有人会来，赶紧穿上裤子拍拍尘土。S. M.若无其事地起身，跟随这名男子回到车里。她还请他开车送她回家。

贾斯汀·费恩斯坦2006年在爱荷华大学临床神经心理学攻读博士学位时见到了S. M.。费恩斯坦的研究领域是焦虑症，确切地说是焦虑症的治疗。他明白一切焦虑的内核都是恐惧：对发胖的恐惧导致了厌食症；对人群的恐惧导致了广场恐惧症；对无能为力的恐惧导致了恐慌发作。焦虑是对自觉恐惧的过度敏感，恐惧可能来自一只蜘蛛，也可能来自异性，或来自封闭空间，总之任何事物都可以成为恐惧的来源。在大脑或神经层面，引起焦虑症和恐惧症的，正是过度活跃的杏仁核。

二十年来，研究者们一直试图了解S. M.的病，也一直试图让她感到害怕。他们给她看人吃排泄物的片子，带她去游乐园的鬼屋，放蛇在她胳膊上爬，但通通无济于事。

费恩斯坦不放弃，经过进一步搜寻，他找到这么一项研究：让被试者吸一口二氧化碳。尽管单吸一口的二氧化碳的量非常小，病人仍表示有窒息感，就好像好几分钟无法呼吸一样。他们的血氧饱和度没有变化，也明白并不存在危险，但恐慌发作还是令他们不舒服了好一阵子。造成这种反应的既不是自觉恐惧也不是外部威胁，它不是一种心理反应，而是二氧化碳对大脑和身体的其他一些机能造成了生理触发。

费恩斯坦与一群神经外科和心理学专家以及研究助手一起，在爱荷华大学医院的实验室进行了一项实验。他们把S. M.请来，让她在桌边坐下，戴上呼吸面罩，接上气袋。气袋填充的是含35%二氧化碳的空气，够S. M.呼吸数次。他们向S. M.解释说，二氧化碳对她的身体不会造成伤害，组织和大脑供氧充足，她不用担心有任何危险。听到这些话，S. M.的神色和以往一样：烦，听腻了。

“我们并没指望这次会不一样，”费恩斯坦对我说，“当时大家都不抱希望。”过了会儿费恩斯坦松开气阀，S. M.开始吸气。

一瞬间，她耷拉的双眼睁大了，肩部肌肉紧张，呼吸变得费力。她抓住桌子，隔着面罩大叫“救命”！ S. M.举起一只胳膊挥舞，就好像溺水的人在呼救。“我没法！”她尖叫道，“我没法呼吸！”一位研究员伸手把面罩拽了下来，但不起作用。S. M.剧烈地抽搐着喘着气，大约一分钟后手臂才放下，呼吸才恢复平缓。

仅仅是一口二氧化碳，就起到了蛇、鬼片和暴风雨都起不到的效果。三十年来，S. M.感受到了恐惧，经历了典型的恐慌发作。虽然消失的杏仁核并没有长回去，S. M.的大脑还是之前的大脑，但某个休眠的“开关”突然一下打开了。

S. M.不肯再吸二氧化碳。直到多年后，一想到这事情，她依然会紧张。为了确认，费恩斯坦团队在一对患有类脂质蛋白沉积症的德国双胞胎身上重复了实验。这对双胞胎的杏仁核也消失了，他们已有十年未感受到恐惧。这种状态也在一口二氧化碳的作用下迅速改变，和S. M.一样，两人都表现出了焦虑、惊惧和极度恐慌。

杏仁核并非唯一一个“恐惧警报器”。我们体内还存在另一套激发恐惧感的深层机制，威力之大，连杏仁核都难望其项背。这种机制不仅存在于包括S. M.和德国双胞胎在内的类脂质蛋白沉积症患者，也存在于你我，存在于一切生物——人，动物，甚至昆虫和细菌之中。

造成极度恐惧与焦虑的，正是这种“无法呼吸”的感觉。

现在，请吸一口气。随便用鼻子还是嘴巴，无所谓。好，请屏住呼吸。你很快就会想再吸一口气。当这种欲望开始膨胀，你的意识会加快，肺部会难受。你会紧张，会胡思乱想，会一触即怒。你开始惊恐。在这种痛苦和窒息之中，你所有的感官都会失灵，除了尽快吸到空气，没有任何别的想法。

这种对呼吸的急切需求，是由脑干底部一系列叫作“中枢化学感受器”的神经元所激发的。当我们呼吸过慢，二氧化碳水平升高，中枢化学感受器会监测到变化，把危险信号发送给大脑，让大脑指挥肺部加快加深呼吸。而当我们呼吸过快时，这些中枢化学感受器则会引导身体放慢呼吸以提高二氧化碳水平。人体的呼吸速度并非取决于氧气水平，而是取决于二氧化碳的水平。

化学感受是生命体最为基本的功能之一。25亿年前当最原始的好氧生命形式逐渐形成时，为了绕开二氧化碳，它们必须具备感知其存在的功能。化学感受功能的发展贯穿了由细菌到复杂生命体的演化过程。人闭气时的窒息感就是由化学感受功能所激发的。

在人类演化过程中，化学感受的可塑性越变越强，这意味着它能够跟随环境变化做出调整。正是适应不同二氧化碳和氧气水平的能力，使得海拔负240米到海拔4800米的区域内都有人类的活动。

如今，中枢化学感受器的超强适应性是优秀运动员的重要指征。有些顶尖登山运动员可以在不吸氧的情况下登顶珠峰，有些自由潜水运动员可以在水下不呼吸长达十分钟，靠的就是它。经过长期训练，这些运动员的中枢化学感受器能够耐受二氧化碳水平的极端波动而不致引起恐慌。

除了生理极限，我们的心理健康也依赖中枢化学感受器的适应性。让S. M.和德国双胞胎恐慌、焦虑的并不是精神疾病，而是中枢化学感受器和大脑其他部位的信息传递发生了中断。这听起来相当简单：当我们无法呼吸或觉得自己快要无法呼吸时，我们自然会恐慌。可是，从科学角度来看，这种恐慌的源头，除了受到外部心理威胁的杏仁核之外，还有可能是中枢化学感受器和呼吸，这就比较复杂了。

首先这意味着过去一百年来，心理学家治疗慢性恐惧症及相关焦虑症的方法都错了。恐惧可能不仅仅是精神问题，因此简单地靠改变患者的思维起不到治疗的效果。同样作为生理表现，恐惧和焦虑也有可能与杏仁核无关，而同远古进化阶段的“爬虫脑”（Reptilian brain）有关。

美国有18%的人口患有各种类型的焦虑症或恐惧症，而且这个百分比每年都在增长。也许对于他们，对于全世界亿万患者来说，治疗的关键在于增强中枢化学感受器和大脑其他部分对二氧化碳水平的适应性，让他们学习闭气的技艺。

早在公元前1世纪，在如今印度所在的地方，先民们记载了一种清醒状态下的呼吸暂停法，称其能治疗疾病、延年益寿。两千年前的印度宗教经典《薄伽梵歌》，将“调息”（Pranayama）定义为“不呼不吸的宁静状态”。几个世纪之后，中国古代学者撰写了多部著作介绍闭气术。

如今，闭气不呼吸总是和不健康联系在一起。我们常被告诫“不要憋气”。专家说切断身体的持续供氧是不好的。在大多数情况下，这确实是条忠告。

睡眠呼吸暂停是一种长期睡眠中的无意识闭气，我们如今都知道它对身体的伤害极大，会引发高血压、神经紊乱、自身免疫性疾病等一系列症状。而非睡眠时的呼吸暂停同样存在危害性，而且影响更为普遍。

据估算，多达八成的办公室白领都有一种叫作“持续部分关注”（continuous partial attention）的毛病。他们一会儿查看电子邮件，一会儿写东西，一会儿上社交网站，来回切换，难以保持注意力集中。在这种精神持续涣散的状态下，呼吸变浅、变紊乱，有时甚至可以至少半分钟根本不呼吸。这种情况颇为严重，为此，美国国立卫生研究院组织了包括大卫·安德森和玛格丽特·切斯尼在内的多名专家进行了长达几十年的研究。切斯尼博士告诉我，这种呼吸习惯也叫“电邮呼吸暂停”（Email apnea），所能引发的疾病一点儿不输睡眠呼吸暂停。

现代科学与古人的做法怎么会大相径庭？

区别还是在于意念。发生在睡眠和持续部分关注时的呼吸暂停是无意识的——是身体遭遇的状况，超出我们的自主掌控能力。但古人所习练的闭气，是有意识的，是在意念指挥下进行的。

这样的闭气，若行之有道，据说能产生奇效。

一个湿热的星期三上午，我坐在贾斯汀·费恩斯坦办公室皱巴巴的沙发上。这里是位于俄克拉何马州塔尔萨市中心的桂冠脑科学研究所。从我对面的窗户看出去，天空一片浑黄，树上的叶子红橙交织，把风景勾勒成腰果花图案。窗前是一张巨大的办公桌，桌上堆得满满的，没有一处空隙。费恩斯坦就坐在桌前，翻看着一摞学术论文。他穿着一件纽扣领衬衫，衣摆散着，衣袖卷着，趿着人字拖，宽大的卡其裤上还有彩笔的污渍，那是他三岁女儿的杰作。他的形象与人们想象中的神经心理学家完全吻合：聪明绝顶，不修边幅。

美国国立卫生研究院刚给费恩斯坦拨了五年的研究经费，试验二氧化碳在恐惧症和焦虑症治疗中的应用。经过给S. M.和德国双胞胎这样的类脂质蛋白沉积症患者使用二氧化碳，费恩斯坦相信二氧化碳不仅可以引起恐惧和焦虑，还有可能对其产生治疗的功效。他认为，吸入大剂量的二氧化碳对身心的益处可与千年闭气古法相媲美。

不同的是，在他的治疗中，患者并不需要真的屏住呼吸，不需要像古代修行者那样“闭气握固”“数至百已上”。他的病人没法沉住气、耐着性子修习如此高级的技法，因此需要二氧化碳来代劳：病人进得门来，脑子里爱想啥就想啥，吸上几口二氧化碳，中枢化学感受器恢复正常，便出得门去。对焦虑到无法屏息的人来说，二氧化碳便是他们的闭气古法。

闭气术或是费恩斯坦所说的“二氧化碳疗法”，已经在世上存在了几千年。根据古罗马人的记载，泡温泉浴（温泉中富含的二氧化碳通过皮肤被人体吸收）能治疗各种疾患，从痛风到战争创伤无所不能。又过了几百年，刚经历了普法战争的法国人涌向阿尔卑斯山脚下的温泉小镇鲁瓦亚，在气泡滚滚的泉水里一连泡上数日。

“鲁瓦亚镇四个天然矿泉的化学研究显示，有若干种高效成分可用于治疗对一般处方药存在抗药性的顽疾。”19世纪70年代末到访鲁瓦亚的英国医生乔治·亨利·布兰特这样记录道。布兰特这里所说的疾病包括湿疹、牛皮癣等皮肤病，及呼吸系统疾病如哮喘和支气管炎，这些疾病经过几个疗程后“几乎都能治愈”。*

到后来，鲁瓦亚的医生直接将二氧化碳装在瓶子里作为吸入剂使用。由于效果显著，20世纪初，这种疗法传到了美国。耶鲁大学的生理学家杨德尔·汉德森将5%的二氧化碳与氧气混合，因将其用于治疗中风、肺炎、哮喘和新生儿窒息大获成功而一炮走红。总之，它成了“气到病除”“救人无数”的代名词。

与此同时，将30%的二氧化碳与70%的氧气混合，成了治疗焦虑、癫痫甚至精神分裂症的常规手段。病人只要吸几下，持续数月甚至数年的惶惶不可终日瞬间便可消失无踪，像换了个人似的，举目四顾，与医生和病友谈笑风生。

“这感觉好神奇，好不可思议，我突然感到一身轻松，甚至不知道自己身在何处，”有位病人这么说道，“我知道自己发生了某种变化，但我不清楚具体是什么变化。”

患者这种神志清醒、思维清晰的状态能保持大约半个小时，

---

* 布兰特的研究问世后，不计其数的专家学者就二氧化碳疗法对心血管保健、控制体重和免疫功能的效用进行了试验。在美国国立医学图书馆数据库（PubMed）中检索“经皮给二氧化碳疗法”就能显示超过2500项相关研究。笔者发现，其中大部分都证实了鲁瓦亚温泉研究者早在一百年前、古罗马人早在几千年前的发现：人体无论通过水、注射还是吸入方式接触二氧化碳，都能加速氧气对肌肉、各脏器、大脑及其他多种组织的供给，此外还能起到扩张动脉血管、溶解血脂的作用，对几十种病症表现出一定疗效。

半小时后二氧化碳的效力退去，他们会说话说到一半毫无征兆地突然呆若木鸡、双目放空，像一尊雕塑，有时还会整个人倒下。病症又回到了他们身上，并且会一直持续到再次吸入二氧化碳。

可是到了20世纪50年代，不知何故，二氧化碳研究消失在了人们的视野。皮肤病患者的处方又变回了药丸药膏，哮喘患者要缓解症状得靠类固醇和支气管扩张剂，而严重精神病只能由镇静剂控制。

尽管药物手段并不能治愈精神分裂症或其他精神疾病，但也不会引起精神抽离和欣快感。药物对病人起到的是麻痹作用，这种麻痹可以持续几个星期、几个月，甚至很多年——只要不停药。

“我感到特别奇怪的是，没有人对二氧化碳疗法持反对立场，”费恩斯坦说，“那些数据，那些研究，今天都还能用。”

他说他偶然看到了一些鲜为人知的研究，作者是一位叫约瑟夫·沃尔普的知名精神病学家，沃尔普重新发掘了二氧化碳疗法在焦虑症治疗方面的功效，并于20世纪80年代撰写了相关论文。沃尔普的病例吸入二氧化碳后立即表现出惊人的好转，而且效果能保持相当长的时间。几年后，另一位知名精神病学家、恐惧症和焦虑症专家唐纳德·克莱恩提出，二氧化碳能促使大脑重置化学感受器，使患者呼吸恢复正常，从而使其思维也恢复正常。在他们之后，从事相关研究的专家就屈指可数了（费恩斯坦估计目前大约只有五名）。他想知道早期的研究者是否正确，古老的气体疗法是否能医治现代疾病。

“我本人作为一个心理学家，我会思考：我的立场是怎样的？对病人最有效的治疗是怎样的？”费恩斯坦说。

他接着对我说，药片其实是一张空头支票，对大多数人都没什么好处。焦虑症和抑郁症是美国最常见的精神疾病，有一半的人受其困扰。为了对付它们，12岁以上的人口中有13%服用抗抑郁药物，主要是选择性5-羟色胺再摄取抑制剂（SSRI）。这些药物是千百万抑郁症患者的救星，尤其对重症患者而言。可这只占服用者的半数不到。*“我一直问自己，这就是最佳的治疗方式了吗？”费恩斯坦说。

费恩斯坦对多种非药物治疗手段进行过探索；他曾花了十年时间从事正念冥想（mindfulness meditation）的教与学。大量研究表明，冥想能改变大脑关键区域的结构和功能，对缓解焦虑、集中注意力、激发同理心都有帮助。冥想可以创造奇迹，只是很少有人能收获，因为大部分人想着想着就半途而废了，慢性焦虑症患者更难坚持下去。“传统的正念冥想已经适应不了当今社会了。”费恩斯坦解释道。

除此之外，暴露疗法也提供了一种选择。所谓的暴露疗法，即反复让患者暴露在恐惧情绪中，以此提高对恐惧的耐受能力。这种方法的疗效也很好，但时间跨度较长，整个疗程常需持续几

---

* 2019年，一项发表在《柳叶刀》杂志的英国研究发现，实验对象的抑郁症状强度在采用SSRI治疗6周后降低了5%，作者称这一数据作为药效而言“不具备说服力”。12周后，抑郁症状强度降低了13%，作者认为“药效甚微”。

周到几个月之久。这对医生的时间投入要求比较高，病人也必须具备一定的物质条件。

没有人不会呼吸，可是如今很少有人会好好呼吸。焦虑症最为严重的病人，往往也是呼吸习惯最差的人群。

厌食症、恐惧症或强迫症患者体内的二氧化碳常常处于较低水平，闭气对他们造成的不安更为强烈。为避免病症发作，他们通气严重过度，渐渐地对二氧化碳过于敏感，水平升高一丁点儿就会令他们立即陷入恐慌。焦虑导致他们过度通气，过度通气又回过头来导致他们焦虑。

新近的几个研究让费恩斯坦甚感鼓舞。南卫理公会大学的心理学家艾丽西娅·穆瑞通过减缓患者呼吸、提高二氧化碳水平的方法，成功使哮喘急性发作症状减轻。这种方法对恐慌发作同样表现出了治疗效果。在一次随机对照试验中，20名恐惧症患者通过二氧化碳监测仪记录了一整天中他们呼吸的二氧化碳含量。经过数据分析，穆瑞发现，和哮喘相似，恐慌发作前，呼吸的通气量和频率通常会出现升高的情况，二氧化碳水平则相应下降。为防止病症发作，受试者放缓呼吸速度，减少通气量，从而提高了其二氧化碳水平。这种零难度、零成本的方法遏止了眩晕、气短和窒息感等症状，直接实现了防患于未然。“让别人‘深呼吸’并不是个好建议。”穆瑞写道。更管用的方法应该是屏住呼吸。

★★★

我和费恩斯坦离开办公室，经过迷宫一般复杂的电梯和楼梯，来到一道双层隔音门前。这里是费恩斯坦的“老巢”：进门右手边，是他和团队正在进行的一项叫作“漂浮疗法”的研究——就是在隔音黑屋子的盐水池中躺着。左手边是他最新的项目：二氧化碳疗法实验室。这个实验室外观像个封闭的盒子，乍一看还以为里面装的是空调设备。我们像小丑挤电话亭一样挤了进去。里头有一张折叠桌，桌上有一排监视器、电脑、电线、心电图机和二氧化碳监测仪，并无特别，还有一些我这几年见怪不怪了的佩戴式仪器。房间一角有个旧旧的黄色圆筒，貌似冷战时期苏联的导弹。费恩斯坦告诉我那里头是34千克的纯二氧化碳。

这个实验室就是美国国立卫生研究院资助项目的一部分，近几个月来，费恩斯坦把焦虑症和恐惧症患者带到这里进行二氧化碳吸入治疗。他告诉我，目前试验结果都颇为乐观。尽管二氧化碳会引发多数患者恐慌发作，但这是必经的“火的洗礼”，许多患者表示初期的不适感消除后，他们体验到的是长达数小时甚至数天的轻松自在。

我立即决定派我自己的中枢化学感受器上场，看看我的身体和大脑对大剂量二氧化碳有何反应。

费恩斯坦在我的中指和无名指上粘了两个带有金属传感装置的白色泡沫材料。这个东西叫作“皮肤电传导仪”，用于测量交感压力状态下的微量汗液分泌。我另一只手上则有血氧仪记录我的心率和血氧饱和度。我吸入的气体是35%的二氧化碳和普通空气的混合物——撇开氧气浓度，这个配比的二氧化碳过去曾被用来进行精神分裂症患者的试验。让S. M.惊恐记恨的也正是这种混合气体。费恩斯坦此前已经在几位病人身上试过这个浓度，但也引起了病人严重的恐慌发作，有的病人因此受到惊吓，不愿继续参与试验，费恩斯坦因此将浓度降低到了15%——足以刺激中枢化学感受器，也不至于把病人吓跑。鉴于我本身还没有过恐慌发作或慢性焦虑病史，他怂恿我尝试一下S. M.尝试过的浓度，看看情况会如何。

他冷静地向我解释了三遍，说吸气后如果有窒息感，那只是假象，我的血氧饱和度不会出现变化，也不会有任何危险。尽管他这是为了消除恐惧，但这话重复了一遍又一遍，只会令我……怎么说呢……更加焦虑。

“还行吗？”费恩斯坦一边收紧我面罩上的尼龙扣一边问。我点了点头，吸了最后几口甘美的空气，又往下坐稳了点儿。

费恩斯坦走到电脑前鼓捣各种管道和线缆的时候，我一个人坐在那儿，看着自己指甲根的皮发呆，顺便追忆了一会儿。我的思绪回到去年在斯德哥尔摩与安德斯·奥尔森初次会面时的情景。

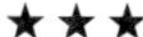

在几家公司共用的大堂刚和奥尔森打了照面后，他把我引到

自己的办公室。狭小简朴的办公室里堆的全是研究论文、宣传手册和呼吸面罩。满地杂乱中，有一个斑驳的二氧化碳气罐。奥尔森告诉我，他和一群爱自己动手的呼吸爱好者近几年来在搞二氧化碳试验，不过关注点不在超大剂量，他们既没得癫痫也没得精神疾病——他们想要开发二氧化碳的预防、强身功效。换句话说，他们试图拓宽中枢化学感受器的阈值，从而拓展身体的极限。

试验下来，他们认为最有效也最可靠的配比是7%的二氧化碳混合普通空气。布泰科发现顶尖运动员呼出气体的二氧化碳含量就是7%，他谓之“超耐力”浓度。这种混合气体吸入人体后不会产生任何致幻作用，也不会引起恐慌。人体甚至不会觉察到有什么异样，然而效果却不一般。奥尔森给我看了一些圈里人的使用心得。

1号使用者说：“我在多伦多，准备去滑直排轮。我是直排轮高手，这条湖边的亲水路线我以前就滑过好多次，但你猜怎样，无论我如何拼命发力，基本上全程我都超常发挥……我一点儿也不会累到张嘴喘气！”

2号使用者说：“昨天我进行了3次二氧化碳疗法，每次15分钟。我感觉自己像超人上身！”

3号使用者说：“哇！……我就这么呼吸着……然后就爽了你知道吗？爽歪了简直，就好像呼吸变成了全自动的，根本不需要我出力。”

奥尔森打开气罐，给我也来了几口。我觉得空间感被稍稍放大了，随之而来的是轻微的头痛。我并没有被震撼到。

★★★

回到塔尔萨，费恩斯坦要用在我身上的完全是另一种东西。它的剂量是我过去尝试过的好几倍，是我的中枢化学感受器平日接触的好几千倍。

他伸手指向桌上一个红色大按钮。这个按钮的作用是将连通室内空气的管子切换到墙上挂着的一个金属箔袋。这个袋子里头也是二氧化碳混合物，属于紧急备用装置，一旦系统出了状况，或是我的脑子出了状况，向我供气的就不再是气罐，而变成这个袋子了。如果试验进行过程中某个气阀失灵无法关闭，或者我突然开始恐慌发作失去控制，我就只会吸到这个袋子里的气体，大约也就三大口的样子。

红色按钮旁边是一个压力指针盘，用于记录我的自觉焦虑。现在它的指数是最低值1。如果我吸入二氧化碳混合物后开始紧张，可以自己把指数加大，最大到20，也就是极端的恐慌情绪。

接下来我要在20分钟内吸三大口二氧化碳，若我感觉良好，三次吸气可以连续进行，若感觉不好，每次吸气之间可以休息几分钟。休息的时长也能间接反映呼吸体验的强弱。

一切扎紧捆严之后，我准备就绪，看着电脑监视器上自己的实时体征指数，试着让自己平静下来。我吸气时，心率升高，呼气时，心率下降，在屏幕上形成了一条光滑的正弦曲线。血氧饱和度保持在98%上下，呼出二氧化碳含量稳定在5.5%。各个系统一切正常。

我感觉自己好像一名执行偷袭任务的战斗机飞行员，戴着面罩呼吸有一种黑武士达斯·维德的嚣张气焰，手下的按钮控制的是导弹发射。我万万没想到精神疾病治疗可以和这样的画面联系在一起。不过，费恩斯坦的目的并不在于从情绪层面上改变病人的感受，而是让原始脑的基本运行恢复初始设置。

说到底，对中枢化学感受器而言，二氧化碳来自哪里并不重要，不管它的产生是因为扼颈，还是溺水，不管是出于恐慌，还是塔尔萨某面墙上挂的铝箔袋子，警报机制是相同的。在可控条件下模拟恐慌发作，能揭开它的神秘面纱，让病人知道那是一种什么感觉，从而做到有备无患。这样一来，我们就可以用意识来控制一种长期以来被认为不受意识控制的病症，进而也让我们直观地感受到，其实许多困扰我们的症状可能通过呼吸引起，也可以通过呼吸控制。

我又缓缓深吸了一口气。我比了下大拇指，闭上眼睛，把肺部所有的空气排出。我按下红色按钮，听到呼吸管通向了铝箔袋后，吸了一大口气。这气体有一股金属味。它涌入我的口腔，让我的舌头和牙龈有一种微辣的感觉，就好像用铝制的杯子喝橙汁的那种感觉。它慢慢往下，经过了喉咙，仿佛把我的内脏都裹上了一层薄薄的铝箔。它又冲过了细支气管进入肺泡，从肺泡进入了血管。我做好了准备迎接冲击。

一秒，两秒，三秒过去了。什么感觉都没有，此时此刻与几秒钟之前、几分钟之前毫无二致。我的压力指针停留在1。

费恩斯坦说这是正常的。几个月之前，同样的大剂量二氧化碳在一名练维姆·霍夫呼吸法的被试者身上也几乎不起作用。费恩斯坦猜测，经过长时间的过度通气和闭气练习，这位被试者的中枢化学感受器已经极具韧性了。再加上我刚经历了十天强制口呼吸连着十天强制鼻呼吸，呼气末二氧化碳水平提高了20%，很有可能我的中枢化学感受器早已到达它们的极限了。

正这么想着，我感到喉咙稍稍一紧，但不是很明显。我吸了一口气，随后用力呼出，貌似有点儿吃力。红色按钮并没有亮起，我吸的不是二氧化碳，但就是有一种嘴里被塞了只袜子的感觉。我试着又吸了一口气，“袜子”还在，而且好像从刚才的一只变成了两只。

好吧，这下太阳穴也开始跳起来了。我想睁眼看下我的体征指数，但视线一片模糊。等了几秒钟，依然像是隔着一副又破又脏的望远镜在看东西。我透不过气来。我觉得自己对所有感官的掌控都被夺走，所有感觉都被抽空了。

又过了十几二十秒的样子，我嘴里的“袜子”慢慢变小，脖子后面透过一丝凉意，先前的紧张像一个旋涡终于开始后撤、漂远，但色彩和视觉清晰度依然没有平稳下来，眼前像是有块玻璃起了水汽，有一只手在擦拭着。费恩斯坦站在不远处观察着我。终于我又回过神来了，气也终于透过来了。

我坐在那里流了几分钟汗，既想笑，又想哭。之后的一刻钟里，这可怕的气体我还要吸两次，我得做下心理准备。我努力说服自己窒息只是假象，没关系，几分钟就过去了，可并不管用。

退一万步说，我所体验到的恐慌，不管是之前还是之后，都不在心理层面，而在于生理机制。提高中枢化学感受器的适应性需要一个过程，所以费恩斯坦的病人每隔几天就会来这儿报到。这种操作的本质其实就是暴露疗法。我和这种气体接触得越多，身体的韧性就越强，越能够承载负荷。

于是乎，为了成就科学研究，也为了成就本人中枢化学感受器的适应性，我按下红色按钮，又接连吸了两波。恐慌也随之来了两波。

第10章 快，慢，停

每天穿梭于巴西圣保罗的保利斯塔大道通勤的人虽达到80万人，只要看一眼街上的景象，你就知道这个数字不是夸张。所有车道密密匝匝堵满了小轿车和生锈的摩托车，潮涌般的人行道上，男士们穿着糖果色的礼服衬衫，女士们戴着耳机争分夺秒打着电话，学生们身着印字的T恤……

每隔几个路口就会有一个报摊，《时尚》杂志当然是少不了的，不过也能买到尼采和托洛茨基，还有查尔斯·布考斯基的诗集，以及马塞尔·普鲁斯特1056页的长篇巨著《追忆似水年华》的第一卷。不绝于耳的是喇叭、对骂和刹车的声音。红灯灭，绿灯亮，人潮穿过巨大的十字路口，赶往对过的玻璃大厦深处。

我到圣保罗市中心来是为了见一位著名专家和瑜伽创始人——路易斯·塞尔吉奥·阿尔瓦雷斯·德罗斯。德罗斯研习和教授的瑜伽是一种古老的流派，和市面上瑜伽工作室那种完全两码事。这种瑜伽诞生时，瑜伽甚至都还不叫瑜伽，不是什么有氧运动，和宗教也沾不上边。这种瑜伽诞生时，仅仅是一种呼吸和思考的技能。

我前来拜访德罗斯的初衷是，做了这么多研究，读了这么多年书，见了这么多专家，我心中还是存在很多疑问。

第一个问题是，包括拙火在内的高阶呼吸法为什么在习练时会使人体发热。大量压力激素的分泌虽然能够麻痹寒冷造成的痛觉，但无法避免皮肤、组织和人体各机能受到伤害。莫里斯·多巴尔、维姆·霍夫和他们的追随者都能光着身子在雪地里坐上几个小时，既不会得失温症也不会冻伤，没人能解释这是如何做到的。

还有更令人费解的：僧人都会进行一种温和版的拙火呼吸来激发相反的生理反应。他们呼吸时并不大口喘气，而是盘腿而坐，放慢呼吸，减少通气，从而进入一种究极的松弛平静，代谢率下降多达64%，是实验室录到的最高纪录。按常理，这个状态下，僧人们就算不当场去世，至少也会出现严重的失温症状。然而他们不但没有，体温还呈两位数上升，在-18 ℃以下的低温中热得冒汗，并且可以持续几个小时。

另一个困扰我的问题是，像全息呼吸法这种高强度的进阶技巧，到底是如何引发超现实幻觉的。15分钟的自觉过度通气后，大脑会启动补偿机制。有若干研究显示，首次自觉过度通气后，并未出现与之关联的缺氧状况，所有的认知功能都应该是正常的，可是事实上很明显出现了异常。

几十年来，美国和欧洲的研究人员用了各种探测手段希望弄清这类呼吸技巧背后隐藏的机制，可就是没能成功，依然无人能够解释这一现象。

因此我决定回头看，到印度古籍中找答案。近十年我所钻研过、实践过，以及这本书之前探讨过的所有呼吸方法，无论协振式呼吸法，还是布泰科呼吸法，无论是斯托呼气法，抑或是闭气术，最早都是出现在这些典籍中的。典籍的作者很清楚地知道，呼吸不仅仅是摄取氧、排放碳、调节神经系统的过程，还蕴藏着某种无形的能量，这种能量之强大、之震撼，超出了西方科学对任何分子的认知。

这些问题想必德罗斯都能够回答吧。关于瑜伽和呼吸法的古老雏形，他写过30部著作，拥有头衔无数，比如巴西艺术、文化与历史学院顾问等几十种。

现在我从保利斯塔大街来到了贝拉辛特拉街，离德罗斯只有几个路口了。

随便打开一本书、一个网站、一篇推文或一个帖子，只要和瑜伽有关，大概率你会看到“普拉那”（prana）这个词，可以译成“生命力”或是“生命能量”。普拉那相当于一种古代的“原子理论”。你家门口的混凝土地面、身上穿的衣服、厨房里给你做羹汤的那位，本质上都是一团原子，是能量，也是普拉那。

大约三千年前，“普拉那”的概念差不多同时出现在印度和中国的典籍中，并成为医学的基石。中医把它称为“气”，认为人体遍布经脉，经脉像能量场一样联结各器官组织。日语里把它写成“気”，希腊语里叫作“pneuma”，等等。

尽管名称各异，它们的逻辑都是相似的。普拉那越多，生命力越强。一旦能量的流动受阻，身体就将停摆，疾患随之而来。如果普拉那流失过多，身体的基本功能难以为继，我们就会死去。

几千年来，这些民族为了让普拉那长流不息，开创了千百套方法，比如用来打通经脉的针灸，用来唤醒能量、分配能量的瑜伽。获得普拉那最为有效的途径是将能量吸入体内：呼吸。呼吸技法之于普拉那是如此根本，不管是“气”，还是“pneuma”，许许多多古时候表示“能量”的词都与“呼吸”同义。我们通过呼吸增加生命力。

在近几百年的医学发展过程中，西方科学从未实际观测到普拉那，也从未确认过它的存在。不过在20世纪70年代，当时全美最大的精神科医生培训中心、位于堪萨斯州托皮卡的梅宁格诊所的医生曾有意在一位名叫斯瓦米·拉玛的人身上放手一试。

拉玛一袭白袍，脖子上挂着冥想串珠，脚穿凉拖，长发过肩。他会说11种语言，基本上只吃坚果、水果、苹果汁等，号称自己没有任何物质财产。根据一位当时诊所员工的记录，他“身高1.85米，体重77千克，高谈雄辩，气场强大”。

拉玛从3岁起就在北印度的家乡开始习练瑜伽和呼吸方法。之后前往喜马拉雅山脉，在寺院修习秘技，同门的都是东方人杰。

二十多岁时，拉玛曾就读于包括牛津大学在内的好几所大学。最后他决定周游世界，把自己毕生所学传授给他人，只要你想听，他就愿意教。

1970年春，拉玛来到了梅宁格诊所的一间办公室。办公室不大，四面皆白，拉玛坐在一张木制办公桌前，胸口接着心电图仪，额头接着脑电图仪。埃尔默·格林医生站在他跟前，透过瓶底厚的眼镜查看着仪器。格林以前是海军武器物理学家，是诊所“意愿控制计划”实验室的主任，这个实验室研究的对象叫作“心理生理自我调节”，也就是身-心联系。格林听同事说起过印度冥想者的“无边法力”，正好明尼苏达退伍军人管理局医院不久前刚对拉玛进行过实验，格林看到实验数据后，想用最新的科学仪器加以验证，亲眼见识一下普拉那的厉害。

拉玛舒了一口气调整情绪，垂下厚厚的眼睑，开始呼吸，小心翼翼地控制出入自己身体的气息。脑电图的波形慢慢拉长、变钝，从反映活跃思维的 β 波变为反映冷静沉思的 α 波，再到波形长、振幅低的 δ 波，意味着进入深度睡眠。这种昏睡状态持续了半个小时，中间拉玛甚至发出了微弱的鼾声，显得十分松弛。当他“醒来”后，他详细复述了在场的人在他脑波显示“深度睡眠”时所说的话。这种状态，拉玛并不称其为深度睡眠，而是“瑜伽休息术”（Yogic sleep）：当大脑沉睡时，意识依然保持活跃。

在接下来的实验中，拉玛把他的注意力从大脑转移到了心脏。他坐着一动不动，呼吸了几次，收到医生开始的指令后，在短短1

分钟内，他把自己的心率从每分钟74次降到了52次，随后又在8秒钟内让心率从60次上升到了82次。整个过程中有30秒拉玛的心率为零。格林以为他是把心跳完全暂停了，可仔细一看心电图才发现其实是拉玛让自己的心率飙升到了每分钟300次。

当心跳快到这种程度时，血液无法在心脏腔室间流动，因此当这种情况——心房颤动——出现时，人们所面临的不是心搏停止就是死亡。可拉玛看起来完全没事。他称自己能在这种状态下维持半个小时之久。这次实验的结果后来上了《纽约时报》。

在拉玛的这些“特异功能”中，氧气、二氧化碳、pH值和压力激素全程无参与。就我们所知，整个实验过程中，他的血气和神经系统都完全正常。拉玛所驾驭的是某种神秘的普拉那，某种微妙的能量。格林博士和梅宁格团队从拉玛的身体和大脑观测到了它的力量，感受到了它的存在，但他们就是无法通过任何仪器对它进行度量。

20世纪70年代初，斯瓦米·拉玛成了名副其实的呼吸巨星，他标志性的浓眉和如炬双目的照片登上了《时代周刊》和《时尚先生》，他还上了诸如《唐纳休秀》之类的日间电视访谈节目。拉玛对西方世界而言是前所未见的。但其实他也并没有那么特别。

根据法国一位叫特蕾莎·布罗斯的心脏病学家的记录，另一位瑜伽士也能像拉玛一样随意停止和启动自己的心脏，比拉玛早了40年。加州大学洛杉矶分校的研究员M. A.温格重复了布罗斯的实验，他发现有的瑜伽士不但能控制心率，还能控制脉搏力度。

斯瓦米·拉玛的“超人类”能力一点儿都不超人类，而只是一代又一代印度瑜伽士的“标配”。

在课堂和教学视频中，拉玛分享过一些控制普拉那的秘诀。他要求学生们在开始前先调整自己的呼吸，不要在吸气和呼气之间停顿，而是让它们首尾相接、连绵不绝。能轻松做到这点后，接着再把呼吸时间延长。

他们每天都会这么练：平躺，轻轻吸一口气，然后边呼气边从1数到6。熟练进步后，能够吸气数到4、呼气数到8，目标是练习半年后可以做到呼气持续半分钟。拉玛对学生承诺，呼气能数到30后，他们便“百毒尽散、百病不侵”。在一个教学视频中，他一边摩挲自己的手臂一边说：“看！你们的皮肤也会变得像丝绸一样光滑。”

将普拉那注入身体并不难，只要呼吸就行。但要做到控制它、引导它，就得花点儿时间了。拉玛显然在喜马拉雅山脉中学到了更高的功力，只是就我看来，他的著作包括他的几十个教学视频都并没有对此进行详述。

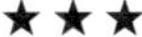

对于普拉那的“生命力”的属性和作用，我得到的最佳答案并非来自瑜伽士，而是一位匈牙利科学家。这位科学家儿时成绩太差，险些退学，长大后适逢第一次世界大战，为了逃避上战场，他往自己手臂上开了一枪，再后来，因发现维生素C而获得诺贝

尔奖。他的名字叫阿尔伯特·森特-哲尔吉，20世纪40年代移居美国，是美国国家癌症研究所（NFCR）的创始人之一，很多年里一直致力于细胞呼吸作用的研究。宇宙中包括生命在内的一切事物，究竟受到什么力量的驱动？对于这个疑问，当时在马萨诸塞州伍兹霍尔实验室工作的森特-哲尔吉提出了一种解释。

“一切活的有机体都是同一棵树上的叶子，”他写道，“动植物多样化的功能及各自特有的器官，是同一种生命力的不同表现形式。”

森特-哲尔吉想要了解呼吸的过程，但不是从生理或心理层面，甚至也不是从分子层面去了解。他想知道空气进入我们身体后究竟如何同我们的组织、器官包括肌肉进行交互——亚原子级别的交互，换句话说，他想弄明白的是：生命从空气中汲取能量的过程。

我们周遭的一切物体都是由分子构成的，分子又是由原子构成的，而构成原子的，是更小的亚原子粒子，分别为质子（带正电荷）、中子（不带电荷）和电子（带负电荷）。所有物质的本质都是能量。“生命与生命力密不可分，”森特-哲尔吉写道，“研究生命力及其反应，必然就是研究生命本身。”

类似石头这种无生命的物体，同飞鸟、蜜蜂和树叶的区别，取决于能量的等级，或者说取决于该物体分子内部原子所含电子的“活跃度”。电子在分子间移动越容易、越频繁，物质越“不饱和”，生命力也就越强。

森特-哲尔吉在对地球远古生命形态进行研究后得出结论，它们都属于“弱电子受体”，意即它们既不容易接纳也不容易释放电子。他因此认为该类物质缺乏能量，演化的可能性较小。尽管它们存在，可它们的存在形式相当微不足道，几百万年里都是如此。

渐渐地，氧气开始在大气中积聚起来。氧属于强电子受体。这时候，渺小的生命形式演化出了消耗氧的功能，相比从前那些厌氧的存在，现在它能吸引到更多的电子进行交互。有了能量的余裕，早期生命十分迅速地进化成了植物、昆虫以及其他种种生命形态。“生命状态就是一种电子的不饱和状态，”森特-哲尔吉说，“自然界既简单又奇妙。”

对于今天的地球生命，这个假设同样适用。生命体耗氧越多，电子活跃度越高，生命力也就越强。如果生命物质不断萌发，电子不断被有条不紊地吸收转移，它就能保持健康的状态。而一旦丧失了收放电子的能力，细胞就开始瓦解。“电子只出不进就意味着死亡。”森特-哲尔吉写道。

人类也会“生锈”。根据森特-哲尔吉的观点，我们身体中的细胞如果缺失了吸收氧的功能，电子的活动就将变慢，同其他细胞的自由交互不再进行，生长变得无序、异常。身体组织会像其他材料一样开始“生锈”，也就是我们所说的癌症。

让机体组织维持健康的最佳途径，是模拟地球早期好氧生物所演化出来的能力，具体来说就是使我们的身体随时都充盈“强电子受体”——氧气。通过慢呼吸、少呼吸和鼻呼吸来平衡体内呼吸气体的水平，将尽可能多的氧输送到尽可能多的组织，从而令细胞内的电子获得尽可能大的反应度。

森特-哲尔吉说：“在古代所有的文化和医学传统中，治疗的本质都是能量的转移。”电子能量的移动让生物体健康地、长久地活下去。不管是被称作“普拉那”“气”，还是“生命的气息”，都遵循着相同的法则。森特-哲尔吉本人显然也遵循了这个法则。1986年，他以93岁高龄去世。

敲门，进门，招呼一番后，我在德罗斯教学楼的接待大堂落座。大堂铺着木地板，摆着松软的沙发，白墙上挂着镜框，镜框里是世界地图。屋子正中有一幅标语，写着“停下，呼吸”。

一群师生在大堂中央休息，一边用陶瓷杯喝印度香料茶，一边用葡萄牙语说笑着。这群人中有一个是艾杜安·皮内罗，一丝不苟地穿着衬衫和白裤子，看上去像20世纪80年代青少年情景剧明星。皮内罗在此地以北的街区还负责两个德罗斯教学工作室，日程安排尽管很满，他还是慷慨拨冗当我的向导兼翻译。我们穿过大堂，走上昏暗的楼梯，去见他口中的“大师”。

办公室不大，装饰着各种奖牌和银枪，每一个上面都有金字塔和眼睛的纹样，就是1美元纸币背后那种，老建筑上也经常能看到。“他们非要给我这些东西，我也不知道为什么！”德罗斯边说边使劲地和我握手。他体格健硕，白胡子精心修剪过，长着一双棕色的大眼睛。身后的书架上都是他销量数以百万计的著作，有关于调息（pranayama）的，有关于业瑜伽的，还有其他各种古代瑜伽秘技。我读过其中的几本，没发现意料之外、鲜为人知的呼吸法，毕竟最近几年我把这个领域了解了个遍，也都尝试了个遍。

这也并不奇怪。瑜伽和早期呼吸法的出现时间已久。不过，我兜兜转转最后来到此地，意在同德罗斯交流经验、互通有无。我特别想知道，关于普拉那、关于消失的呼吸技艺和科学，德罗斯有什么知识是我尚不了解的。

“我们开始吧？”德罗斯说道。

如果穿越到五千年前来到如今巴基斯坦和印度西北部的交界处，举目尽是沙地、石山、灰秃秃的树木、红土和广袤的平原，其实现在这个地区大部分仍是这般风貌。不过除此之外，这里还居住着500万城市人口，砖砌的成片住宅区，精心铺设成几何图形的马路，孩子们玩的玩具由铜、青铜和锡制成。巷子之间，公共浴池使用的是流动水，厕所由管道连通到复杂的污水处理系统。市场里，做买卖的用秤砣和标准尺度量商品，刻工们在石头上雕凿精细的图案，陶工们相互抛接着瓶瓶罐罐和刻写板。

由于印度河与萨拉斯瓦蒂河流经这个河谷，这个文明被命名为印度–萨拉斯瓦蒂（Indus–Sarasvati）文明，它是地域面积最大

（约77.7万平方千米），同时也是最先进的古代文明之一。据目前研究所知，印度河谷不存在类似教堂、庙宇的神圣空间，生活在此地的古人没有留下任何宗教图腾和塑像，并且也找不到宫殿、城堡和行政建筑。当时人们有可能没有宗教信仰。

可是，他们却深信呼吸的转化力量。20世纪20年代从印度-萨拉斯瓦蒂遗址出土了一个印章，印章上刻着一个人，摆着我们一看就明白的姿势。他挺身坐着，手臂向外伸展，双掌置于膝盖之上，拇指冲前。他在有意识地吸气，腹部呈鼓胀状。类似的体态在其他出土的人物雕像上也能看到。这些艺术品是人类历史上最早被记录下来的"瑜伽"造型，这自然说得通，印度河谷是瑜伽的发祥地。

这派欣欣向荣的景象一直持续到大约公元前2000年，一场干旱导致人口四散，随后，雅利安人自西北进入此地。他们将印度-萨拉斯瓦蒂文明加以整理和提炼，转译成他们的母语——梵文。正是在这些叫作"吠陀"（Veda）的梵文宗教和神秘主义哲学典籍中，我们看到"瑜伽"这个词首次出现。其中有两部吠陀文献：《广林奥义书》和《歌者奥义书》，是最古老的呼吸和普拉那控制讲义。

经过几千年的时间，古代呼吸法传遍了印度和中国，甚至传到更远的地方。公元前500年前后，这些方法被印度圣哲帕坦伽利加以提炼，整理成了《瑜伽经》。慢呼吸、闭气、腹式呼吸和长呼气等概念都是在这部典籍中首次出现的。《瑜伽经》第二章2.51的详解是这么说的：

“海浪向你袭来，将你冲刷到岸上，随即掉转方向，从你身上退回，重返大海。呼吸也是如此，呼气，转化，吸气，转化，周而复始。”

《瑜伽经》中未曾提及体位的变换或重复。梵文中，“asana”的原意就是“体位”或“姿态”，既表示坐的动作，也表示坐的地方，其含义不包括起立或移动。最早的瑜伽就是一门在静止不动的状态下通过呼吸提升普拉那的学问。

德罗斯开始迷上这种古瑜伽是在20世纪70年代。当时他正在印度游历，试图一点一点拼凑复原印度河谷流传下来的呼吸法。后来他到喜马拉雅山脚下的瑞诗凯诗参加了一个教学班，虽然场地非常简陋，地板也很脏，但村民们纷纷来到此地学习寒冷季节发热取暖的方法。

课堂十分随性，师生之间相互尊重的同时，气氛仍然轻松活跃。在练习过程中他们会相互开玩笑。“使点儿劲！”导师的教学语言简单粗暴，“你没有尽力！”德罗斯回忆道，“课堂上不会提到体操不体操的，也没有什么生物能量疗法、神秘主义、通灵术、禅修、舞蹈、肢体表达、长寿术或是指压按摩。”摆一个体位就要保持很久，尽管让人忍无可忍，但却有利于培养学生把注意力集中到呼吸上。课程一点儿不轻松，下课时德罗斯已经大汗淋漓、腰酸背痛。

“和现在的瑜伽完全两码事。”他在桌子那头说。德罗斯告诉我，20世纪出现了一种有氧舞蹈叫作“流瑜伽”（Hatha vinyasa flow yoga），结合并重复各种瑜伽体位，和其他种种综合技能一样，进入了健身房、工作室和教室。古代瑜伽，包括其以普拉那为重点的打坐呼吸，已经改头换面，成了有氧运动的一种。

当然这并不是说现代瑜伽有什么不好，它只是和五千年前发源时大相径庭罢了。据估算，目前全球有20亿人选择修习现代瑜伽，因为它能让人保持心情舒畅和形体优美，并且它所包含的拉伸和运动也能使身体更具柔韧性。有几百项研究证实了流瑜伽和不同体位的疗愈功效，无论采用站姿、坐姿还是其他姿势。

那么现代瑜伽和古代瑜伽相比缺失了什么呢？

德罗斯二十年来去了无数次印度，学习梵文，以便查阅瑜伽古籍。“从埋藏了几个世纪的废墟中逐字逐句去发掘。”他在自己的书中写道。他从中发现，瑜伽发端的时候叫作“Yôga”（念作yoooooga），来自古老的Nirísh-Warasámkhya宗族。因其实践方式和思想体系与现代瑜伽迥异，德罗斯认为以原名来称呼比较妥当。

德罗斯对我说，Yôga的初衷并非治愈疾病，而是帮助健康人群的身体潜能更上一个台阶：让他们拥有使自体随时发热的自觉力量，让他们能够拓展意识的边界，控制自己的神经系统和心脏，拥有更长的寿命以及更多彩的生活。

和德罗斯聊了几个小时，离开前我和他说起了十年前在那个维多利亚式建筑发生的事情，告诉他我当时练了一种叫作“净化呼吸法”的瑜伽之后很快就难以招架，而且后来我只要练习传统瑜伽呼吸法就会出现各种反应，包括和当时类似的反应，只是程度略轻而已。

克利亚瑜伽（Kriya Yoga）自公元前400年起就以各种版本存在了，据说练过的人不计其数。我练的这种呼吸法于20世纪80年代由一位叫诗丽·诗丽·若威香卡的人创立，全球目前有几千万人通过生活的艺术国际基金会组织练习这种呼吸法。“其作用和拙火类似，”德罗斯说，“而且两者都起源于同一种古典呼吸法。”*

练习净化呼吸法同样并非易如反掌，需要练习者投入大量时间、专注和意志力。其核心“净化呼吸”包括长达40多分钟的高强度呼吸，从高频率的大喘气，到持续几分钟的慢呼吸，再到几乎完全不呼吸。整组动作结束后调整一下然后从头再来。

我告诉德罗斯练习净化呼吸后的感受：暴汗、恍惚，以及持续数日的轻松畅快，告诉他我近十年来都在寻求一个解释的方法，参与各种实验室项目、查血气、做CT，等等。

他双手交叉，不动声色。毕竟他见怪不怪了。他说，这些实

---

* 净化呼吸法和其他各种克利亚呼吸法都具备调理身体的效用，尽管其发源时目的并不在此。有70多项来自哈佛大学医学院、哥伦比亚大学医学院和其他机构的独立研究发现，净化呼吸法对一系列疾病都有辅助疗效，包括慢性压力、关节疼痛和各种自身免疫性疾病。

验数据和分析报告之所以都看不出什么端倪来，是因为我找错了方向。

其实背后的原因就是能量，就是普拉那，我所经历的感受既简单又寻常：过量通气太久，我体内堆积了大量普拉那，身体却尚未适应。流汗反应和意识飘忽都是这个原因。“Sudarshan”（净化呼吸）这个词由两个部分组成：“su”，意为“好”，“darshan”意为“视野”。所以我就是拥有了一个好的视野。

古代瑜伽士花了几千年打磨调息术，特别是如何控制能量、将能量调遣到身体各处，通俗地说，就是为了唤起“好视野”。掌握这种技术需要几个月甚至几年的时间，而现代练习者，比如我，只想着对它进行破解和简化，必然以失败告终。幻觉、咆哮、暴汗这些现象都不应该出现，出现就意味着“擦枪走火”了。

起源于古代瑜伽的呼吸法，包括净化呼吸法，包括拙火，关键都在于培养耐性、保持灵活，一点一滴地从呼吸中汲取它的馈赠。德罗斯说，尽管我初试净化呼吸法的经历有点儿坎坷，但也让我真切感受到了呼吸的纯粹力量。

说到底，若不是因为它，此时此刻我也不会出现在这儿。

几番问答之后，我差不多得走了。德罗斯马上收拾动身去纽约，他在纽约有两家呼吸法工作室，分别在翠贝卡和格林威治村，由同事运营着，生意红火。而我也要坐17个小时的飞机回家了。

我们用葡萄牙语互相道谢，握手作别。我的翻译皮内罗走在前头，又经过了那些银枪和奖牌之后，我们来到了黑漆漆的走廊。离开之前，皮内罗提出可以教我一些德罗斯最负盛名的古代瑜伽呼吸法。

我们登上三楼，脱了鞋，踏进了工作室。整个房间和我所见过的其他瑜伽教室并无二致：蓝色地垫、满墙的镜子、书架以及写着梵文的海报。皮内罗在两扇窗中间盘腿而坐，他的身影出现在另一头的墙上，看起来像一尊佛陀。我面朝他坐下。很快，呼吸便开始了。

一上来是吉雅调息法（jiya pranayama）：将舌头卷到口腔后方，屏住呼吸。接着又练了下收束法（bandhas），通过收缩咽喉、腹部等部位的肌肉，让普拉那在体内移动、停留。之后我平躺下来，双目正视天花板上的吸音砖。最后一步，他告诉我，是要让普拉那在身体里构建起来，让意念集中起来。

“注意让吸气和呼气连成延绵的一线。”皮内罗说。这句话我最初就在净化呼吸法的课上听到过，多年后又从安德斯·奥尔森和维姆·霍夫呼吸法导师查克·麦基那里学到。这一套对我来说并不陌生，个中要义相当熟悉了。

我放松咽喉，深吸一口气，让空气到达腹部后再全部呼出。接着再次吸气，重复。

“一吸到底，一次呼出，”皮内罗说，“加油！不要停！”

★★★

同样的反应果不其然再次出现在我身上。双耳开始嗡嗡作响，胸膛内如同重金属双低音鼓在轰鸣，温热的酥麻感漫过我的双肩和脸庞。海浪向我袭来，将我冲刷到岸上，随即掉转方向，从我身上退回，重返大海。

这种感受在此之前我曾一次又一次体验过，五千年前印度河谷的先人，以及三千年前中国的古人一定也曾体验过。亚历山大莉娅·大卫–妮尔在喜马拉雅山脉以它取暖，斯瓦米·拉玛用它控制双手和心跳，布泰科在莫斯科第一医院哮喘病房的窗前将它发现，卡尔·斯托把它传授给了新泽西退伍军人医院那些在生死线上挣扎的老兵。

当我逐渐将呼吸加快、加深，过去十年来我所了解到的呼吸法名称一股脑儿全都涌上脑海：

“调息法、布泰科、协振式呼吸、过度通气、呼吸同步、全息呼吸法、Adhama、Madhyama、Uttama、Kêvala、胎息、和谐呼吸、拙火、净化呼吸法。”

在时间的流转中，它们的名称也许在不停变换，在不同的年代、不同的文化中，出于不同的原因，为不同的目的服务，或是被设计成不同的样式，但它们一直都在，一直静静地等待着为我们所用。

这些呼吸法帮我们扩大肺容量，调整身姿，加速血液流动，平衡意念与情绪，刺激分子内的电子活跃度，使我们睡得更香，跑得更快，潜得更深，活得更久，变得更强。

随着我们的每一次呼吸，生命的神奇魔力也就一点一点展现在我们眼前。

尾声：最后一口气

这地方一切都还是老样子。地毯还是那块破旧的波斯地毯，油漆斑驳的窗户还是风一吹就作响。柴油货车从佩吉大街呼啸而过，昏黄的街灯照亮了扬尘。甚至还能见到几张老面孔："劳改犯""锅盖头"，还有那位说话带着东欧某国口音的金发女士。我找到窗边角落的老位子，坐了下来。

十年前，我踏入这间屋子，感受到了呼吸的无限可能。这十年里，我去了许多地方，做了许多研究，还亲身参与了许多实验。这十年里我认识到，呼吸裨益良多，呼吸高深莫测。然而，呼吸也不是万能的。

几个月前，这一点更清楚了，令人颇感不安。当时我在俄勒冈州的波特兰做讲座，讲座主题就是和本书有关。讲座结束后我走到大厅和一位朋友说话，这时有位女士走上前来，眼睛圆睁，双手颤抖。她告诉我她母亲刚确诊肺动脉栓塞，急需借助呼吸法清除肺部的血栓。

几周后在飞机上，邻座一位女士看到我的电脑屏幕上的颅骨照片，问我是研究什么的。我回答她之后，她说她有个朋友有严重的饮食功能失调、骨质疏松，还得了癌症，没办法治了。她问我能否给她介绍个呼吸法，好让她的朋友重返健康。

我对她俩说的话，此时此刻我也希望我的读者能明白：呼吸和任何治疗、任何药物一样，不是包治百病的。不管是快呼吸还是慢呼吸还是闭气，都不可能使栓塞消失。不管是鼻呼吸还是长呼气，遗传性神经肌肉病的发生都是不可逆转的。晚期癌症也同样无法靠呼吸治愈。这些严重的病情必须及时就医。

如果没有抗生素、疫苗接种，如果不是紧急关头有医生出手给我的淋巴结消炎，我绝对活不到今天。过去一百年来医学的发展挽救了无数生命，在世界的每个角落，人们的生活质量都因此提高了好几倍。

然而现代医学仍有其局限性。迈克尔·盖尔伯医生说："我是在和行尸走肉打交道。"盖尔伯是口腔外科医生和睡眠专家，从业三十余年。类似的话，我的岳父唐·斯托瑞医生也说过，他是一名拥有四十多年经验的肺科专家。几十位来自哈佛、斯坦福大学医学院的医学专家也对我说过同样的话。他们说，现代医学对于紧急状况下的修修补补非常管用，可一旦涉及轻缓的全身性疾病，如哮喘、头痛、精神压力和自身免疫性疾病这些困扰当今全体人类的问题，现代医学却束手无策。

不管用的是什么词句、什么方式，这些专家想表达的就是：如果一个中年人对医生说自己工作压力大，患有肠道激躁、抑郁、手指偶有麻痹感，是不会引起什么重视的——又不是肾衰竭。医生大概率会开点儿降压药、抗抑郁药就把病人打发走了。现代医生扮演的角色是“救火的人”，“冒点儿烟”他们是不管的。

这样的局面大家都不乐意看到：慢性轻症的治疗需要花费的时间、需要得到的支持医生都不具备，医生不乐意；病症程度没有危及生命，得不到期待的重视，病人只能接受，病人也不乐意。

为什么那么多人，那么多医学研究人员会想到在呼吸中寻求帮助，我觉得这是原因之一。

和种种东方医学一样，呼吸法最适合作为“治未病”的手段，让身体保持平衡，让微恙不至于酿成重疾。就算失衡偶尔发生，呼吸也能帮助我们重拾和谐。

“对生命系统六十多年的研究让我深信，尽管人体疾病五花八门，但我们远比我们想象的要完善。”诺贝尔奖得主阿尔伯特·森特-哲尔吉写道，“人体的缺陷与其说是天生使然，还不如说是我们后天滥用造成的。”

森特-哲尔吉所说的“自作孽”，也就是人类学家罗伯特·克鲁契尼所说的“文明病”。致死率最高的疾病，绝大多数由我们的饮食、居住环境和工作环境造成：糖尿病、心脏病、脑卒中等，都是人类文明的产物。

尽管的确有一部分人对某些疾病存在易感基因，但这并不意味着我们没有逆天改命的可能。基因能被激活，也能被冻结。究竟是被激活还是冻结，取决于环境的变量。改善饮食、增强锻炼，在居住环境和工作环境中消除毒素、排除应激原，对于大部分现代慢性疾病的预防与治疗都能产生深远的影响。

呼吸便是其中至关重要的变量。十年来的经验告诉我，每天通过我们肺部的13.6千克空气，以及我们细胞每天所消耗的0.77千克氧，其重要性和饮食锻炼不相上下。呼吸是健康的一大支柱，只是常常被忽视了。

“如果要我把对健康生活的建议浓缩成一条，那这条建议非常简单，就是学会更好地呼吸。”大名鼎鼎的安德鲁·威尔医生如是说。

在这个广无边际的领域中，尽管仍有无数的未知之事等待学者们去探索，但对于什么是“更好的呼吸”，目前的共识还是不少的。

下面我就简单地概括一下。

闭嘴

斯坦福大学的实验结束后两个月，内亚克医生的实验室将为期20天的试验结果发到了我和奥尔森的邮箱。最关键的结论我们其实已经了解了：口呼吸万万使不得。

仅仅持续了240个小时的口呼吸，我们的儿茶酚胺类压力激素水平急剧上升，显示身体处于生理和心理的双重压迫中。此外，某种类白喉棒状杆菌群感染了我的鼻腔。如果口呼吸再持续几天，感染症状就会引起鼻窦炎的全面爆发。与此同时，我的血压突破了天际，心率变异性跌到谷底。奥尔森的情况和我毫无二致。

每天晚上，未经加压、未经过滤的空气源源不断从我俩张大的嘴巴进进出出，咽喉的软组织塌陷越来越严重，以至于我俩都出现了长时间的睡眠窒息症状。我们开始打鼾。几天之后，窒息症状发展成了睡眠呼吸暂停。倘若当时我们再不及时改变呼吸方式，大概率将会出现慢性鼾症及阻塞性睡眠呼吸暂停，高血压、代谢问题和认知障碍也会随之而来。

也有些数据保持了原来水平，比如血糖就没有受到影响。血液细胞数量和离子钙以及其他大部分血液指标都没有发生变化。

甚至还有些小惊喜。我的血液乳酸浓度，一种无氧呼吸指标，在口呼吸过程中竟然下降了，也就是说使用了更多需要消耗氧气的能量。这种情况与大多数健身专家的认知是相反的。（奥尔森的血液乳酸浓度略有升高。）我轻了差不多1千克，多半是因为口呼吸造成的水分流失。不过，听我一句：假期吃胖了的话，绝对不推荐用口呼吸的方式减肥。

疲倦、易怒、暴躁、焦虑，没完没了。呼吸不畅快、上厕所也不畅快、迷糊、愣神、胃痛，难受极了。

人类身体经过演化，得以通过两个路径呼吸，自有其原因。我们的生存概率因此提高了，一旦鼻子堵塞，口腔就会作为后备换气系统顶上。无论是斯蒂芬·库里扣篮前的大口呼吸，还是小朋友发烧时的气喘吁吁，或是你和朋友聊天时的放声大笑，这些口呼吸都是暂时的，对健康没有长期影响。

但慢性、长期的口呼吸就是另一码事了。我们的身体，不管是在白天还是在夜里，都不具备连续几个小时处理原生态空气的功能。口呼吸不应是一种常态。

鼻呼吸

我和奥尔森摘掉鼻塞和胶布的当天，血压回落，二氧化碳水平回升，心率恢复正常。打鼾的情况减少到口呼吸阶段的九分之一，原来是一晚上打鼾几个小时，鼻呼吸后只出现几分钟。不出两天，我俩睡觉就完全不打鼾了。我鼻腔内的感染很快不治而愈。仅仅通过鼻呼吸，我和奥尔森就医好了自己的毛病。

斯坦福大学嗓音与吞咽研究中心的语音语言病理学家安·科尔尼对我们的数据也深以为然，因为她自己也经历过克服口呼吸、缓解鼻腔阻塞的过程。我在撰写这本书的时候，她也正在整理自己的研究，这个研究长达两年，通过500名调查对象来研究睡眠胶带治疗鼾症和睡眠呼吸暂停的效果。

鼻呼吸的裨益不仅体现在睡眠上。我在健身单车上的成绩也提升了10%（奥尔森略少，约5%），虽然对比运动训练专家约翰·杜亚尔的数据相形见绌。但我相信，对于运动员来说，谁不希望比对手强哪怕1%，更何况是10%呢？

就我个人体验而言，在历经了十天的阻塞后，鼻腔的头几次呼吸简直太爽了，无比提气，差点儿让我流下泪来。我想起了那些空鼻症患者，当得知自己别无选择、只能通过口腔呼吸时，他们是那样绝望；我想起了那些长期忍受慢性过敏和鼻腔阻塞的儿童患者，医生告诉他们小孩儿都这样，很正常；还有许许多多的成年人，误以为睡觉时的窒息仅仅是自然衰老过程的一部分。

他们的痛楚我感同身受，同时我也很庆幸自己从苦海上岸，得以呼吸自由的空气。这段经历无法从我的记忆中删去，也断断不会在我的余生重现。

呼气

卡尔·斯托半个世纪的教学重点都在如何呼尽空气，以为吸气争取更多空间。他的训练目标是将呼气过程放慢，在此过程中，让违背生物学原理的奇迹成为可能：放弃治疗的肺气肿病人几近痊愈，歌剧演员拥有了更洪亮的嗓音和更好的音色，哮喘病人不再发作，奥运短跑选手屡屡夺金。

充分地呼气听起来没什么特别，却鲜少有人去尝试。对大多数人而言，每一次呼吸所调动的肺活量仅仅是一小部分，这样一来，我们的呼吸就变得高频低效。健康呼吸的第一步就包括放慢呼吸的节奏，让横膈的上下活动幅度增大一点儿，将肺部空气呼尽之后再吸下一口。

“协调的呼吸模式和起伏的呼吸模式之间的区别，就好比一个以峰值效率运行，另一个佛系躺平。”斯德奥在20世纪60年代这样写道，“虽然‘引擎’并不一定需要时时处在最佳状态，可最佳状态能带来最佳表现。”

咀嚼

无论是巴黎乱葬坑的几百万具古人遗骸，还是莫尔顿馆藏的几百个工业文明前人类颅骨，它们都有三个相似点：巨大的鼻窦、强健的下颏和整齐的牙齿。可以说18世纪前生活在地球上的人类都具备这些特质，正是因为他们要进行大量的咀嚼。

和我们身体的其他骨骼不同，面部骨骼的生长并不会到二十多岁时结束，而是能够持续伸展重塑到我们七十岁以上。这就意味着我们可以对口腔的空间和形状施加影响，基本上在任何年龄段都能通过这个手段改善呼吸。

想实现这点的话，首先不能吃那些太松软的食物，那些质地松软、加工过度的食物。我们的饮食应当更粗糙、更原生态、更健康，换句话说，也就是我们的祖先吃的那些东西。每天还要花一两个小时在咀嚼上，咀嚼之外，平时要注意将嘴唇闭拢，上下牙齿轻轻触碰，舌头贴于上颚。

（偶尔）多

自从那次在内华达山脚路边公园见了查克·麦基后，他开设了免费拙火网课。每周一晚上，我都会和几十名来自世界各地、想要成为“暴风中心”的同学一起上课。

过去几十年，过度呼吸的口碑很差，不是没道理：身体接受的氧气如果超出需求，从肺部到分子层面都会受到损伤。如今大部分人都在过度呼吸，只是没有意识到而已。

不过，有意识地进行短时间高强度的过度呼吸，却能对身体产生强大的疗愈效果。“不破不立。”麦基是这么对我说的。不管是拙火、净化呼吸法，还是调息法，都是通过对身体刻意施压，使它重新振作起来，在之后的全天时间都能正常运行。有意识的过度呼吸能让我们驾驭自主神经系统和自身机体，而不是由自主神经系统和自身机体来驾驭我们。

屏息

体验二氧化碳疗法几个月后的一天，我在家翻阅周日的报纸，翻到讣告栏时发现唐纳德·克莱恩博士去世了。克莱恩是位精神病学家，多年来一直致力于研究中枢化学感受器适应性、二氧化碳和焦虑之间的关系。克莱恩以90岁高龄去世。贾斯汀·费恩斯坦正是在他的启发下展开了图尔萨的国家资助项目。

我给费恩斯坦发邮件，告诉了他这个消息。费恩斯坦极为悲痛，他说他本来还想近几个礼拜联系克莱恩，同他探讨一个“极具变革性的发现”。

这个发现就是，我们大脑两侧的杏仁核不但能主导对恐惧等情绪的感知，还能控制我们呼吸的方方面面。癫痫患者脑部该区域受到电极刺激后，呼吸会立即停止。患者们对此毫无知觉，而且停止呼吸后很长一段时间体内的二氧化碳水平升高，似乎也并不会使他们产生反应。

中枢化学感受器和杏仁核之间的交互是双向的：每一天、每一时、每一刻，两者一直在交换信息、调节呼吸。交互一旦中断，混乱便接踵而至。

费恩斯坦认为，焦虑症患者在脑部这一区域的信息交换可能存在问题，导致他们常常呼吸中断而不自知。只有当二氧化碳在体内大量积聚后，他们的中枢化学感受器才启动，向大脑发送紧急指令：立即进行呼吸。这样一来，病人会条件反射地挣扎，恐慌就此产生。

久而久之，为了避免这些突如其来的发作，患者的身体适应了长时间的警备状态，那就是通过过度呼吸来使体内二氧化碳保持尽可能低的水平。

“焦虑症患者的症状完全是一种本能反应——他们只是在应对身体的突发状况。”费恩斯坦说，“焦虑症的根源很有可能根本不是心理问题。”

不过费恩斯坦声明，一切还仅仅处于理论阶段，需要严密的测试来验证，这也是未来几年他的研究重点。如果他的猜测正确，那我们就会明白为什么恐慌、焦虑等与恐惧有关的病症很少能通过药物治疗，而循序渐进的呼吸疗法却能起效。

呼吸方法的重要性

自从在斯坦福大学的实验中豪掷千金后，我和奥尔森隔几个礼拜就会联系一下。我俩从不会无话可聊。刚过完50岁生日时，他对我说："我从没感到如此精力充沛、心无旁骛！"奥尔森是个严格意义上的呼吸学家：无师自通、自学成才。他的全部动力来自一种感觉：最基本的事实近在眼前，我们却选择一叶障目。

去了那么多地方，做了那么多研究之后，我觉得健康、幸福乃至长寿的本源，凝聚在一条定理、一个等式中。说起来略惭愧，我用了十年时间才领悟到，我也知道写下来显得十分单薄。不过，我们不要忘记，大自然有时直白易懂，有时却让人难以捉摸。

在我看来，健康的呼吸方式应该是这样的：吸气约5.5秒，呼气约5.5秒。也就是每分钟5.5个呼吸周期，空气总量约5.5升。

试试花几分钟甚至几个小时练习一下这样的呼吸方式。毕竟峰值效率多多益善。

奥尔森告诉我，他在研制一些小工具，借助这些工具，我们能够以完美的频率进行呼吸——呼吸得更慢，呼吸得更少。比如，他的"呼吸商"（Breath IQ）开发已近大功告成。"呼吸商"是一个便携设备，用来监测呼出气体中的一氧化氮、二氧化碳和氨等化学物质的含量。除了这个，还有其他各种模仿完美呼吸的小东西，什么二氧化碳服、二氧化碳帽，等等。

在我家附近有个叫尖塔（Spire）的创业公司，搞了一款监测呼吸频率的跟踪器，每当呼吸速度过快或不连贯时就会发出警报。在健美界，Expand-a-Lung等品牌的呼吸阻力训练面罩和咬嘴也成为爆款。

不知不觉间，慢呼吸、低通气、鼻呼吸、长呼气都会和很多其他东西一样成为巨大的商机。但是也别忘了，无须借助任何设备的徒手方法一样好用，电池、Wi-Fi、头带、智能手机……都不需要，既不用花费金钱，也不必花费很多时间和精力。这是我们的远古先祖25亿年前就具备的功能，也是我们人类几十万年来通过自己的嘴唇、鼻子和双肺不断提高的技能。

在大部分的时间里，它对我来说就像是伸懒腰，坐得太久，或是神经紧绷太久之后，我通过它来抖擞精神。而当我需要补充元气的时候，我来到这里，来到这座位于海特-阿什伯里的维多利亚式老建筑，坐到嘎吱作响的窗边，坐到十年前初次遇见的净化呼吸法练习者中间。

屋子已经坐满了。我们二十个人围成一圈，脖颈放松，膝上盖了毛毯。老师按下墙上的开关，调暗了灯光，窗外的街灯在地板上投出了长长的影子。黑暗中，老师对我们的到来表示欢迎。他捋了捋刘海，调了调录音机，按下播放键。我们开始了呼吸，第一次，接着第二次。

海浪向我袭来，将我冲刷到岸上，随即掉转方向，从我身上退回，重返大海。

致谢

人体是个复杂的研究对象。人体如何从空气中获取能量、处理能量和摄入能量，空气如何影响我们的大脑、骨骼、血液、脏器等诸多方面，要怎么去理解，怎么去描述，又是另一个难以驾驭的学科。这是过去几年来我渐渐领悟到的。

在这披荆斩棘的征程中，肺科专家学者为我献出了他们的时间、智慧、经验和耐心。在此我要感谢斯坦福大学耳鼻咽喉头颈外科中心的加亚卡·内亚克博士，从一台10小时的脑部手术中抽出时间为我做内窥镜检查，在餐厅边吃沙拉边向我解释鼻毛、蝶骨和皮脂腺（同时也非常感谢内亚克博士的实验室助理妮可·波查德和萨奇·多拉奇亚为我收拾鼻黏膜分泌物）。我要感谢玛丽安娜·埃文斯博士，让我了解了演化失调的概念，还开豪车带我在费城兜风。无数个月来，西奥多·贝尔福博士与斯科特·西蒙内蒂博士和我吃了无数顿饭，聊了咀嚼压力和一氧化氮的无数奇效，同时也聊了意大利葡萄酒的无数奇效。桂冠脑科学研究所的贾斯汀·费恩斯坦博士放下他在美国国立卫生研究院实验室的工作，给我上了一堂精彩的脑科学、杏仁核和二氧化碳致恐效果的课。

拜下列“呼吸学异见分子”所赐，我得以从几十种著作、访谈和学术论文（不瞒大家说，还是带注解的那种）中引证据义：迈克尔·盖尔伯博士，马克·伯恩博士，史蒂文·林博士，凯文·博伊德博士，伊拉·派克曼博士，加州大学和旧金山低氧研究实验室的约翰·费纳博士，阿尔伯特·爱因斯坦医学院耳鼻咽喉科的史蒂文·朴博士，哈佛大学医学院BIDMC医学中心肺科、重症监护及睡眠医学部的阿密特·阿南德博士，斯坦福大学嗓音与吞咽研究中心语言病理学家安·科尔尼博士，以及古道热肠、铁齿铜牙的缪医生父子，我不会遗漏他俩。

一大批无师自通、自学成才的“呼吸学者”向我敞开大门的同时，也向我吐露了真正的“肺腑”之言，让我亲眼见到真实世界里真实的人们是如何让呼吸法改变生活的。我在此感谢冰人呼吸疗法（Iced Viking Breathworks）的查克·麦基三世，混合呼吸法（MDH Breathing Coordination）的琳恩·马丁，全美呼吸中心（The Breathing Center）的萨沙·亚科夫列娃，德罗斯方法派（DeRose Method）的路易斯·塞尔吉奥·阿尔瓦雷斯·德罗斯、约翰·考斯韦·奇森霍尔及艾杜安·皮内罗，修心养性俱乐部（Mind Body Climb）的扎克·弗莱彻，以及泰德·潘瑟。我还要用法语感谢至今名字仍不得而知的神秘“地下党”，是她们在蒙巴纳斯公墓地下为我带路，让我的牛仔裤蒙上千年人骨的粉尘。还要感谢马克·哥特林为我提供全套睡眠和运动监测设备，感谢伊丽莎白·阿斯克将她豪华的巴黎公寓借我暂住一个月之久。

对于我的"鼻友"安德斯·奥尔森，用瑞典语说一句非常感谢显得过于单薄。作为呼吸学者，奥尔森可谓废寝忘食，不好好在瑞典欢度仲夏节，却跑到潮湿的旧金山，整整一个月里，鼻子里堵着硅胶塞，手指上夹着脉搏血氧仪，嘴唇上粘着胶带。谢谢你，奥尔森，下次我们试试把两只耳朵堵上？

呼吸是一门失传的技艺、一门尘封的科学，依我最初的想法，我要把与之相关的每一个细节都探究一遍，可我却被淹没在了信息的海洋中。和其他作者的作品一样，我写这本书也是旷日持久，如果说有一种西西弗斯推石上山的感觉也不为过。

善良、干练又幽默的考特尼·扬是Riverhead出版公司负责本书的编辑，她把我洋洋洒洒27万字晦涩难懂的冗言赘语提炼成现在你手头这本更易理解的小部头。Levine Greenberg Rostan版权代理公司的丹尼埃尔·斯韦特科夫，是为我保驾护航的版权代理人，不仅对我的怨言微词有电必回——相信我，他们那一行找不出这种人——还和我并肩打磨遣词造句，虽冷酷，却到位（斯韦特科夫的支持随时在线，其价值对我来说是不可估量的，或者说，至少远远不止那些版税）。还有阿莱克斯·赫德，用我能看得懂的连体手写字，不厌其烦地删改不计其数的纸质文稿（浪费了你那么多周末，抱歉了，阿莱克斯）。另外，我也要感谢英国企鹅出版集团的丹尼尔·克鲁，在此书写作的过程中给予我的宝贵建议和真诚鼓励。

本书尚具雏形时，最早的几位读者提出了弥足珍贵的编辑意见，你们的付出我感激不尽。感谢细致入微的亚当·菲舍尔；爱用感叹号的卡洛琳·保罗；兴致盎然的马修·扎普鲁德；小心谨慎的迈克尔·施里兹佩克；不由分说的理查德·劳；能屈能伸的朗恩·佩纳以及冷面热心的杰森·迪伦。下次有任何需要请尽管打电话给我。

我杰出的研究助理兼资料核查员帕特里西亚·普利泽鲁卡，需要在几百篇学术论文中搜索信息，感受一下类似这样的标题：《作为术前自体储血指标的红细胞生成与血小板生成相关性》《呼吸训练诱导下氧合作用对2型糖尿病及肾功能障碍患者心血管自身免疫障碍的快速逆转作用》，然后，这还没完，她还得在终稿里把这些佶屈聱牙的话一个字母一个字母地进行复查。谢谢你，帕特里西亚，感谢你一丝不苟的精神和无懈可击的语法。

最后，当然，感谢我可爱的妻子凯蒂·斯托瑞，因为有你，无论是我小小的办公室里，还是我纷扰的生活里，空气永远清新，而且常常带着尤加利叶的香味。Vi ĉiam spiras freŝan aeron, varma hundo（世界语，意为“你的呼吸总是清新，温暖的小狗”）。

在旧金山力学研究所图书馆陈列魏玛时期艺术图书的那几个书架之间，在巴黎的美国图书馆，在人口数仅有103人的加利福尼亚沃尔凯诺市老天主教公墓边上一间红门小屋的厨房餐桌上，这本书诞生了。

注释

读者可访问mrjamesnestor.com/breath，来获取完整的参考书目及随时更新的详细注释。

行气玉佩铭：*Primordial Breath: An Ancient Chinese Way of Prolonging Life through Breath Control,* vol. 1, *Seven Treatises from the Taoist Canon, the Tao Tsang, on the Esoteric Practice of Embryonic Breathing,* trans. Jane Huang and Michael Wurmbrand, 1st ed. (Original Books, 1987), 3。

前言

4 **掌握呼吸的技艺**：我在第一本拙作中探讨过自由潜水以及人类与海洋的关系，详见《深海》(白夏译，北京联合出版公司，2016)。

5 **道家著作**：*The Primordial Breath: An Ancient Chinese Way of Prolonging Life through Breath Control, vol. 1, Seven Treatises from the Taoist Canon, the Tao Tsang, on the Esoteric Practice of Embryonic Breathing,* trans. Jane Huang and Michael Wurmbrand, 1st ed. (Original Books, 1987); Christophe André, "Proper Breathing Brings Better Health," *Scientific American,* Jan. 15, 2019; Bryan Gandevia, "The Breath of Life: An Essay on the Earliest History of Respiration: Part II," *Australian Journal of Physiotherapy*16, no. 2 (June 1970): 57–69。

6 **道家有云**：*The Primordial Breath,* 8.

6 **对此都不以为然**：在1998年12月的《新共和》(*The New Republic*）杂志上，《新英格兰医学杂志》(*The New England Journal of Medicine*）的编辑认为，健康决定我们如何呼吸，而我们如何呼吸对健康没有影响。在特蕾莎·黑尔(Teresa Hale）的著作*Breathing Free: The Revolutionary 5-Day Program to Heal Asthma, Emphysema, Bronchitis, and Other Respiratory Ailments* (New York: Harmony, 1999)的序言中，美国营养学院、美国内科医师学院会员里奥·加兰德医生(Dr. Leo Galland）准确描述了我们呼吸的

方式如何直接影响健康。我在为本书进行初步研究以及随后与教授、医生、其他医学领域人士的交谈期间，找到了好几份相关的介绍，加兰德的便是其中之一。

第1章 最不会呼吸的动物

15 牙弓和鼻窦: Karina Camillo Carrascoza et al., "Consequences of Bottle-Feeding to the Oral Facial Development of Initially Breastfed Children," *Jornal de Pediatria* 82, no. 5 (Sept.–Oct. 2006): 395–97。

15 增加了……发生的风险: 一项对7300多名成年人的回顾性研究表明，每掉一颗牙，阻塞性睡眠呼吸暂停的风险就会增加2%。若拔掉5～8颗牙，风险会升高到25%；拔掉9～31颗牙齿则会增加至36%。而牙齿全被拔掉的病人罹患睡眠呼吸暂停的概率要比常人高60%。Anne E. Sanders et al., "Tooth Loss and Obstructive Sleep Apnea Signs and Symptoms in the US Population," *Sleep Breath* 20, no. 3 (Sept. 2016): 1095–102. Related studies: Derya Germeç-Çakan et al., "Uvulo-Glossopharyngeal Dimensions in Non-Extraction, Extraction with Minimum Anchorage, and Extraction with Maximum Anchorage," *European Journal of Orthodontics* 33, no. 5 (Oct. 2011): 515–20; Yu Chen et al., "Effect of Large Incisor Retraction on Upper Airway Morphology in Adult Bimaxillary Protrusion Patients: Three-Dimensional Multislice Computed Tomography Registration Evaluation," *The Angle Orthodontist* 82, no. 6 (Nov. 2012): 964–70。

16 25 000的7次方: Simon Worrall, "The Air You Breathe Is Full of Surprises," *National Geographic,* Aug.13, 2012,https://www.nationalgeographic.com/news/2017/08/air-gas-caesar-last-breath-sam-kean。

17 其中大约有一半: 有关用嘴呼吸的估计比较模糊，在5%～75%。巴西的两项独立研究表明，超过50%的儿童用嘴呼吸，但实际比例可能更高。Valdenice Aparecida de Menezes et al., "Prevalence and Factors Related to Mouth Breathing in School Children at the Santo Amaro Project—Recife, 2005," *Brazilian Journal of Otorhinolaryngology* 72, no. 3 (May–June 2006): 394–98; Rubens Rafael Abreu et al., "Prevalence of Mouth Breathing among Children," *Jornal de Pediatria* 84, no. 5 (Sept.-Oct. 2008): 467–70; Michael Stewart et al., "Epidemiology and Burden of Nasal Congestion," *International Journal of General Medicine* 3 (2010): 37–45; David W. Hsu and Jeffrey D. Suh, "Anatomy and Physiology of Nasal Obstruction," *Otolaryngologic Clinics of North America* 51, no. 5 (Oct. 2018): 853–65。

18 造成鼻腔阻塞的原因: "Symptoms: Nasal Congestion," Mayo Clinic, https://www.mayoclinic.org/symptoms/nasal-congestion/basics/causes/sym-20050644。

18 当嘴部……发展不足时: Michael Friedman, ed., *Sleep Apnea and Snoring: Surgical and Non-Surgical Therapy,* 1st ed. (Philadelphia: Saunders/Elsevier, 2009), 6。

21 40亿年前: Keith Cooper, "Looking for LUCA, the Last Universal Common Ancestor," Astrobiology at NASA: Life in the Universe, Mar. 17, 2017, https://astrobiology.nasa.gov/news/looking-for-luca-the-last-universal-common-ancestor/.

22 **大气中的氧聚积**：“New Evidence for the Oldest Oxygen-Breathing Life on Land,” ScienceDaily, Oct. 21, 2011, https://www.sciencedaily.com/releases/2011/10/111019181210.htm。

22 **能量多达……16 倍**：S. E. Gould, “The Origin of Breathing: How Bacteria Learnt to Use Oxygen,” *Scientific American,* July 29, 2012, https://blogs.scientificamerican.com/lab-rat/the-origin-of-breathing-how-bacteria-learnt-to-use-oxygen。

24 **牙齿……齐整**：并非所有的头骨化石都有牙。但埃文斯和博伊德根据下巴和牙洞的形状能判断出其牙齿非常整齐。

25 **哈佛大学……丹尼尔·利伯曼**：他指出，“如果我们不治疗某种失配性疾病的病因，而是把引起该病的环境因素继续传递下去，使得该病保持流行甚至更糟，那么就会形成一个殃及数代人的恶性反馈回路”，并称之为“进化不良 ”。“当我们的身体对环境变化中那些过多、过少或过新的刺激适应不足，出现进化失配导致的疾病或损伤时，恶性循环就开始了”。读者可进一步参阅利伯曼的著作《人体的故事：进化、健康与疾病》（蔡晓峰译，浙江人民出版社，2017）。另见 Jeff Wheelwright, “From Diabetes to Athlete’ s Foot, Our Bodies Are Maladapted for Modern Life,” *Discover, Apr.* 2, 2015, http://discovermagazine.com/2015/may/16-days-of-dysevolution。

26 **用来切割羚羊的舌头**：Briana Pobiner, “The First Butchers,” *Sapiens,* Feb. 23, 2016, https://www.sapiens.org/evolution/homo-sapiens-and-tool-making。

26 **松软处理的食物**：Daniel E. Lieberman, *The Evolution of the Human Head* (Cambridge, MA: Belknap Press of Harvard University Press, 2011), 255–81.

26 **火烤后的食物**：例如，动物吃生鸡蛋时只能吸收其50%～60%的营养，但鸡蛋煮熟后再吃，营养吸收率可达90%。许多煮熟的植物、蔬菜和肉类亦然。Steven Lin, *The Dental Diet: The Surprising Link between Your Teeth, Real Food, and Life-Changing Natural Health* (Carlsbad, CA: Hay House, 2018), 35。

26 **80万年前**：可能更早。在肯尼亚的科比福拉（Koobi Fora），研究人员发现了160万年前有意生火的证据。Amber Dance, “Quest for Clues to Humanity’ s First Fires,” *Scientific American,* June 19, 2017, https://www.scientificamerican.com/article/quest-for-clues-to-humanitys-first-fires; Kenneth Miller, “Archaeologists Find Earliest Evidence of Humans Cooking with Fire,” *Discover,* Dec. 17, 2013, http://discovermagazine.com/2013/may/09-archaeologists-find-earliest-evidence-of-humans-cooking-with-fire。

26 **节约了更多能量**：我们的脑容量因为肠道变窄而增加了多少？没有什么确切说法，但肯定很客观。有关概述详见 Leslie C. Aiello, “Brains and Guts in Human Evolution: The Expensive Tissue Hypothesis,” Mar. 1997, http://www.scielo.br/scielo.php?script=sci_arttext&pid=S0100-84551997000100023。

27 **增加了50%**：哈佛大学生物人类学家理查德·兰厄姆（Richard Wrangham）对古人类的饮食进行过广泛研究。有关各种看法的介绍可参见Rachel Moeller, “Cooking Up Bigger Brains,” *Scientific*

American, Jan. 1, 2008, https://www.scientificamerican.com/article/cooking-up-bigger-brains。

27 **多瞧他一眼**: "Did Cooking Give Humans an Evolutionary Edge?" NPR, Aug. 28, 2009, https://www.npr.org/templates/story/story.php?storyId=112334465。

27 **垂直生长的鼻子**: Colin Barras, "The Evolution of the Nose: Why Is the Human Hooter So Big?" *New Scientist,* Mar. 24, 2016, https://www.newscientist.com/article/2082274-the-evolution-of-the-nose-why-is-the-human-hooter-so-big/; "Mosaic Evolution of Anatomical Foundations of Speech," Systematics & Phylogeny Section, Primate Research Institute, Kyoto University. Nishimura Lab, https://www.pri.kyoto-u.ac.jp/shinka/keitou/nishimura-HP/tn_res-e.html。

27 **呼吸道也就日渐狭窄**: "其鼻腔表面积大约是量表所示的一半，容积甚至只有预期的10%。事实上，人类鼻腔的体积几乎比预期的要小90%。" David Zwickler, "Physical and Geometric Constraints Shape the Labyrinth-like Nasal Cavity," *Proceedings of the National Academy of Sciences,* Jan. 26, 2018。

27 **制作衣物**: Colin Barras, "Ice Age Fashion Showdown: Neanderthal Capes Versus Human Hoodies," *New Scientist,* Aug. 8, 2016, https://www.newscientist.com/article/2100322-ice-age-fashion-showdown-neanderthal-capes-versus-human-hoodies/。

27 **纳莱迪人**: "Homo Naledi," Smithsonian National Museum of Natural History, http://humanorigins.si.edu/evidence/human-fossils/species/homo-naledi。

28 **鼻子会进化得更为扁平**: Ben Panko, "How Climate Helped Shape Your Nose," Smithsonian.com, Mar. 16, 2017, https://www.smithsonianmag.com/science-nature/how-climate-changed-shape-your-nose-180962567。

28 **更有利于呼吸**: Joan Raymond, "The Shape of a Nose," *Scientific American,* Sept. 1, 2011, https://www.scientificamerican.com/article/the-shape-of-a-nose。

28 **喉的位置变低**: 无论促使人类发展出语言能力是其驱动性因素还是仅仅是意外之喜，但无论如何，智人的喉部位置都下沉了。Asif A. Ghazanfar and Drew Rendall, "Evolution of Human Vocal Production," *Current Biology* 18, no. 11 (2008): R457–60, https://www.cell.com/current-biology/pdf/S0960-9822(08)00371-0.pdf; Kathleen Masterson, "From Grunting to Gabbing: Why Humans Can Talk," NPR, Aug. 11, 2010, https://www.npr.org/templates/story/story.php?storyId=129083762。

28 **音高和音量的变化**: 喉的位置变低对早期人类发展出复杂的口头语言有多大助益，是一个热议话题。没有什么确凿的说法，但如我所见，人类学家很乐意给出他们的意见。利伯曼，《人体的故事》; Ghazanfar and Rendall, "Evolution"。

29 **最容易因梗塞而窒息死亡**: 食物窒息在美国的意外死因中排第四，"为了把话说得更清楚，人类确实付出了沉重的代价"（利伯曼，《人体的故事》）。

30 **鼻腔的堵塞都可能引起**: Terry Young et al., the University of Wisconsin Sleep and Respiratory Research Group,

"Nasal Obstruction as a Risk Factor for Sleep-Disordered Breathing," *Journal of Allergy and Clinical Immunology* 99, no. 2 (Feb. 1997): S757–62; Mahmoud I. Awad and Ashutosh Kacker, "Nasal Obstruction Considerations in Sleep Apnea," *Otolaryngologic Clinics of North America* 51, no. 5 (Oct. 2018): 1003–1009。

第2章　口呼吸

34 使身体进入一种高压状态：这篇博文包含了43篇科学参考文献的详尽解释："鼻子知道：高强度运动中鼻腔呼吸的情况"。详见Adam Cap网站：https://adamcap.com/2013/11/29/the-nose-knows/。

37 都纷纷表示再也不用口呼吸：杜亚尔博士关于运动中鼻呼吸重要性的更多阐释，详见："Ayurvedic Fitness," John Douillard, PTonthenet, Jan. 3, 2007, https://www.ptonthenet.com/articles/Ayurvedic-Fitness-2783。

38 当氧气供应不足的时候：关于无氧和有氧能量的一个很好的简单解释：安德里亚·博尔特，"乳酸和乳酸盐的区别是什么？"详见：https://www.livestrong.com/article/470283-what-is-the-difference-between-lactic-acid-lactate/。

38 乳酸堆积：斯蒂芬·M.罗斯："为什么乳酸会在肌肉中积聚？为什么会引起疼痛？"详见*Scientific American,* Jan. 23, 2006, https://www.scientificamerican.com/article/why-does-lactic-acid-buil/。

38 高强度训练……很难承受：无氧衰竭及其相关的乳酸酸中毒并不总是由剧烈运动引发的。它也可以通过肝病、酒精中毒、严重创伤或其他剥夺身体有氧运动所需氧气的情况发生。Lana Barhum, "What to Know About Lactic Acidosis," *Medical News Today,* https://www.medicalnewstoday.com/articles/320863.php。

38 无氧代谢的肌肉纤维：人类的肌肉纤维是有氧和无氧纤维的交织混合物，而其他动物，如鸡，则具有有氧或无氧的整个肌肉系统。煮熟的鸡肉中的肉是黑色的，因为这些肌肉被用来提供有氧能量，并充满含氧血液；白肉是厌氧的，因此缺乏这些红色色素。Phillip Maffetone, *The Maffetone Method: The Holistic, Low-Stress, No-Pain Way to Exceptional Fitness* (Camden, ME: Ragged Mountain Press/McGraw-Hill, 1999), 21。

38 很快会停止工作：加州大学戴维斯分校长寿研究所主任瓦尔特·隆哥博士，提供了一些有趣的观点，详见：https://www.bluezones.com/2018/01/what-exercise-best-happy-healthy-life/。

38 37 兆：Eva Bianconi et al., *"An Estimation of the Number of Cells in the Human Body," Annals of Human Biology* 40, no. 6 (Nov. 2013): 463–71。

38 产生的能量是无氧代谢的16倍：实际数字计算得出，无氧呼吸产生的能量为每个葡萄糖分子2个ATP，有氧呼吸产生的能量为每个葡萄糖分子38个ATP。出于这个原因，大多数教科书说有氧能量比无氧能量增加了19倍。但大多数教科书没有说明的是ATP过程中的低效和浪费，通常需要消耗大约8个ATP。因此，一个更保守的估计是，有氧呼吸产生的能量为30～32 ATP，或者说大约是无氧呼吸产生能量的16倍。Peter R. Rich, "The Molecular Machinery of Keilin' s Respiratory Chain," *Biochemical Society Transactions* 31, no. 6 (Dec. 2003): 1095–105。

39 标准化的训练计划……弊大于利：偶尔要反对无氧运动。划船、举重和跑步都会对力量和耐力产生深远的影响。但为了有效，这些练习需要在更大的训练范围内进行，不能优先于有氧训练。高强度间歇训练之所以有效，是因为精心设计的计划是围绕着将绝大多数时间花在缓慢、温和的有氧运动上而制订的。作者兼健身教练布赖恩·麦肯齐（Brian MacKenzie）认为，高水平健身的关键是有效地结合有氧和无氧运动。*The Maffetone Method,* 56; Brian MacKenzie with Glen Cordoza, *Power Speed Endurance: A Skill-Based Approach to Endurance Training* (Las Vegas: Victory Belt, 2012), Kindle locations 462–70; Alexandra Patillo, "You' re Probably Doing Cardio All Wrong: 2 Experts Reveal How to Train Smarter," *Inverse,* Aug. 7, 2019, https://www.inverse.com/article/58370-truth-about-cardio?refresh=39。

39 用180减去年龄：患有心脏病或其他疾病的人应该从马费通方程中减去10；如果你患有哮喘、过敏或以前没有锻炼过，减去5；训练两年以上的竞技运动员，加上5。相当于我这个年龄的男性最大运动能力的80%左右。无氧呼吸状态通常达到80%，或者说在这个年龄段很难一口气说完一个完整的句子。"Know Your Target Heart Rates for Exercise, Losing Weight and Health," Heart.org, https://www.heart.org/en/healthy-living/fitness/fitness-basics/target-heart-rates; Wendy Bumgardner, "How to Reach the Anaerobic Zone during Exercise," VeryWellFit, Aug. 30, 2019, https://www.verywellfit.com/anaerobic-zone-3436576。

39 有氧阈值内所能承受的心率上限：Two thousand years ago, a Chinese surgeon named Hua Tuo prescribed only moderate exercise to his patients, warning them: "The body needs exercise, only it must not be to the point of exhaustion, for exercise expels the bad air in the system, promotes free circulation of the blood, and prevents sickness." The most efficient state of exercise where we reap the most benefits, Maffetone found, was around or below 60 percent of maximum capacity. The Cooper Institute, a research foundation that for 50 years has been studying the links between physical activity and chronic disease, has found that exercising at 50 percent leads to massive gains in aerobic fitness, improved blood pressure, prevention of various diseases, and more. Several other studies over the past several decades confirm this. Meanwhile, overexercising above 60 percent, toward that anaerobic zone, has been shown to induce a stress state, increased cortisol, adrenaline, and oxidative stress. Charles M. Tipton, "The History of 'Exercise Is Medicine' in Ancient Civilizations," *Advances in Physiology Education,* June 2014, 109–17; Helen Thompson, "Walk, Don' t Run," *Texas Monthly,* June 1995, https://www.texasmonthly.com/articles/walk-dont-run; Douillard, *Body, Mind,* and Sport, 205; Chris E. Cooper et al., "Exercise, Free Radicals and Oxidative Stress," *Biochemical Society Transactions* 30, part 2 (May 2002): 280–85。

40 一群恒河猴：Peter A. Shapiro, "Effects of Nasal Obstruction on Facial Development," *Journal of Allergy and Clinical Immunology* 81, no. 5, part 2

(May 1988): 968; Egil P. Harvold et al., "Primate Experiments on Oral Sensation and Dental Malocclusions," *American Journal of Orthodontics & Dentofacial Orthopedics* 63, no. 5 (May 1973): 494–508; Egil P. Harvold et al., "Primate Experiments on Oral Respiration," *American Journal of Orthodontics* 79, no. 4 (Apr. 1981): 359–72; Britta S. Tomer and E. P. Harvold, "Primate Experiments on Mandibular Growth Direction," *American Journal of Orthodontics* 82, no. 2 (Aug. 1982): 114–19; Michael L. Gelb, "Airway Centric TMJ Philosophy," *Journal of the California Dental Association* 42, no. 8 (Aug. 2014): 551–62; Karin Vargervik et al., "Morphologic Response to Changes in Neuromuscular Patterns Experimentally Induced by Altered Modes of Respiration," *American Journal of Orthodontics* 85, no. 2 (Feb. 1984): 115–24。

41 **给自身带来的变化**: Yu-Shu Huang and Christian Guilleminault, "Pediatric Obstructive Sleep Apnea and the Critical Role of Oral-Facial Growth: Evidences," *Frontiers in Neurology* 3, no. 184 (2012), https://www.frontiersin.org/articles/10.3389/fneur.2012.00184/full; Anderson Capistrano et al., "Facial Morphology and Obstructive Sleep Apnea," *Dental Press Journal of Orthodontics* 20, no. 6 (Nov.–Dec. 2015): 60–67。

41 **我们的体貌特征**: 几项较优秀的研究, Cristina Grippaudo et al., "Association between Oral Habits, Mouth Breathing and Malocclusion," *Acta Otorhinolaryngologica Italica* 36, no. 5 (Oct. 2016): 386–94; Yosh Jefferson, "Mouth Breathing: Adverse Effects on Facial Growth, Health, Academics, and Behavior," *General Dentistry* 58, no. 1 (Jan.–Feb. 2010): 18–25; Doron Harari et al., "The Effect of Mouth Breathing versus Nasal Breathing on Dentofacial and Craniofacial Development in Orthodontic Patients," *Laryngoscope* 120, no. 10 (Oct. 2010): 2089–93; Valdenice Aparecida de Menezes, "Prevalence and Factors Related to Mouth Breathing in School Children at the Santo Amaro Project—Recife, 2005," *Brazilian Journal of Otorhinolaryngology* 72, no. 3 (May–June 2006): 394–98。

41 **帕特里克·麦吉沃恩**: Patrick McKeown and Martha Macaluso, "Mouth Breathing: Physical, Mental and Emotional Consequences," Central Jersey Dental Sleep Medicine, Mar. 9, 2017, https://sleep-apnea-dentist-nj.info/mouth-breathing-physical-mental-and-emotional-consequences/。

41 **季节性过敏来袭时**: W. T. McNicholas, "The Nose and OSA: Variable Nasal Obstruction May Be More Important in Pathophysiology Than Fixed Obstruction," *European Respiratory Journal* 32 (2008): 5, https://erj.ersjournals.com/content/32/1/3; C. R. Canova et al., "Increased Prevalence of Perennial Allergic Rhinitis in Patients with Obstructive Sleep Apnea," *Respiration* 71 (Mar.–Apr. 2004): 138–43; Carlos Torre and Christian Guilleminault, "Establishment

of Nasal Breathing Should Be the Ultimate Goal to Secure Adequate Craniofacial and Airway Development in Children," *Jornal de Pediatria* 94, no. 2 (Mar.–Apr. 2018): 101–3。

41 **睡眠呼吸暂停**：睡眠呼吸暂停和打鼾是常见的"难兄难弟"。呼噜声音越大，呼吸道受损就严重，人就越容易出现睡眠呼吸暂停。Farhan Shah et al., "Desmin and Dystrophin Abnormalities in Upper Airway Muscles of Snorers and Patients with Sleep Apnea," *Respiratory Research* 20, no. 1 (Dec. 2019): 31。

43 **闭口则得安眠**：Levinus Lemnius, *The Secret Miracles of Nature: In Four Books* (London, 1658), 132–33, https://archive.org/details/b30326084/page/n7; Melissa Grafe, "Secret Miracles of Nature," Yale University, Harvey Cushing/John Hay Whitney Medical Library, Dec. 12, 2013, https://library.medicine.yale.edu/content/secret-miracles-nature。

43 **流失40%的水分**：Sophie Svensson et al., "Increased Net Water Loss by Oral Compared to Nasal Expiration in Healthy Subjects," *Rhinology* 44, no. 1 (Mar. 2006): 74–77。

43 **在睡眠进入最深层的阶段**：Mark Burhenne, *The 8-Hour Sleep Paradox: How We Are Sleeping Our Way to Fatigue, Disease and Unhappiness* (Sunnyvale, CA: Ask the Dentist, 2015), 45。

43 **血管加压素**：Andrew Bennett Hellman, "Why the Body Isn' t Thirsty at Night," *Nature News,* Feb. 28, 2010, https://www.nature.com/news/2010/100228/full/news.2010.95.html。

44 **梅奥……报告**：2001年，匹兹堡大学的研究人员调查数百人后，发现一半人在患有失眠的同时，还患有睡眠呼吸暂停。接着，他们又对患有睡眠呼吸暂停的人进行调查，发现其中有一半患有失眠。多年后，一项发表在《梅奥医学中心学报》上的研究指出，通过对1200名慢性失眠症患者的调查发现，有900名患者都被医生开了某种助睡药物，包括抗抑郁药，但都遭遇了"药物治疗失败"。服用处方药的700多名患者报告说，他们的失眠非常严重，那些药物不但对他们无效，反而还让睡眠质量变得更差，而原因就是很多人的失眠并不是心理问题，而是呼吸问题。Barry Krakow et al., "Pharmacotherapeutic Failure in a Large Cohort of Patients with Insomnia Presenting to a Sleep Medicine Center and Laboratory: Subjective Pretest Predictions and Objective Diagnoses," *Mayo Clinic Proceedings* 89, no. 12 (Dec. 2014): 1608–20; "Pharmacotherapy Failure in Chronic Insomnia Patients," *Mayo Clinic Proceedings, YouTube,* https://youtube.com/watch ?v=vdm1kTFJCK4。

44 **成千上万……的同胞们**：Thomas M. Heffron, "Insomnia Awareness Day Facts and Stats," Sleep Education, Mar. 10, 2014, http://sleepeducation.org/news/2014/03/10/insomnia-awareness-day-facts-and-stats。

44 **呼吸沉重、轻微打鼾**：纪耶米诺指出，过分关注某些问题会混淆打鼾和睡眠呼吸暂停这个更大的麻烦。睡眠中产生的任何呼吸障碍，无论是呼吸暂停、打鼾、呼吸急促，甚至是最轻微的喉咙收缩，都可能对身体造成严重伤害。Christian Guilleminault and Ji Hyun Lee, "Does Benign 'Primary Snoring' Ever Exist

in Children?" *Chest Journal* 126, no. 5 (Nov. 2004): 1396–98; Guilleminault et al., "Pediatric Obstructive Sleep Apnea Syndrome," *Archives of Pediatrics and Adolescent Medicine* 159, no. 8 (Aug. 2005): 775–85。

44 **使我变得迟钝**: Noriko Tsubamoto-Sano et al., "Influences of Mouth Breathing on Memory and Learning Ability in Growing Rats," *Journal of Oral Science* 61, no. 1 (2019): 119–24; Masahiro Sano et al., "Increased Oxygen Load in the Prefrontal Cortex from Mouth Breathing: A Vector-Based Near-Infrared Spectroscopy Study," *Neuroreport* 24, no. 17 (Dec. 2013): 935–40; Malia Wollan, "How to Be a Nose Breather," *The New York Times Magazine,* Apr. 23, 2019。

44 **嘴巴呼吸为"逆气"**: *The Primordial Breath: An Ancient Chinese Way of Prolonging Life through Breath Control,* vol. 2, trans. Jane Huang and Michael Wurmbrand (Original Books, 1990), 31。

46 **这就是现状**: 有关咬合错位的统计数据各有差异。儿科牙医凯文·博伊德、医生兼睡眠专家达利斯·洛格马尼指出,"75% 的 6 ～ 11 岁儿童、89% 的 12 ～ 17 岁青少年,都有一定程度的咬合错位"。此外,约 65% 的成年人,包括那些已经做过牙齿矫正术的人,有一定程度的咬合错位。鉴于此,那没有接受治疗的成年人的实际人数应当要接近 90% 了。我找到的一些其他估算中,儿童的这个比例更高。一些介绍咬合错位的讲座(附参考资料)和深度访谈: Kevin L. Boyd and Darius Loghmanee, "Inattention, Hyperactivity, Snoring and Restless Sleep: My Child' s Dentist Can Help?!" presentation at 3rd Annual Autism, Behavior, and Complex Medical Needs Conference; Kevin Boyd interview by Shirley Gutkowski, Cross Link Radio, 2017, https://crosslinkradio.com/dr-kevin-boyd-2/; "Malocclusion," Boston Children' s Hospital, http://www.childrenshospital.org/conditions-and-treatments/conditions/m/malocclusion。

46 **45% 的成年人**: "Snoring," Columbia University Department of *Neurology,* http://www.columbianeurology.org/neurology/staywell/document.php?id=42066。

46 **25% 的人**: "Rising Prevalence of Sleep Apnea in U.S. Threatens Public Health," press release, American Academy of Sleep Medicine, Sept. 29, 2014。

46 **有 80%** : Steven Y. Park, MD, *Sleep, Interrupted: A Physician Reveals the #1 Reason Why So Many of Us Are Sick and Tired* (New York: Jodev Press, 2008), 26。

46 **一万年前**: 各年代对世界人口的估计: https://tinyurl.com/rrhvcjh。

47 **松弛拉长的面庞**: 多项研究都表明这类恢复在人身上是有可能的。20 世纪 90 年代,加拿大研究人员对 38 名患有慢性咽扁桃体肥大的儿童进行了面部和口腔尺寸的测量。咽扁桃体位于口腔顶部,功能主要是抵抗感染。咽扁桃体肥大时,孩子们几乎无法鼻呼吸,所以只能口呼吸,结果他们都有松弛拉长的脸庞。外科医生对一半儿童的咽扁桃体进行了切除,然后监测其面部尺寸。慢慢地,他们的脸恢复到了原来的位置:下颚前移,上颌骨外扩。Donald C. Woodside et al., "Mandibular and Maxillary Growth after Changed Mode of Breathing," *American Journal of Orthodontics and Dentofacial Orthopedics* 100, no. 1 (July 1991): 1–18;

Shapiro, "Effects of Nasal Obstruction on Facial Development," 967–68。

第3章　鼻子

52 嗅觉是……感觉官能: Interview with Dolores Malaspina, MD, professor of clinical psychiatry at Columbia University in New York; Nancie George, "10 Incredible Facts about Your Sense of Smell," EveryDay Health, https://www.everydayhealth.com/news/incredible-facts-about-your-sense-smell/。

53 增强记忆: Artin Arshamian et al., "Respiration Modulates Olfactory Memory Consolidation in Humans," *Journal of Neuroscience* 38, no. 48 (Nov. 2018): 10286–94; Christina Zelano et al., "Nasal Respiration Entrains Human Limbic Oscillations and Modulates Cognitive Function," *Journal of Neuroscience* 36, no. 49 (Dec. 2016): 12448–67。

54 是否有哮喘: A. B. Ozturk et al., "Does Nasal Hair (Vibrissae) Density Affect the Risk of Developing Asthma in Patients with Seasonal Rhinitis?" *International Archives of Allergy and Immunology* 156, no. 1 (Mar. 2011): 75–80.

54 印度外科医师: Ananda Balayogi Bhavanani, "A Study of the Pattern of Nasal Dominance with Reference to Different Phases of the Lunar Cycle," *Yoga Life* 35 (June 2004): 19–24。

54 鼻周期或鼻循环: 有时被称为"次昼夜节奏",意思是比昼夜节奏短的周期。

54 1895 年……首先提出: 有关鼻周期的详细报告,参见Alfonso Luca Pendolino et al., "The Nasal Cycle: A Comprehensive Review," *Rhinology Online* 1 (June 2018): 67–76; R. Kayser, "Die exacte Messung der Luftdurchgängigkeit der Nase," *Archives of Laryngology* 3 (1895): 101–20。

54 30 分钟至4 小时内: 这只是估计。有些研究表明,鼻周期在30分钟到2.5小时之间波动;另一些则认为,该周期可持续至4小时。Roni Kahana-Zweig et al., "Measuring and Characterizing the Human Nasal Cycle," *PloS One* 11, no. 10 (Oct. 2016): e0162918; Rauf Tahamiler et al., "Detection of the Nasal Cycle in Daily Activity by Remote Evaluation of Nasal Sound," *Archives of Otolaryngology–Head and Neck Surgery* 129, no. 9 (Feb. 2009): 137–42。

55 蜜月鼻炎: "Sneezing 'Can Be Sign of Arousal,'" BBC News, Dec. 19, 2008, http://news.bbc.co.uk/2/hi/health/7792102.stm; Andrea Mazzatenta et al., "Swelling of Erectile Nasal Tissue Induced by Human Sexual Pheromone," *Advances in Experimental Medicine and Biology* 885 (2016): 25–30。

55 鼻周期是怎么回事: Kahana-Zweig et al., "Measuring"; Marc Oliver Scheithauer, "Surgery of the Turbinates and 'Empty *Nose' Syndrome," GMS Current Topics in Otorhinolaryngology–Head and Neck Surgery* 9 (2010): Doc3。

55 睡眠时翻身: 此外,鼻周期似乎与深度睡眠的长短有关。A. T. Atanasov and P. D. Dimov, "Nasal and Sleep Cycle—Possible Synchronization during Night Sleep," *Medical Hypotheses* 61, no. 2 (Aug. 2003): 275–77; Akihira Kimura et al., "Phase of Nasal Cycle During

Sleep Tends to Be Associated with Sleep Stage," *The Laryngoscope* 123, no. 6 (Aug. 2013): 1050–55。

55 海绵体血管组织会产生炎症： Pendolino et al., "The Nasal Cycle"。

55 循环的频率也会升高： 在某些文化中，滞后的鼻循环被认为是疾病征兆。一个鼻孔堵塞8个小时以上，就意味着重病即将到来。如果单侧呼吸超过一天，死期也就不远了。但为什么？Ronald Eccles, "A Role for the Nasal Cycle in Respiratory Defense," *European Respiratory Journal* 9, no. 2 (Feb. 1996): 371–76; Eccles et al., "Changes in the Amplitude of the Nasal Cycle Associated with Symptoms of Acute Upper Respiratory Tract Infection," *Acta Otolaryngologica* 116, no. 1 (Jan. 1996): 77–81。

55 将更多血液输送到左脑： Kahana-Zweig et al.; Shirley Telles et al., "Alternate-Nostril Yoga Breathing Reduced Blood Pressure While Increasing Performance in a Vigilance Test," *Medical Science Monitor Basic Research* 23 (Dec. 2017): 392–98; Karamjit Singh et al., "Effect of Uninostril Yoga Breathing on Brain Hemodynamics: A Functional Near-Infrared Spectroscopy Study," *International Journal of Yoga* 9, no. 1 (June 2016): 12–19; Gopal Krushna Pal et al., "Slow Yogic Breathing Through Right and Left Nostril Influences Sympathovagal Balance, Heart Rate Variability, and Cardiovascular Risks in Young Adults," *North American Journal of Medical Sciences* 6, no. 3 (Mar. 2014): 145–51。

56 降低体温、血压： P. Raghuraj and Shirley Telles, "Immediate Effect of Specific Nostril Manipulating Yoga Breathing Practices on Autonomic and Respiratory Variables," *Applied Psychophysiology and Biofeedback* 33, no. 2 (June 2008): 65–75. S. Kalaivani, M. J. Kumari, and G. K. Pal, "Effect of Alternate Nostril Breathing Exercise on Blood Pressure, Heart Rate, and Rate Pressure Product among Patients with Hypertension in JIPMER, Puducherry," *Journal of Education and Health Promotion* 8, no. 145 (July 2019)。

56 负面情绪： 神经解剖学家吉尔·博尔特·泰勒（Jill Bolte Taylor）在2008年的TED演讲《中风顿悟》（My Stroke of Insight）中，对左右脑功能进行了动人又惊人的普及。截至我写书时，该演讲已经有2600多万次浏览。参见：https://www.ted.com/talks/jill_bolte_taylor_s_powerful_stroke_of_insight?language=en。

56 加州大学圣迭戈分校的研究者： David Shannahoff-Khalsa and Shahrokh Golshan, "Nasal Cycle Dominance and Hallucinations in an Adult Schizophrenic Female," *Psychiatry Research* 226, no. 1 (Mar. 2015): 289–94。

56 鼻孔轮替的方式： 一些在研究实验室进行的相关研究，已发表在《国际神经科学杂志》（International Journal of Neuroscience）、《神经回路前沿》（Frontiers in Neural Circuits）、《喉耳学杂志》（Journal of Laryngology and Otology）等杂志上。这些研究证明，左右鼻孔与特定的生物、精神官能存在明确联系。多项研究可参见：https://www.ncbi.nlm.nih.gov/pubmed/?term=alternate+nostril+breathing。

57 **帮助身体保暖，促进食物消化：** 瑜伽修行者吃完饭会左侧躺，用右鼻孔呼吸。因为他们相信，通过右鼻孔呼吸，以增加血流量和热量，有助于消化。几年前，费城杰斐逊医学院的研究人员对这一说法进行了验证，在不同日子里让20名健康受试者食用高脂肪食物，然后向右或左侧卧。那些被要求左侧卧（主要通过右鼻孔呼吸）的人胃灼热情况明显少于右侧卧的人，喉咙的酸度也低很多。他们又重复了一遍研究，得到的结果依然相同。右鼻孔呼吸让身体产生了额外的热量，只是有可能会影响消化的速度和效率，但可以肯定的是，这里面重力起到了很大作用。因为身体朝左侧卧时，胃和胰腺会处在更自然的位置，进而使得食物更易通过大肠。简而言之，就是让人觉得更舒服，消化效率更高。L. C. Katz et al., "Body Position Affects Recumbent Postprandial Reflux," *Journal of Clinical Gastroenterology* 18, no. 4 (June 1994): 280–83; Anahad O' Connor, "The Claim: Lying on Your Left Side Eases Heartburn," *The New York Times*, Oct. 25, 2010, https://www.nytimes.com/2010/10/26/health/26really.html; R. M. Khoury et al., "Influence of Spontaneous Sleep Positions on Nighttime Recumbent Reflux in Patients with Gastroesophageal Reflux Disease," *American Journal of Gastroenterology* 94, no. 8 (Aug. 1999): 2069–73。

58 **成年人鼻子内部：** 成年男性的鼻腔和四个副鼻窦的平均体积约为105.37立方厘米；女性要少16.39立方厘米。Inge Elly Kiemle Trindade, "Volumes Nasais de Adultos Aferidos por Rinometria Acústica," *Revista Brasileira de Otorrinolaringologia* 73, no. 1 (Jan./Feb. 2007)。

58 **所有海滩沙子：** 全世界所有海滩上的沙子加起来有2.5～10的10次方粒。与此同时，你刚刚吸入的空气中约含25的10次方个分子。Fraser Cain, "Are There More Grains of Sand Than Stars?," Universe Today, Nov. 25, 2013, https://www.universetoday.com/106725/are-there-more-grains-of-sand-than-stars/。

58 **阻挡侵袭：** 还有铜、镉。A. Z. Aris, F. A. Ismail, H. Y. Ng, and S. M. Praveena, "An Experimental and Modelling Study of Selected Heavy Metals Removal from Aqueous Solution Using Scylla serrata as Biosorbent," *Pertanika Journal of Science and Technology* 22, no. 2 (Jan. 2014): 553–66。

59 **第一道防线：** "Mucus: The First Line of Defense," ScienceDaily, Nov. 6, 2015, https://www.sciencedaily.com/releases/2015/11/151106062716.htm; Sara G. Miller, "Where Does All My Snot Come From?," Live Science, May 13, 2016, https://www.livescience.com/54745-why-do-i-have-so-much-snot.html; B. M. Yergin et al., "A Roentgenographic Method for Measuring Nasal Mucous Velocity," *Journal of Applied Physiology: Respiratory, Environmental and Exercise Physiology* 44, no. 6 (June 1978): 964–68。

59 **极其微小的纤毛：** Maria Carolina Romanelli et al., "Nasal Ciliary Motility: A New Tool in Estimating the Time of Death," *International Journal of Legal Medicine* 126, no. 3 (May 2012): 427–33; Fuad M. Baroody, "How Nasal Function Influences the Eyes, Ears, Sinuses, and Lungs," *Proceedings of*

the *American Thoracic Society* 8, no. 1 (Mar. 2011): 53–61; Irina Ozerskaya et al., "Ciliary Motility of Nasal Epithelium in Children with Asthma and Allergic Rhinitis," *European Respiratory Journal* 50, suppl. 61 (2017)。

59 **每秒16次**：温度越高，纤毛速度越快。J. Yager et al., "Measurement of Frequency of Ciliary Beats of Human Respiratory Epithelium," *Chest* 73, no. 5 (May 1978): 627–33; James Gray, "The Mechanism of Ciliary Movement. VI. Photographic and Stroboscopic Analysis of Ciliary Movement," *Proceedings of the Royal Society B: Biological Sciences* 107, no. 751 (Dec. 1930): 313–32。

59 **鼻孔近端的纤毛**：哭的时候，眼泪会流到鼻子里，泪水和鼻涕混在一起，使后者变得稀薄如水。这时，黏液无法再被纤毛抓住，只能随着重力往下，这就是流鼻涕。稠鼻涕更糟。乳制品摄入过多、过敏症、淀粉类食物等，都会增加鼻涕的黏稠度，进而导致纤毛放慢速度、不堪重负，最终停止摆动。这就是鼻子充血的原因。鼻塞时间越长，鼻子里积聚的微生物就越多，有时甚至会引发鼻窦炎或普通感冒。Olga V. Plotnikova et al., "Primary Cilia and the Cell Cycle," *Methods in Cell Biology* 94 (2009): 137–60; Achim G. Beule, "Physiology and Pathophysiology of Respiratory Mucosa of the Nose and the Paranasal Sinuses," *GMS Current Topics in Otorhinolaryngology–Head and Neck Surgery* 9 (2010): Doc07。

59 **鼻甲的不同区域**：Scheithauer, "Surgery of the Turbinates," 18; Swami Rama, Rudolph Ballentine, and Alan Hymes, *Science of Breath: A Practical Guide* (Honesdale, PA: Himalayan Institute Press, 1979, 1998), 45。

60 **公元前1500年左右**：Bryan Gandevia, "The Breath of Life: An Essay on the Earliest History of Respiration: Part I," *Australian Journal of Physiotherapy* 16, no. 1 (Mar. 1970): 5–11, https://www.sciencedirect.com/science/article/pii/S0004951414610850; Gandevia, "The Breath of Life: An Essay on the Earliest History of Respiration: Part II," *Australian Journal of Physiotherapy* 16, no. 2 (June 1970): 57–69, https://www.sciencedirect.com/science/article/pii/S0004951414610898?via%3Dihub。

60 **替人画像**：后面关于乔治·卡特林的细节、引言、描述摘自以下书籍：George Catlin, *North American Indians, ed.* Peter Matthiessen (New York: Penguin, 2004); Catlin, *The Breath of Life,* 4th ed., retitled *Shut Your Mouth and Save Your Life* (London: N. Truebner, 1870)。1870年版的Shut Your Mouth可免费下载，参见：https://buteykoclinic.com/wp-content/uploads/2019/04/Shut-your-mouth-Catlin.pdf。

61 **我穿行于美国大地**：Catlin, *Letters and Notes on the Manners, Customs, and Condition of the North American Indians* (New York: Wiley and Putnam, 1841), vol. 1, 206。

61 **唯一详尽的记载**：Peter Matthiessen, introduction to Catlin, *North American Indians,* vi。

61 **50个部落**：后来，人类学家理查德·斯特克尔（Richard Steckel）证实了卡特林的描述，宣称19世纪末平原部落的人是当时世界上最高的人。Devon Abbot

Mihesuah, *Recovering Our Ancestors' Gardens* (Lincoln: University of Nebraska Press, 2005), 47。

61 一口好牙: *Shut Your Mouth,* 2, 18, 27, 41, 43, 51。

63《生命的呼吸》: Reviewed in *Littell's Living Age* 72 (Jan.–Mar. 1862): 334–35。

63 活到了76岁: 到20世纪初时，卡特林几乎已被人遗忘。他的导师们，也就是大平原上的那些印第安人，几乎被消灭殆尽，原因包括天花、枪、强奸、奴役。剩下的那些只得借酒消愁。满头银发的曼丹人、肩宽膀阔的波尼人、温文尔雅的米纳特里人全消失了，而他们的呼吸技艺、知识也随之消失了。

64 始终用鼻子呼吸: 卡特林有关口鼻呼吸的论述发表几十年之后，弗吉尼亚塞勒姆的瑞吉斯山疗养院的内科主治医师华生（E. E. Watson）在弗吉尼亚医疗学会的年度会议上，宣布了口呼吸是结核病传播的罪魁祸首，"即使说我们75%的结核性喉炎病例都发生在口呼吸的人身上，也毫不夸张"。呼吸系统疾病对人口的影响并非随机，也不具有遗传性。本质上，华生想说的就是，某些疾病就是病人自找的。病人是口呼吸还是鼻呼吸，在很大程度上决定了身体是健康还是得病。E. E. Watson, "Mouth-Breathing," *Virginia Medical Monthly* 47, no. 9 (Dec. 1920): 407–8。

64 出版过一本专著: Mark Burhenne, *The 8-Hour Sleep Paradox: How We Are Sleeping Our Way to Fatigue, Disease and Unhappiness* (Sunnyvale, CA: Ask the Dentist, 2015)。

64 口呼吸会导致: J. E. Choi et al., "Intraoral pH and Temperature during Sleep with and without Mouth Breathing," *Journal of Oral Rehabilitation* 43, no. 5 (Dec. 2015): 356–63; Shirley Gutkowski, "Mouth Breathing for Dummies," *RDH Magazine,* Feb. 13, 2015, https://www.rdhmag.com/patient-care/article/16405394/mouth-breathing-for-dummies。

64 一个世纪来: "Breathing through the Mouth a Cause of Decay of the Teeth," *American Journal of Dental Science* 24, no. 3 (July 1890): 142–43, https://www.ncbi.nlm.nih.gov/pmc/articles/PMC6063589/?page=1。

64 导致鼾症: M. F. Fitzpatrick et al., "Effect of Nasal or Oral Breathing Route on Upper Airway Resistance During Sleep," *European Respiratory Journal* 22, no. 5 (Nov. 2003): 827–32。

64 其中一个好处: 在许多研究人员看来，一氧化氮对身体的重要性不亚于氧气和二氧化碳。Catharine Paddock, "Study Shows Blood Cells Need Nitric Oxide to Deliver Oxygen," *Medical News Today,* Apr. 13, 2015, https://www.medicalnewstoday.com/articles/292292.php; J. Lundberg and E. Weitzberg, "Nasal Nitric Oxide in Man," *Thorax* 54, no. 10 (Oct. 1999): 947–52。

64 氧气……提高18%: J. Lundberg, "Nasal and Oral Contribution to Inhaled and Exhaled Nitric Oxide: A Study in Tracheotomized Patients," *European Respiratory Journal* 19, no. 5 (2002): 859–64; Mark Burhenne, "Mouth Taping: End Mouth Breathing for Better Sleep and a Healthier Mouth," Ask the Dentist (includes several study references), https://askthedentist.com/mouth-tape-better-sleep/. Additionally, the increased air resistance through

nasal breathing increases the vacuum in the lungs, and helps us draw in 20 percent more oxygen than through the mouth. Caroline Williams, "How to Breathe Your Way to Better Memory and Sleep," New Scientist, Jan. 8, 2020。

66 我试验了几种胶带： 睡眠胶带也不乏批评者。英国《卫报》在2019年7月的一篇文章中宣称，睡眠胶带很危险，因为"如果你呕吐的话，很可能会窒息而死"。布莱纳和科尔尼告诉我，这一说法荒谬至极，缺乏实据，缺乏相关研究。"Buteyko: The Dangerous Truth about the New Celebrity Breathing Sensation," *The Guardian,* https://www.theguardian.com/lifeandstyle/shortcuts/2019/jul/15/buteyko-the-dangerous-truth-about-the-new-celebrity-breathing-sensation。

第4章 呼气

68 由……痴迷者著称： 出版商对Peter Kelder的介绍，参见：*Ancient Secret of the Fountain of Youth,* Book 2 (New York: Doubleday, 1998), xvi。

69 扩肺拉伸法： 我遵循的指导是维基百科上的"藏地五式"。心脏病专家乔尔·卡恩建议，每套动作要进行21轮，就像古代西藏人那样。对于初学者来说，每天十分钟的练习是一个很好的开始。

69 延年： 半个世纪后，凯尔德的小册子再次发行，名为《Ancient Secret of the Fountain of Youth》。这本书在国际上引起轰动，销量超过200万册。2019年9月10日，乔尔·卡恩博士的一篇文章对练习"藏地五式"的一些心肺益处进行了回顾，"A Cardiologist' s Favorite Yoga Sequence for Boosting Heart Health," MindBodyGreen, Sept. 10, 2019。

70 据这些专家称： W. B. Kannel et al., "Vital Capacity as a Predictor of Cardiovascular Disease: The Framingham Study," *American Heart Journal* 105, no. 2 (Feb. 1983): 311–15; William B. Kannel and Helen Hubert, "Vital Capacity as a Biomarker of Aging," in *Biological Markers of Aging,* ed. Mitchell E. Reff and Edward L. Schneider, NIH Publication no. 82-2221, Apr. 1982, 145–60。

70 肺活量相互比较： 布法罗后续研究的负责人霍尔加-舒内曼报告说："值得注意的是，不仅仅是那些人数为五分之一的肺功能严重受损者，就连肺功能中度受损者的死亡风险也增加了。"这表明风险的增加并不局限于一小部分肺功能严重受损的人群。Lois Baker, "Lung Function May Predict Long Life or Early Death," University at Buffalo News Center, Sept. 12, 2000, http://www.buffalo.edu/news/releases/2000/09/4857.html。

70 结果一致： 肺活量大小的衡量标准也适用于那些进行了肺移植的患者。2013年，约翰斯·霍普金斯大学的研究人员对比了数千名接受过肺移植的患者，发现那些接受超大肺活量的肺脏移植的患者在手术一年后的存活概率增加了30%。对于肺移植，研究人员惊讶地发现，被移植的肺的肺活量越大越好。ScienceDaily, Aug. 1, 2013, https://www.sciencedaily.com/releases/2013/08/130801095507.htm; Michael Eberlein et al., "Lung Size Mismatch and Survival After Single and Bilateral Lung Transplantation," *Annals of Thoracic Surgery* 96, no. 2 (Aug. 2013): 457–63。

71 14 升： Brian Palmer, "How Long Can You Hold Your Breath? " *Slate,* Nov.

18, 2013, https://slate.com/technology/2013/11/nicholas-mevoli-freediving-death-what-happens-to-people-who-practice-holding-their-breath.html; https://www.sciencedaily.com/releases/2013/08/130801095507.htm; "Natural Lung Function Decline vs. Lung Function Decline with COPD," *Exhale*, the official blog of the Lung Institute, Apr. 27, 2016, https://lunginstitute.com/blog/natural-lung-function-decline-vs-lung-function-decline-with-copd/。

71 **15%**：过去几年里，不止一个音乐家问我吹奏管乐器是否能提高肺活量。有些研究存在冲突，但共识是，吹奏管乐器不会显著增加肺活量。此外，肺内持续的加压空气似乎会增加患上慢性上呼吸道疾病甚至肺癌的风险。Evangelos Bouros et al., "Respiratory Function in Wind Instrument Players," *Mater Sociomedica* 30, no. 3 (Oct. 2018): 204–8; E. Zuskin et al., "Respiratory Function in Wind Instrument Players," *La Medicina del Lavoro*, Mar. 2009; 100(2); 133–141; A. Ruano-Ravina et al., "Musicians Playing Wind Instruments and Risk of Lung Cancer: Is There an Association?," *Occupational and Environmental Medicine* 60, no. 2 (Feb. 2003); "How to Increase Lung Capacity in 5 Easy Steps," *Exhale*, July 27, 2016。

71 **卡特琳娜·施罗斯**：本书中关于施罗斯和她作品的描述与细节改编自汉斯-鲁道夫·维斯（Hans-Rudolf Weiss）的The Method of Katharina Schroth—History, Principles and Current Development, *Scoliosis and Spinal Disorders* 6, no. 1 (Aug. 2011): 17。

75 **声名鹊起**：有关卡尔·斯托和他的方法的描述、引文和其他信息都来自他1970年与里斯·斯托合著的自传：*Dr. Breath: The Story of Breathing Coordination* (New York: William Morrow, 1970), 17, 19, 38, 42, 66, 71, 83, 86, 93, 101, 111, 117, 113, 156, 173; a short bio, "Carl Stough," *at* www.breathingcoordination.ch/en/method/carl-stough; and Laurence A. Caso创作的纪录片*Breathing: The Source of Life*, Stough Institute, 1997。

76 **情况更糟了**：这和斯托在精神分裂症患者和其他行为障碍患者身上看到的"胸部"呼吸是一样的。他们的胸部和胸腔都很紧绷，除了几次急促的呼吸外，他们不能自由活动或呼吸。结果，所有"陈腐的"富含二氧化碳的空气都会滞留在他们的肺部，造成"死腔"。

76 **无法将废气排出肺部**：每次呼气时，我们会排出大约3500种化合物，其中大部分是有机气物(水蒸气、二氧化碳和其他气体)。但我们也会呼出污染物：杀虫剂、化学品和发动机尾气。当我们没有彻底呼气时，这些毒素就会留在肺部，导致感染和其他问题。Todor A. Popov, "Human Exhaled Breath Analysis," *Annals of Allergy, Asthma & Immunology* 106, no. 6 (June 2011): 451–56; Joachim D. Pleil, "Breath Biomarkers in Toxicology," *Archives of Toxicology 90,* no. 11 (Nov. 2016): 2669–82; Jamie Eske, "Natural Ways to Cleanse Your Lungs," Medical News Today, Feb. 18, 2019, https://www.medicalnewstoday.com/articles/324483.php。

76 **每分钟就能循环一遍**："How Quickly Does a Blood Cell Circulate?," The Naked Scientists, Apr. 29, 2012, https://www.thenakedscientists.com/articles/questions/how-quickly-

does-blood-cell-circulate。

76 7500 多 升："How the Lungs Get the Job Done," American Lung Association, July 20, 2017, https://www.lung.org/about-us/blog/2017/07/how-your-lungs-work.html。

77 "第二心脏"：史蒂芬·艾略特的理论概述和对胸泵的观察可见于 Diaphragm Mediates Action of Autonomic and Enteric Nervous Systems, *BMED Reports,* Jan. 8, 2010, https://www.bmedreport.com/archives/8309; 也见于 "Principles of Breathing Coordination" summarized at Breathing Coordination, http://www.breathingcoordination.com/Principles.html。

78 罗伯特·尼姆斯医生说：Caso, *Breathing: The Source of Life*, 17:12。

79 哮喘等呼吸系统疾病：以及哮喘的风险，而哮喘反过来又会影响心血管健康。"Adults Who Develop Asthma May Have Higher Risk of Heart Disease, Stroke," *American Heart Association News, Aug.* 24, 2016, https://newsarchive.heart.org/adults-who-develop-asthma-may-have-higher-risk-of-heart-disease-stroke; A. Chaouat et al., "Pulmonary Hypertension in COPD," *European Respiratory Journal* 32, no. 5 (Nov. 2008): 1371–85。

79 是比较容易的：当身体的肌肉紧张时，该区域的其他肌肉会介入以减轻负荷。如果我们的左脚踝扭伤了，我们会把更多的重量放在右脚踝上。但横膈膜却没有这种选择。没有其他肌肉能有横膈膜那样的功能。它只是不计代价地继续工作，因为如果它不这样做，我们很快就会耗尽空气而死亡。随着时间的推移，身体学会了做自己能做的事情来补偿，并利用胸部的 "辅助 "呼吸肌肉来帮助空气进出肺部。渐渐地，这种以胸部为中心的呼吸成为一种习惯。

82 李·埃文斯说：Caso, *Breathing: The Source of Life,* 11:18。

82 最为精彩的看点之一：Bob Burns, *The Track in the Forest: The Creation of a Legendary 1968 US Olympic Team* (Chicago: Chicago Review Press, 2018); Richard Rothschild, "Focus Falls Again on ' 68 Olympic Track Team," *Chicago Tribune,* June 19, 1998。

82 充分呼气时产生的能量：在我创作这本书的过程中，我拜访了国立犹太医学中心 (National Jewish Health) 的肺病专家 J. 托德·奥林 (J. Tod Olin) 博士，国立犹太医学中心是科罗拉多州丹佛市一家领先的呼吸系统医院和研究中心。在过去的几年里，奥林专门研究一种叫作"运动诱发性喉梗阻"(EILO) 的疾病，在高强度的运动中，声带和周围的结构会阻塞气道。5% 到 10% 的青少年都有这种情况，它经常被误诊为哮喘，并被当作哮喘来治疗，最终治疗也没效果。奥林将自己研究出的技术毫无想象力地命名为"奥林 EILOBI"(运动诱发喉梗阻双相吸气技术)，其中包含康斯坦丁·布泰科 60 年前开发的限制性和紧闭嘴唇的呼吸练习方法，以及一点儿由斯托开发的技术。唯一不同的是，奥林的技术是通过嘴巴来进行的，因为他说，在高强度的运动中，运动员无法通过鼻子快速吸气。令人好奇的是，如果他们能做到这一点，他们中的任何一个会有怎样的表现。Sarah Graham et al., "The Fortuitous Discovery of the Olin EILOBI Breathing Techniques: A Case Study," *Journal of Voice* 32, no. 6 (Nov. 2018): 695–97。

84 400 万："Chronic Obstructive Pulmonary Disease (COPD)," Centers for Disease Control and Prevention,

National Health Interview Survey, 2018, https://www.cdc.gov/nchs/fastats/copd.htm; "Emphysema: Diagnosis and Treatment," Mayo Clinic, Apr. 28, 2017, https://www.mayoclinic.org/diseases-conditions/emphysema/diagnosis-treatment/drc-20355561。

第5章 慢呼吸

86 100 倍: John N. Maina, "Comparative Respiratory Physiology: The Fundamental Mechanisms and the Functional Designs of the Gas Exchangers," *Open Access Animal Physiology* 2014, no. 6 (Dec. 2014): 53–66, https://www.dovepress.com/comparative-respiratory-physiology-the-fundamental-mechanisms-and-the--peer-reviewed-fulltext-article-OAAP。

88 17 世纪前: Richard Petersham; Campbell, *The Respiratory Muscles and the Mechanics of Breathing*。

89 2400 千米: "How Your Lungs Get the Job Done," American Lung Association, July 2017, https://www.lung.org/about-us/blog/2017/07/how-your-lungs-work.html。

90 游船返航回到肺部: 每个血细胞只排出了大约25%的氧气，剩下的75%留在船上并回到肺部。没有排出的氧气被认为是一种储备机制，但如果血红蛋白在肺部没有吸收新的氧气，那么它将在三次循环后完全清空氧气，这需要大约三分钟。

90 血液的颜色: "Why Do Many Think Human Blood Is Sometimes Blue?," NPR, Feb. 3, 2017, https://www.npr.org/sections/13.7/2017/02/03/513003105/why-do-many-think-human-blood-is-sometimes-blue。

90 体重的下降: Ruben Meerman and And rew J. Brown, "When Somebody Loses Weight, Where Does the Fat Go?," *British Medical Journal* 349 (Dec. 2014): g7257; Rachel Feltman and Sarah Kaplan, "Dear Science: When You Lose Weight, Where Does It Actually Go?," *The Washington Post,* June 6, 2016。

91 波尔三十出头时: 如果你觉得这个姓听起来很耳熟，那就对了，克里斯蒂安·波尔是著名的量子物理学家和诺贝尔奖得主尼尔斯·波尔的父亲。

92 波尔分别为鸡: L. I. Irzhak, "Christian Bohr (On the Occasion of the 150th Anniversary of His Birth)," *Human Physiology* 31, no. 3 (May 2005): 366–68; Paulo Almeida, *Proteins: Concepts in Biochemistry* (New York: Garland Science, 2016), 289。

92 分离出氧气: Albert Gjedde, "Diffusive Insights: On the Disagreement of Christian Bohr and August Krogh at the Centennial of the Seven Little Devils," *Advances in Physiology Education* 34, no. 4 (Dec. 2010): 174–85。

92 这个发现解释了: 当然，还有氧合血红蛋白解离曲线的变化，也就是描述氧分压与血氧饱和度关系的曲线图。

92 波尔发表了一篇论文: 这里提供HTML版本

https://www1.udel.edu/chem/white/C342/Bohr(1904).html。

92 杨德尔·汉德森: John B. West, "Yandell Henderson," *in* Biographical *Memoirs,* vol. 74 (Washington, DC: National Academies Press, 1998), 144–59, https://www.nap.edu/read/6201/

chapter/9。

93“很多临床医学专家”：杨德尔·汉德森，“Carbon Dioxide,” *Cyclopedia of Medicine,* vol. 3 (Philadelphia: F. A. Davis, 1940)。(一些资料同时标出了1940年和1934年，这篇文章很可能出现在两个版本中) Lewis S. Coleman, “Four Forgotten Giants of Anesthesia History,” *Journal of Anesthesia and Surgery* 3, no. 2 (Jan. 2016): 1–17; Henderson, “Physiological Regulation of the Acid-Base Balance of the Blood and Some Related Functions,” *Physiological Reviews* 5, no. 2 (Apr. 1925): 131–60。

93 毫无裨益：这篇文章很好地总结了这一领域的一些研究人员的话：John A. Daller, MD, “Oxygen Bars: Is a Breath of Fresh Air Worth It?,” *On Health,* June 22, 2017, https://www.onhealth.com/content/1/oxygen_bars_-_is_a_breath_of_fresh_air_worth_it。在这本厚重的大部头书中可以找到更多的内容：Nick Lane, *Oxygen: The Molecule That Made the World* (New York: Oxford University Press), 11。

93 可怕的实验：杨德尔·汉德森，“Acapnia and Shock. I. Carbon-Dioxid [sic] as a Factor in the Regulation of the Heart-Rate,” *American Journal of Physiology* 21, no. 1 (Feb. 1908): 126–56。

97 二字的奥义：John Douillard, *Body, Mind, and Sport: The Mind-Body Guide to Lifelong Health, Fitness, and Your Personal Best,* rev. ed. (New York: Three Rivers Press, 2001), 153, 156, 211。

98 第二天：我注意到，在我从口呼吸转变为缓慢的鼻呼吸的第一天，我的运动表现受到了影响：与一周前的最佳口呼吸表现相比，运动距离下降了0.44英里。这是可以预期的。使身体适应持续、缓慢的鼻腔呼吸需要时间。杜亚尔警告他的运动员，他们应该做好准备，在第一次改用鼻呼吸后，成绩会下降50%。一些运动员不得不等待几个月才能看到成果，这也是他们中的许多人以及其他非运动员放弃的原因之一，他们又回到了用口呼吸。同样需要注意的是，这种长时间的吸气和呼气对非常高强度的运动没有好处，甚至是没办法实现的。例如，跑400米需要更多的氧气来保持新陈代谢的需要。一些精英运动员在极度紧张的状态下每分钟可以呼吸200升的空气，这是正常休息时的20倍。但对于稳定的、中等水平的运动，如骑自行车或慢跑，长呼吸要有效得多。

99 日本人、非洲人、夏威夷人：Meryl Davids Landau, “This Breathing Exercise Can Calm You Down in a Few Minutes,” Vice, Mar. 16, 2018; Christophe André, “Proper Breathing Brings Better Health,” *Scientific American,* Jan. 15, 2019。

99 圣母圣咏：Luciano Bernardi et al., “Effect of Rosary Prayer and Yoga Mantras on Autonomic Cardiovascular Rhythms: Comparative Study,” *British Medical Journal* 323, no. 7327 (Dec. 2001): 144649; T. M. Srinivasan, “Entrainment and Coherence in Biology,” *International Journal of Yoga* 8, no. 1 (June 2015): 1–2。

99 一种和谐的状态：相干性是对两个信号的和谐度的测量。当两个信号相位增加或减少时，它们就处于相干状态，即效率达到峰值。更多关于连贯性和每分钟呼吸5.5次，每次5.5秒的吸气和呼气的好处可以在下面的文章中找到：Stephen B. Elliott, *The New Science of Breath* (Coherence, 2005); Stephen Elliott and Dee Edmonson, *Coherent Breathing: The*

Definitive Method (Coherence, 2008); I. M. Lin, L. Y. Tai, and S. Y. Fan, "Breathing at a Rate of 5.5 Breaths per Minute with Equal Inhalation-to-Exhalation Ratio Increases Heart Rate Variability," *International Journal of Psychophysiolology* 91 (2014): 206–11。

99 **效率峰值**：医生对这种有节奏的"连贯"呼吸的一个好的概述。Arlin Cuncic, "An Overview of Coherent Breathing," VeryWellMind, June 25, 2019, https://www.verywellmind.com/an-overview-of-coherent-breathing-4178943。

99 **每分钟呼吸5.5次**：确切地说，是每分钟5.4545次呼吸。

100 **效果也相当显著**：Richard P. Brown and Patricia L. Gerbarg, *The Healing Power of the Breath: Simple Techniques to Reduce Stress and Anxiety, Enhance Concentration, and Balance Your Emotions* (Boston: Shambhala, 2012), Kindle locations 244–47, 1091–96; Lesley Alderman, "Breathe. Exhale. Repeat: The Benefits of Controlled Breathing," *The New York Times,* Nov. 9, 2016。

100 **对时间、精力和情感的投入并没有很高的要求**：2012年，意大利研究人员发现，在17000英尺的高海拔地区，每分钟六次的呼吸会带来强大的效果。这种呼吸方法不仅能显著降低血压，还能提高血液中的氧饱和度。Grzegorz Bilo et al., "Effects of Slow Deep Breathing at High Altitude on Oxygen Saturation, Pulmonary and Systemic Hemodynamics," *PLoS One* 7, no. 11 (Nov. 2012): e49074。

100 **"你周围的人并不会知道你在干什么"**：兰多（Landau），"这种呼吸练习可以让你平静下来"。

100 **只要保持在5.5秒左右内**：Marc A. Russo et al., "The Physiological Effects of Slow Breathing in the Healthy Human," *Breathe* 13, no. 4 (Dec. 2017): 298–309。

第6章　少呼吸

101 **从1850年至1960年**："Obesity and Overweight," Centers for Disease Control and Prevention, https://www.cdc.gov/nchs/fastats/obesity-overweight.htm; "Obesity Increase," *Health & Medicine,* Mar. 18, 2013; "Calculate Your Body Mass Index," National Heart, Lung, and Blood Institute, https://www.nhlbi.nih.gov/health/educational/lose_wt/BMI/bmicalc.htm?source=quickfitnesssolutions。

101 **能看出一些令人不安的端倪**：根据20世纪30年代的一项研究，一个普通男性的呼吸频率过去是每分钟大约13次，总共呼吸5.25升空气。到了20世纪40年代，呼吸频率在每分钟10次左右，总共呼吸8升空气。到了20世纪80年代和90年代，一些研究表明，平均呼吸频率接近每分钟10～12次，在某些情况下，呼吸空气的总容量上升到9升，甚至更高。我和唐·斯托里(Don Storey)博士讨论过这个问题，他是一位在这个领域工作了40多年的著名肺科医生（也是我的岳父）。他告诉我，当他刚开始工作时，正常的呼吸频率大约是每分钟8～12次。如今，最高频率几乎翻了一番。除了这些轶事，几十项研究表明，我们确实比以前呼吸得更多了。大多数研究将患有呼吸道疾病的受试者与健康对照组进行比较。本次评估使用的正是健康对照组的数据。有几项研究可参见：Artour Rakhimov, *Breathing Slower and Less: The Greatest Health*

Discovery Ever (self-published, 2014)。这里包含那些可以被独立验证的研究。我将继续收集这一领域的研究，并在我的网站（mrjamesnestor.com/breath）上发布。同时，这里还有几项研究：N. W. Shock and M. H. Soley, "Average Values for Basal Respiratory Functions in Adolescents and Adults," *Journal of Nutrition* 18 (1939): 143–53; Harl W. Matheson and John S. Gray, "Ventilatory Function Tests. III. Resting Ventilation, Metabolism, and Derived Measures," *Journal of Clinical Investigation* 29, no. 6 (1950): 688–92; John Kassabian et al., "Respiratory Center Output and Ventilatory Timing in Patients with Acute Airway (Asthma) and Alveolar (Pneumonia) Disease," *Chest* 81, no. 5 (May 1982): 536–43; J. E. Clague et al., "Respiratory Effort Perception at Rest and during Carbon Dioxide Rebreathing in Patients with Dystrophia Myotonica," *Thorax* 49, no. 3 (Mar. 1994): 240–44; A. Dahan et al., "Halothane Affects Ventilatory after Discharge in Humans," *British Journal of Anaesthesia* 74, no. 5 (May 1995): 544–48; N. E. L. Meessen et al., "Breathing Pattern during Bronchial Challenge in Humans," *European Respiratory Journal* 10, no. 5 (May 1997): 1059–63。

102 现代人中有四分之一: Mary Birch, *Breathe: The 4-Week Breathing Retraining Plan to Relieve Stress, Anxiety and Panic* (Sydney: Hachette Australia, 2019), Kindle locations 228–31. An overview of how poorly we' re breathing can be found here: Richard Boulding et al., "Dysfunctional Breathing: A Review of the Literature and Proposal for Classification," *European Respiratory Review* 25, no. 141 (Sept. 2016): 287–94。

103 中国古代，医生们: Bryan Gandevia, "The Breath of Life: An Essay on the Earliest History of Respiration: Part I," *Australian Journal of Physiotherapy* 16, no. 1 (Mar. 1970): 5–11。

103 每分钟呼吸频率是9.5次：值得一提的是，早期印度教徒计算出的正常呼吸频率要高得多，每天22636次。

108 "呼气再慢一些"：这种长时间的吸气和呼气对非常高强度的运动没有好处，甚至是没办法实现的。例如，跑400米需要更多的氧气来保持新陈代谢的需要。一些精英运动员在极度紧张的状态下每分钟可以呼吸200升的空气，这是正常休息时的20倍。但对于稳定的、中等水平的运动，如骑自行车或慢跑，长呼吸要有效得多。Maurizio Bussotti et al., "Respiratory Disorders in Endurance Athletes—How Much Do They Really Have to Endure?," *Open Access Journal of Sports Medicine* 2, no. 5 (Apr. 2014): 49。

105 提高最大摄氧量水平：在印度尼西亚苏拉卡尔塔大学健康科学系进行的一项实验中，受试者使用"慢而少"的呼吸技巧。实验结果显示，受试者比对照组有明显的最大摄氧量的提高，这项研究发表在2017年12月的第三届科学、技术和人类国际会议上。Dani Fahrizal and Totok Budi Santoso, "The Effect of Buteyko Breathing Technique in Improving Cardiorespiratory Endurance," *2017 ISETH Proceeding Book* (UMS publications), https://pdfs.semanticscholar.org/c2ee/b2d1c0230a76fccdad94e7d97b11b882d217.pdf;

Several more study summaries are available at Patrick McKeown, “Oxygen Advantage,” https://oxygenadvantage.com/improved-swimming-coordination。

105 排查机器故障: K. P. Buteyko, ed., *Buteyko Method: Its Application in Medical Practice* (Odessa, Ukraine: Titul, 1991)。

106 高达212：这本传记的细节有几个来源。“The Life of Konstantin Pavlovich Buteyko,” Buteyko Clinic, https://buteykoclinic.com/about-dr-buteyko; “Doctor Konstantin Buteyko,” Buteyko.com, http://www.buteyko.com/method/buteyko/index_buteyko.html; “The History of Professor K. P. Buteyko,” LearnButeyko.org, http://www.learnbuteyko.org/the-history-of-professor-kp-buteyko; Sergey Altukhov, *Doctor Buteyko' s Discovery* (TheBreathingMan, 2009), Kindle locations 570, 572, 617; Buteyko interview, 1988, YouTube, https://www.youtube.com/watch ?v=yv5unZd7okw。

108 出发去阿卡杰姆戈罗多克: “The Original Silicon Valley,” *The Guardian,* Jan. 5, 2016, https://www.theguardian.com/artanddesign/gallery/2016/jan/05/akademgorodok-academy-town-siberia-science-russia-in-pictures。

109 功能诊断实验室: See an amazing photo of the lab here: https://images.app.goo.gl/gAHupjGqjBtEiKab9。

109 二氧化碳缺乏，仅约4%：A copy of Buteyko' s carbon dioxide chart can be found here: https://tinyurl.com/yy3fvrh7。

109 布泰科……编制了一套方法: 在Patrick McKeown的网站上可以免费下载布泰科的论文和文章: https://tinyurl.com/y3lbfhx2。

110 扎托佩克研究出: 更多关于低换气训练的信息可以在Xavier Woorons博士的网站上找到: http://www.hypoventilation-training.com/index.html; “Emil Zatopek Biography,” Biography Online, May 1, 2010, https://www.biographyonline.net/sport/athletics/emile-zatopek.html; Adam B. Ellick, “Emil Zatopek,” *Runner' s World,* Mar. 1, 2001, https://www.runnersworld.com/ad vanced/a20841849/emil-zatopek. 无论如何, Zátopek的高度是一个谜。一些人说他有六英尺高, 一些人, 比如ESPN, 说他有五六英尺高。The consensus, according to *Runner' s World,* is that he was about five-eight。

111 贻笑大方: Timothy Noakes, Lore of Running, 4th ed. (Champaign, IL: Human Kinetics, 2002), 382。

111 后来他被……评为: “Emil Zátopek,” Running Past, http://www.runningpast.com/emil_zatopek.htm; Frank Litsky, “Emil Zatopek, 78, Ungainly Running Star, Dies,” *The New York Times,* Nov. 23, 2000, https://www.nytimes.com/2000/11/23/sports/emil-zatopek-78-ungainly-running-star-dies.html。

111 “崇尚吃苦忍痛”: Joe Hunsaker, “DocCounsilman: As I Knew Him,” *SwimSwam,* Jan. 12, 2015, https://swimswam.com/doc-counsilman-knew/。

111 提高游泳速度: 游泳教练Mike Lewellyn对康斯尔曼的方法在年轻运动员训练中可能存在的危险做了一些有趣的介绍: https://swimisca.org/coach-mike-lewellyn-on-breath-holding-shallow-

water-blackout/。An alternative view by Dr. Rob Orr can be found at "Hypoxic Work in the Pool," PTontheNet, Feb. 14, 2006, https://www.ptonthenet.com/articles/Hypoxic-Work-in-the-Pool-2577。我从这些文章和其他一些文章中得出的结论是，缺氧训练是有效的，但它不应该被当作一刀切的训练方案来使用。就像大多数其他训练技术一样，生理、心理和许多解剖学因素都必须考虑进去。与其他水下训练一样，缺氧训练必须始终在专业人士的密切监督下进行。

112 **美国游泳男队通过这套训练**："ISHOF Honorees," International Swimming Hall of Fame, https://ishof.org/dr.-james-e.--doc--counsilman-(usa).html; "A Short History: From Zátopek to Now," Hypoventilation Training.com, http://www.hypoventilation-training.com/historical.html。

112 **美国游泳队**：Braden Keith, "Which Was the Greatest US Men' s Olympic Team Ever?," *SwimSwam, Sept.* 7, 2010, https://swimswam.com/which-was-the-greatest-us-mens-olympic-team-ever; Jean-Claude Chatard, ed., *Biomechanics and Medicine in Swimming IX* (Saint-Étienne, France: University of Saint-Étienne Publications, 2003)。

112 **使红细胞数量激增**：需要说明的是，乌隆的研究针对的是希望在竞争中获得优势的精英运动员。没有人知道持续将身体推入高度无氧状态的长期影响。一些研究人员认为，这种持续的无氧锻炼可能对身体有害，造成破坏性的氧化应激。同时，仅仅通过几周较轻、较温和的训练，奥尔森的几个客户的红细胞数量就有了明显的提高。更多的血液意味着更多的氧气被输送到更多的组织。兰斯·阿姆斯特朗（Lance Armstrong），这位名誉扫地的自行车运动员，并不是因为服用肾上腺素或类固醇而被处罚，而是因为他给自己注射了自己的血液，增加了红细胞数量，这将使他能够携带更多的氧气。阿姆斯特朗所做的实质上是对呼吸限制训练的即时修正。

113 **低换气**：Xavier Woorons et al., "Prolonged Expiration down to Residual Volume Leads to Severe Arterial *Hypoxemia in Athletes during Submaximal Exercise," Respiratory Physiology & Neurobiology* 158, no. 1 (Aug. 2007): 75–82; Alex Hutchinson, "Holding Your Breath during Training Can Improve Performance," *The Globe and Mail,* Feb. 23, 2018, https://www.theglobeandmail.com/life/health-and-fitness/fitness/holding-your-breath-during-training-can-improve-performance/article38089753/。

113 **只要坚持几星期**：E. Dudnik et al., "Intermittent Hypoxia-Hyperoxia Conditioning Improves Cardiorespiratory Fitness in Older Comorbid Cardiac Outpatients without Hematological Changes: A Randomized Controlled Trial," *High Altitude Medical Biology* 19, no. 4 (Dec. 2018): 339–43。英国一项针对30名橄榄球运动员的研究表明，短短四周后，那些在13%的含氧量（相当于12 000英尺的海拔高度）的"常压"水平下进行训练的人，比在正常海平面下训练的人运动表现"提高了两倍"。欧洲一项针对86名肥胖妇女的研究显示，低氧训练导致"腰围明显减少"，脂肪比对照组明显减少。(细胞中更多的可用氧气意味着更多的脂肪可以更有效地被燃烧。）甚至是糖尿病！28名患有1型糖尿病的成年人现实，低氧训练降低了葡萄糖浓度，使受试者比对照组更符合正常水平。研究人员写道，这种简单的方法，“可能会更好地预防糖尿病心血管并发症”。更多关于这些研究的参考文献可参见：mrjamesnestor.com/breath。

114 这样的例子不胜枚举： See a photo of Sanya Richards-Ross competing here: https://tinyurl.com/yyf8tj7m。

114 我们的肺部始终处于半充盈状态： 在整个慢跑过程中，奥尔森和我使用了一个舒张器（Relaxator），这是奥尔森设计的装置，用于在呼气时限制气流，增加肺部的正压，帮助肺部扩张，增加气体交换的空间。像舒张器这样的呼吸阻力装置可以帮助监测持续的气流并测量阻力的大小，这些是可选的。低换气训练中最有效的技术是延长呼气时间，然后尽可能在肺部半满的情况下屏住呼吸，并重新做一遍。可以随时随地进行这样的练习。你创造的“空气饥饿”越多，肾脏释放的促红细胞生成素（EPO）就越多，骨髓释放的红细胞就越多，进入身体的氧气就越多，身体就越有弹性，你就能走得越远、越快、越高。20世纪90年代，伦敦生理学家、呼吸训练方面的权威专家艾莉森·麦康奈尔(Alison McConnell)博士让自行车运动员使用一种阻力装置，在吸气时施加压力。她发现，这些运动员在短短四周后，耐力表现就获得了惊人的33%的增长。仅仅5分钟，这种训练就可以使血压降低12%，效果大约是有氧运动的两倍。Alison McConnell, *Breathe Strong, Perform Better* (Champaign, IL: Human Kinetics, 2011), 59, 61; Lisa Marshall, “Novel 5-Minute Workout Improves Blood Pressure, May Boost Brain Function,” Medical Xpress, Apr. 8, 2019, https://medicalxpress.com/news/2019-04-minute-workout-blood-pressure-boost.html; Sarah Sloat, “A New Way of Working Out Takes 5 Minutes and Is as Easy as Breathing,” Inverse, Apr. 9, 2019, https://www.inverse.com/article/54740-imst-training-blood-pressure-health。

116 五十多篇学术论文： 以下是布泰科研究和其他研究的详尽清单，包括英文和俄文，可在Breathe Well诊所（爱尔兰都柏林）和布泰科国际诊所提供的链接中找到：http://breathing.ie/clinical-studies-in-russian/; http://breathing.ie/clinical-evidence-for-buteyko/; https://buteykoclinic.com/wp-content/uploads/2019/04/Dr-Buteykos-Book.pdf。

117 美国有将近2500万哮喘患者： Stephen C. Redd, “Asthma in the United States: Burden and Current Theories,” *Environmental Health Perspectives* 110, suppl. 4 (Aug. 2002): 557–60; “Asthma Facts and Figures,” Asthma and Allergy Foundation of America, https://www.aafa.org/asthma-facts; “Childhood Asthma,” Mayo Clinic, https://www.mayoclinic.org/diseases-conditions/childhood-asthma/symptoms-causes/syc-20351507。

117 翻了4倍： Paul Hannaway, *What to-Do When the Doctor Says It’s Asthma* (Gloucester, MA: Fair Winds, 2004)。

117 污染物、粉尘、病毒感染、冷空气： “Childhood Asthma,” Mayo Clinic, https://www.mayoclinic.org/diseases-conditions/childhood-asthma/symptoms-causes/syc-20351507。

117 换气过度同样也会诱发哮喘： Duncan Keeley and Liesl Osman, “Dysfunctional Breathing and Asthma,” *British Medical Journal* 322 (May 2001): 1075; “Exercise-Induced

Asthma," Mayo Clinic, https://www.mayoclinic.org/diseases-conditions/exercise-induced-asthma/symptoms-causes/syc-20372300。

117 运动性哮喘: R. Khajotia, "Exercise-Induced Asthma: Fresh Insights and an Overview," *Malaysian Family Physician* 3, no. 2 (Apr. 2008): 21–24。

117 全球每年的哮喘治疗市场: "Distribution of Global Respiratory Therapy Market by Condition in 2017–2018 (in Billion U.S. Dollars)," Statista, https://www.statista.com/statistics/312329/worldwide-res piratory-therapy-market-by-condition/。

117 哮喘症状加剧: 当一群医生、教授和统计学家想知道药物和程序对患者的实际影响时，他们没有在美国互联网医疗健康信息服务平台（WebMD）上查看评论。他们注意到，许多研究中的数据是由私人制药公司资助的，结果要么是伪造的，要么产生了严重的误导。因此，这些研究人员收集了几十种不同治疗方法的研究，并重新分析了数据，以提供对一种药物或疗法的影响的准确测量。为了让人们真切了解药物和治疗方法的有效性，研究人员的成果估计了需要治疗才能对一个人产生影响的患者的数量。他们把他们的组织称为NNT，这是一个简单的统计概念：需要治疗的人数。自2010年开始，NNT（https://www.thennt.com）已经调查了从心脏病学、内分泌学到皮肤病学等领域的超过275种药物和疗法。他们对这些药物和疗法进行评级，用颜色来作区分：绿色（该疗法或药物有明显的益处）、黄色（不清楚是否有任何益处）、红色（没有益处），以及黑色（该疗法对患者的危害大于帮助）。他们回顾了48项试验，包括数万名受试者的标准哮喘治疗：长效β2-受体激动剂（LABA）与皮质类固醇，一种吸入式组合药物，商品名为Advair和Symbicort，旨在保持气道平滑肌持续放松。在所参与的48项试验中，有44项是由长效β2-受体激动剂的制药商赞助的，这是两种药物组合中的一种。这种药物不仅被批准生产，而且每年可能有数百万哮喘患者使用。NNT对数据进行了分析，发现联合使用LABA和类固醇吸入剂不仅完全无效而且有害。在使用该药物的73名哮喘患者中，只有1人减少了轻度至中度哮喘发作的概率。同时，该药物使每140人中就有一人引发严重的哮喘。NNT称，每1400名哮喘患者中就有1人因该药"似乎造成了与哮喘有关的死亡"。LABA对儿童同样无效。*More context on this subject:* Vassilis Vassilious and Christos S. Zipitis, "Long-Acting Bronchodilators: Time for a Rethink," *Journal of the Royal Society of Medicine* 99, no. 8 (Aug. 2006): 382–83。

118 大卫·韦伯: Jane E. Brody, "A Breathing Technique Offers Help for People with Asthma," *The New York Times,* Nov. 2, 2009, https://www.nytimes.com/2009/11/03/health/03brod.html; "Almost As If I No Longer Have Asthma After Natural Solution," Breathing Center, Apr. 2009, https://www.breathingcenter.com/now-living-almost-as-if-i-no-longer-have-asthma。

118 哮喘和健康状况: Sasha Yakovleva, K. Buteyko, et al., *Breathe to Heal: Break Free from Asthma (Breathing Normalization)* (Breathing Center, 2016), 246; "Buteyko Breathing for Improved Athletic Performance," Buteyko Toronto, http://www.buteykotoronto.com/buteyko-and-fitness。

118 桑雅·理查兹·罗斯: "Buteyko and Fitness," Buteyko Toronto, http://www.buteykotoronto.com/buteyko-and-fitness。

119 **呼吸状况都改善了**：Thomas Ritz et al., "Controlling Asthma by Training of Capnometry-Assisted Hypoventilation (CATCH) Versus Slow Breathing: A Randomized Controlled Trial," *Chest* 146, no. 5 (Aug. 2014): 1237–47。

119 **"会发生很诡异的现象"**："Asthma Patients Reduce Symptoms, Improve Lung Function with Shallow Breaths, More Carbon Dioxide," ScienceDaily, Nov. 4, 2014, https://www.sciencedaily.com/releases/2014/11/141104111631.htm。

120 **其他几项研究中**："Effectiveness of a Buteyko-Based Breathing Technique for Asthma Patients," ARCIM Institute—Academic Research in Complementary and Integrative Medicine, 2017, https://clinicaltrials.gov/ct2/show/NCT03098849。

121 **过度换气造成的真正损伤来自**：It' s worth noting that overbreathing can also cause calcium levels to drop in your blood, which can result in numbness and tingling, muscle spasms, cramps, and twitching。

121 **几个星期、几个月、几年后**：如果身体被迫不断地通过排泄碳酸氢盐来进行补偿，这种化学物质的含量就会减少，pH值将从7.4（维持人体功能的最佳状态）开始上下波动。John G. Laffey and Brian P. Kavanagh, "Hypocapnia," *New England Journal of Medicine* 347 (July 2002): 46; G. M. Woerlee, "The Magic of Hyperventilation," Anesthesia Problems & Answers, http://www.anesthesiaweb.org/hyperventilation.php。

122 **变得愈加困难**：Jacob Green and Charles R. Kleeman, "Role of Bone in Regulation of Systemic Acid-Base Balance," *Kidney International* 39, no. 1 (Jan. 1991): 9–26。

122 **防止症状恶化**："Magnesium Supplements May Benefit People with Asthma," NIH National Center for Complementary and Integrative Health, Feb. 1, 2010, https://nccih.nih.gov/research/results/spotlight/021110.htm [inactive]。

123 **"瑜伽修行者的生命不是以天数计算的"**：Andrew Holecek, *Preparing to Die: Practical Advice and Spiritual Wisdom from the Tibetan Buddhist Tradition* (Boston: Snow Lion, 2013). Animal metrics were taken from these studies: "Animal Heartbeats," Every Second, https://everysecond.io/animal-heartbeats; "The Heart Project," Public Science Lab, http://robdunnlab.com/projects/beats-per-life/; Yogi Cameron Alborzian, *"Breathe Less, Live Longer," The Huffington Post, Jan. 14,* 2010, https://www.huffpost.com/entry/breathe-less-live-longer_b_422923; Mike McRae, "Do We Really Only Get a Certain Number of Heartbeats in a Lifetime? Here' s What Science Says," ScienceAlert, Apr. 14, 2018, https://www.sciencealert.com/relationship-between-heart-beat-and-life-expectancy。

第7章　嚼

126 **12 000年前**："研究显示，12 000年前，最早的农民出现了错颌畸形和牙齿拥挤的情况。"都柏林大学学院新闻。http://www.ucd.ie/news/2015/02FEB15/050215-

Malocclusion-and-dental-crowding-arose-12000-years-ago-with-earliest-farmers-study-shows.html; Ron Pinhasi et al., "Incongruity between Affinity Patterns Based on Mandibular and Lower Dental Dimensions following the Transition to Agriculture in the Near East, Anatolia and Europe," *PLoS One* 10, no. 2 (Feb. 2015): e0117301。

126 出现最初的牙齿参差和口腔变形的问题: Jared Diamond, "The Worst Mistake in the History of the Human Race," *Discover, May* 1987, http://discovermagazine.com/1987/may/02-the-worst-mistake-in-the-history-of-the-human-race; Jared Diamond, *The Third Chimpanzee: The Evolution and Future of the Human Animal* (New York: HarperCollins, 1992)。

127 那里便是亡者所在: Natasha Geiling, "Beneath Paris' s City Streets, There' s an Empire of Death Waiting for Tourists," Smithsonian.com, Mar. 28, 2014, https://www.smithsonianmag.com/travel/paris-catacombs-180950160; "Catacombes de Paris," Atlas Obscura, https://www.atlasobscura.com/places/catacombes-de-paris。

128 地球上最大的墓地: 最大的墓地是伊拉克的Wadi-us-Salaam，那里有数千万具尸体。

131 英国人的平均身高: Gregori Galofré-Vilà, et al., "Heights across the Last 2000 Years in England," University of Oxford, Discussion Papers in Economic and Social History, no. 151, Jan. 2017, 32, https://www.economics.ox.ac.uk/materials/working_papers/2830/151-final.pdf. C.W., "Did Living Standards Improve during the Industrial Revolution?," *The Economist,* https://www.economist.com/free-exchange/2013/09/13/did-living-standards-improve-during-the-industrial-revolution。

131 全口牙拔除: 据英国国家卫生服务部门的一名公务员称，直到20世纪90年代中期，在英格兰东北部地区，女性在16岁或18岁生日之前会被给予优惠券，让她们拔掉所有牙齿，这种情况相当普遍。Letters, *London Review of Books* 39, no. 14 (July 2017), https://www.lrb.co.uk/v39/n14/letters。

131 维多利亚时代的牙医: Review of J. Sim Wallace, *The Physiology of Oral Hygiene and Recent Research, with Special Reference to Accessory Food Factors and the Incidence of Dental Caries* (London: Ballière, Tindall and Cox, 1929), in *Journal of the American Medical Association* 95, no. 11 (Sept. 1930): 819。

133 19世纪: 我说的是爱德华·梅兰比，一位英国研究人员，他将我们的脸部萎缩归咎于现代饮食中维生素D的缺乏。他将因为自己的研究成果而被授予骑士勋章。一位名叫珀西·豪的美国牙医认为，牙齿不整齐是缺乏维生素C造成的。

133 "我们一直都很清楚": Earnest A. Hooton, foreword to Weston A. Price, *Nutrition and Physical Degeneration* (New York: Paul B. Hoeber, 1939). "Let us cease pretending that toothbrushes and toothpaste are any more important than shoe brushes and shoe polish. It is store food that has given us store teeth," Hooton wrote in his own book, *Apes, Men, and Morons* (New York: G. P.

Putnam' s Sons, 1937)。

134 **普莱斯发现有些部落**：后来，当普莱斯在他位于克利夫兰的实验室里检查来自洛桑塔尔村（Loetschental）的面包和奶酪样品时，他发现其中所含的维生素A和D是当时典型的现代美国饮食中所有食物的10倍。普莱斯对死者也进行了研究。在秘鲁，他煞费苦心地分析了1276个头骨，这些头骨的年龄从几百年到几千年不等。没有一个头骨的牙弓是畸形的，没有一张脸是畸形的或怪异的。Weston A. Price, *Nutrition and Physical Degeneration,* 8th ed. (Lemon Grove, CA: Price-Pottenger Nutrition Foundation, 2009)。

134 **猎食野生动物**：普莱斯曾在加拿大北部访问印第安人。他们在漫长的冬天无法获得水果或蔬菜，因此身体缺乏维生素C。普莱斯注意到，他们本应得坏血病或因病死亡，但他们看起来却非常健康。一位年长的酋长向普莱斯描述了部落如何杀死一头驼鹿：剖开它的背部，在肾脏上方拉出两个小的脂肪球。他们会把小球切开，在家族中分发。普莱斯后来发现，这些球是肾上腺，是所有动物和植物组织中最丰富的维生素C来源。

135 **他们质疑的是**："Nutrition and Physical Degeneration: A Comparison of Primitive and Modern Diets and Their Effects," *Journal of the American Medical Association* 114, no. 26 (June 1940): 2589, https://jamanetwork.com/journals/jama/article-abstract/1160631?redirect=true。

138 **鼻窦球囊扩张术**：纳亚克谨慎地指出，这些患者是经过严格挑选的，而且在另外一年的时间里，患者不需要其他程序性治疗。他告诉我，鼻窦球囊扩张术对这些患者有效，但不是对所有人都有效。

138 **鼻内瓣膜区凹陷**：Jukka Tikanto and Tapio Pirilä, "Effects of the Cottle' s Maneuver on the Nasal Valve as Assessed by Acoustic Rhinometry," *American Journal of Rhinology* 21, no. 4 (July 2007): 456–59。

138 **鼻中隔偏曲**：Shawn Bishop, "If Symptoms Aren' t Bothersome, Deviated Septum Usually Doesn' t Require Treatment," Mayo Clinic News Network, July 8, 2011, https://newsnetwork.mayoclinic.org/discussion/if-symptoms-arent-bothersome-deviated-septum-usually-doesnt-require-treatment/。

138 **一半的人**：Sanford M. Archer and Arlen D. Meyers, "Turbinate Dysfunction," Medscape, Feb. 13, 2019。

139 **切除了他四分之三的鼻甲**：彼得的故事特别令人揪心。在他的手术后，医生给他开了抗抑郁药，并告诉他，他只是有了与年龄有关的问题。接下来的三年里，他学习用x射线构建一个复杂的三维模型，然后他将用这个模型来测量所谓的"计算流体动力学"。这些前后的模型和数据使他能够确定气流速度、分布、温度、压力、阻力和湿度的确切变化，这些变化受到他以前的鼻甲手术的影响。总的来说，他的鼻腔比正常或健康的鼻腔大四倍。他的鼻子已经失去了适当加热空气的能力，空气以两倍于正常的速度通过鼻子。彼得说，尽管如此，医学界的很大一部分人仍然认为，空鼻症是一个心理问题，而不是生理问题。在这里可以阅读更多关于彼得的研究：http://emptynosesyndromeaerodynamics.com。

139 **想过去死**：医学界普遍认为，空鼻症不是鼻子的问题，而是心理问题。在《洛杉矶时报》的一篇文章中，一位医生提到了空鼻症，他称其为"空头综合症"。Aaron Zitner, "Sniffing at Empty Nose Idea," *Los Angeles Times, May 10, 2001;* Cedric Lemogne et al., "Treating

Empty Nose Syndrome as a Somatic Symptom Disorder," *General Hospital Psychiatry* 37, no. 3 (May–June 2015): 273.e9–e10; Joel Oliphint, "Is Empty Nose Syndrome Real? And If Not, Why Are People Killing Themselves Over It?," BuzzFeed, Apr. 14, 2016; Yin Lu, "Kill the Doctors," *Global Times,* Nov. 26, 2013, http://www.globaltimes.cn/content/827820.shtml。

140 **几百名空鼻症受害者**：数十名研究人员证实了彼得和其他空鼻症患者所报告的情况：这种情况正是鼻外科手术造成的真实的、可测量的损害。Chengyu Li, Alexander A. Farag, James Leach, Bhakthi Deshpande, et al. "Computational Fluid Dynamics and Trigeminal Sensory Examinations of Empty Nose Syndrome Patients," *Laryngoscope,* June 1, 2018, E176-184; Jennifer Malik, et al. "The Cotton Test Redistributes Nasal Airflow in Patients with Empty Nose Syndrome," *International Forum of Allergy & Rhinology,* Jan. 2020, 539-545.

140 **将近五分之一**：奥列芬特："空鼻症是真的吗？"

141 **注意缺陷多动障碍**：Michael L. Gelb, "Airway Centric TMJ Philosophy," *CDA Journal* 42, no. 8 (Aug. 2014): 551–62, https://pdfs.semanticscholar.org/8bc1/8887d39960f9cce328f5c61ee356e11d0c09.pdf。

141 **气道阻塞**：Felix Liao, *Six-Foot Tiger, Three-Foot Cage: Take Charge of Your Health by Taking Charge of Your Mouth* (Carlsbad, CA: Crescendo, 2017), 59。

141 **弗里德曼舌位高度分级**：Rebecca Harvey et al., "Friedman Tongue Position and Cone Beam Computed Tomography in Patients with Obstructive Sleep Apnea," *Laryngoscope Investigative Otolaryngology* 2, no. 5 (Aug. 2017): 320–24; Pippa Wysong, "Treating OSA? Don' t Forget the Tongue," *ENTtoday,* Jan. 1, 2008, https://www.enttoday.org/article/treating-osa-dont-forget-the-tongue/。

141 **堵塞咽喉**：An overview of this dilemma can be found on Dr. Eric Kezirian' s website: https://sleep-doctor.com/blog/new-research-treating-the-large-tongue-in-sleep-apnea-surgery。

141 **超过43厘米**：Liza Torborg, "Neck Size One Risk Factor for Obstructive Sleep Apnea," Mayo Clinic, June 20, 2015, https://newsnetwork.mayoclinic.org/discussion/mayo-clinic-q-and-a-neck-size-one-risk-factor-for-obstructive-sleep-apnea/。

142 **气道阻塞有90%**：Gelb, "Airway Centric TMJ Philosophy"; Luqui Chi et al., "Identification of Craniofacial Risk Factors for Obstructive Sleep Apnoea Using Three-Dimensional MRI," *European Respiratory Journal* 38, no. 2 (Aug. 2011): 348–58。

143 **在儿童患者身上效果尤其明显**：根据盖尔伯的说法，6个月大时出现呼吸问题的婴儿从4岁左右开始出现行为问题（包括多动症）的概率要高40%。Michael Gelb and Howard Hindin, *Gasp! Airway Health—The Hidden Path to Wellness* (self-published, 2016), Kindle location 850。

143 **注意缺陷多动障碍患儿**：Chai Woodham, "Does Your Child Really Have ADHD?," *U.S. News,* June 20, 2012, https://health.usnews.com/health-

news/articles/2012/06/20/does-your-child-really-have-adhd。

143 几年后可能出现……问题: 关于这个非常普遍且令人沮丧的主题还有许多,“研究发现,扁桃体切除术后,孩子表现更好,睡眠更好”。press release, University of Michigan Health System, Apr. 3, 2006, https://www.eurekalert.org/pub_releases/2006-04/uomh-kba032806.php; Susan L. Garetz, “Adenotonsillectomy for Obstructive Sleep Apnea in Children,” UptoDate, Oct。2019, https://www.uptodate.com/contents/adenotonsillectomy-for-obstructive-sleep-apnea-in-children。值得注意的是,根据几项研究发现,大多数口呼吸的孩子也会睡眠不足,而睡眠不足会对他们的成长产生直接影响。Yosh Jefferson, “Mouth Breathing: Adverse Effects on Facial Growth, Health, Academics, and Behavior,” *General Dentistry* 58, no. 1 (Jan.–Feb. 2010): 18–25; Carlos Torre and Christian Guilleminault, “Establishment of Nasal Breathing Should Be the Ultimate Goal to Secure Adequate Craniofacial and Airway Development in Children,” *Jornal de Pediatria* 94, no. 2 (Mar.–Apr. 2018): 101–3. 一项对1900名儿童进行了15年跟踪调查的研究发现,患有严重打鼾、睡眠呼吸暂停和其他睡眠呼吸障碍的儿童肥胖的可能性是不打鼾儿童的两倍。症状最严重的儿童患肥胖症的风险增加了60%到100%。“Short Sleep Duration and Sleep-Related Breathing Problems Increase Obesity Risk in Kids,” press release, Albert Einstein College of Medicine, Dec. 11, 2014。

144 诺尔曼·金斯利: Sheldon Peck, “Dentist, Artist, Pioneer: Orthodontic Innovator Norman Kingsley and His Rembrandt Portraits,” *Journal of the American Dental Association* 143, no. 4 (Apr. 2012): 393–97。

144 皮埃尔·罗宾: Ib Leth Nielsen, “Guiding Occlusal Development with Functional Appliances,” *Australian Orthodontic Journal* 14, no. 3 (Oct. 1996): 133–42; “Functional Appliances,” British Orthodontic Society; John C. Bennett, *Orthodontic Management of Uncrowded Class II Division 1 Malocclusion in Children* (St. Louis: Mosby/Elsevier, 2006); “Isolated Pierre Robin sequence,” Genetics Home Reference, https://ghr.nlm.nih.gov/condition/isolated-pierre-robin-sequence。

144 缩进正畸: 被认为是“美国正畸之父”的爱德华·安格尔(Edward Angle)反对拔牙。同时,他的学生查尔斯·H·特威德(Charles H. Tweed)支持拔牙。最终,特威德的方法获胜了。Sheldon Peck, “Extractions, Retention and Stability: The Search for Orthodontic Truth,” *European Journal of Orthodontics* 39, no. 2 (Apr. 2017): 109–15。

145 约翰·缪医生: 缪在西萨塞克斯的维多利亚女王医院担任面部外科医生,花了三年时间研究口腔的工作原理。他知道,构成面部的14块拼图式骨骼需要以正确的方式一起发育,其中任何一块骨骼被伤害都可能影响整个口腔和面部的功能和生长。

145 通过拔牙缩进正畸的孩子: 拔牙会导致面部变平,这一点在牙齿矫正行业并不被广泛接受。有几项研究声称,拔牙会导致面部逆生长,而其他研究则显示拔牙后,面部几乎没有变化。还有人说,需要首先考虑腭的宽度来确定面部是否会变平。Antônio Carlos de Oliveira Ruellas et al., "Tooth Extraction in Orthodontics: An Evaluation of Diagnostic Elements," *Dental Press Journal of Orthodontics* 15, no. 3 (May–June 2010): 134–57; Anita Bhavnani Rathod et al., "Extraction vs No Treatment: Long-Term Facial Profile Changes," *American Journal of Orthodontics and Dentofacial Orthopedics* 147, no. 5 (May 2015): 596–603; Abdol-Hamid Zafarmand and Mohamad-Mahdi Zafarmand, "Premolar Extraction in Orthodontics: Does It Have Any Effect on Patient' s Facial Height?," *Journal of the International Society of Preventive & Community Dentistry* 5, no. 1 (Jan. 2015): 64–68。

145 兄弟姐妹之间测量比对: John Mew, *The Cause and Cure of Malocclusion* (John Mew Orthotropics), https://johnmeworthotropics.co.uk/the-cause-and-cure-of-malocclusion-book/ [inactive]; Vicki Cheeseman, interview with Kevin Boyd, "Understanding Modern Systemic Diseases through a Study of Anthropology," *Dentistry IQ*, June 27, 2012。

145 好几位牙医: 二十几项可追溯到20世纪30年代的科学研究报告可在以下网站查阅，www.mrjamesnestor.com/breath。

146 "江湖骗子""卖狗皮膏药的": 我了解到，牙齿正畸行业半个世纪以来对约翰·缪的抵制，很可能与缪的数据没有太大关系，而与他传播数据时不留情面的做法有关。即使是缪最热心、最强烈的诋毁者之一，一位名叫罗伊·亚伯拉罕斯(Roy Abrahams)的英国牙齿正畸医生，也在一次电子邮件交流中向我承认，问题不一定出在缪的理论上。缪在有机会时从未证明过自己的理论，而是不断"诋毁传统正畸学和正畸医生，来进一步传播自己的理论"。

146 著名演化生物学家: Sandra Kahn and Paul R. Ehrlich, *Jaws: The Story of a Hidden Epidemic* (Stanford, CA: Stanford University Press, 2018)。

148 在他将近80岁的时候: 约翰·缪告诉我，他的大多数敌人都以城堡为例，说明他是如何从正统疗法中获利的。他说，这座城堡的总造价约为30万英镑，大约是沿路那座破旧的两居室现代公寓价格的三分之一。

148 2006年的一个同行评议研究: G. Dave Singh et al., "Evaluation of the Posterior Airway Space Following Biobloc Therapy: Geometric Morphometrics," *Cranio: The Journal of Craniomandibular & Sleep Practice* 25, no. 2 (Apr. 2007): 84–89, https://facefocused.com/articles-and-lectures/bioblocs-impact-on-the-airway/。

149 颈前伸: 在整个儿童时期，采取这种张嘴的姿势会直接影响下颌、呼吸道，甚至牙齿的排列和生长。Joy L. Moeller et al., "Treating Patients with Mouth Breathing Habits: The Emerging Field of Orofacial Myofunctional Therapy," *Journal of the American Orthodontic Society* 12, no. 2 (Mar.–Apr. 2012): 10–12。

149 "看我们成啥样了": 现代人可能是第一个有这种弊病的智人物种。即使是我们的"表亲"尼安德特人也不是过去几百年来被描绘成的那种曲着指关节、弯腰驼背的"野兽"。他们的姿势是笔直的，也许比我们的姿势还要好。Martin Haeusler et al., "Morphology, Pathology, and the Vertebral Posture of the La Chapelle-aux-Saints Neandertal," *Proceedings of the National Academy of Sciences of* the United States of America 116, no. 11 (Mar. 2019): 4923–27。

150 "颅面失调": M. Mew, "Craniofacial Dystrophy. A Possible Syndrome?," British Dental Journal 216, no. 10 (May 2014): 555–58。

150 "健康新风尚": Elena Cresci, "Mewing Is the Fringe Orthodontic Technique Taking Over YouTube," Vice, Mar. 11, 2019, https://www.vice.com/en_us/article/d3medj/mewing-is-the-fringe-orthodontic-technique-taking-over-youtube。

150 一百万点击量: "Doing Mewing," YouTube, https://www.youtube.com/watch?v=Hmf-pR7EryY。

151 适者生存: Quentin Wheeler, Antonio G. Valdecasas, and Cristina Cânovas, "Evolution Doesn' t Proceed in a Straight Line—So Why Draw It That Way?" The Conversation, Sept. 3, 2019, https://theconversation.com/evolution-doesnt-proceed-in-a-straight-line-so-why-draw-it-that-way-109401/。

152 女性更甚: "Anatomy & Physiology," Open Stax, Rice University, June 19, 2013, https://openstax.org/books/anatomy-and-physiology/pages/6-6-exercise-nutrition-hormones-and-bone-tissue。

152 最明显: "Our Face Bones Change Sha pe As We Age," Live Science, May 30, 2013, https://www.livescience.com/35332-face-bones-aging-110104.html。

152 造成气道阻塞: Yagana Shah, "Why You Snore More As You Get Older and What You Can Do About It," The Huffington Post, June 7, 2015, https://www.huffingtonpost.in/2015/07/06/how-to-stop-snoring_n_7687906.html?ri18n=true。

153 咬肌的力量: "人体最强壮的肌肉是什么?", "每日奥秘:来自国会图书馆的有趣科学事实", https://www.loc.gov/rr/scitech/mysteries/muscles.html。

153 70岁以后……增大密度: 贝尔福(Belfor) 并不是第一个发现这一点的研究者。1986年, 华盛顿大学正畸系教授、世界牙科专家文森特·G. 科奇 (Vincent G. Kokich) 博士推测, 成年人"保留了在颅面缝隙处骨骼再生和重塑的能力"。Liao, Six-Foot Tiger, 176–77。

153 干细胞产生越多: 我们也在整个身体内制造干细胞。在缝合处和下颌制造的干细胞通常用于口腔和面部的局部维护。干细胞会被运往最需要它们的地方。吸引干细胞的是压力信号——在这种情况下, 是有力的咀嚼带来的信号。

154 两到四岁: "Weaning from the Breast," Paediatrics & Child Health 9, no. 4 (Apr. 2004): 249–53。

155 更低的发生率: 奶瓶喂养需要较少的"咀嚼"和吸吮压力, 因此, 刺激面部向前生长的情况较少。出于这个原因, 芝加哥儿科牙医凯文·博伊德 (Kevin Boyd) 建议, 如果不能选择母乳喂养, 就用杯子喂养婴儿。James Sim Wallace, The Cause and Prevention of Decay in Teeth (London: J. & A. Churchill, 1902). Indrė Narbutyte et al., "Relationship Between Breastfeeding, Bottle-Feeding and Development of Malocclusion," Stomatologija, Baltic Dental and Maxillofacial Journal 15, no. 3 (2013): 67–72; Domenico Viggiano et al., "Breast Feeding, Bottle Feeding, and Non-Nutritive Sucking:

Effects on Occlusion in Deciduous Dentition," *Archives of Disease in Childhood* 89, no. 12 (Jan. 2005): 1121–23; Bronwyn K. Brew et al., "Breastfeeding and Snoring: A Birth Cohort Study," *PLoS One* 9, no. 1 (Jan. 2014): e84956。

154 **激发……咀嚼的力量**：每次我戴着顺势矫正器并咬合的时候，都会引起周期性和间歇性的轻力和轻度弹压力，这将向牙齿根部周围的韧带发出信号，根据贝尔福的说法，这将鼓励身体"开始一连串的事件"，产生更多的骨细胞。这个过程被称为"形态建成"，这听起来很无情。但是贝尔福向我保证，我甚至不会注意到它的发生，我只需要在睡觉时戴上矫正器。

155 **"发育初期的软质饮食"**：Ben Miraglia, DDS, "2018 Oregon Dental Conference Course Handout," Oregon Dental Conference, Apr. 5, 2018, https://www.oregondental.org/docs/librariesprovider42/2018-odc-handouts/thursday---9122-miraglia.pdf?sfvrsn=2。

155 **测量……工业革命前的颅骨**：Specifically, from 2.12 and 2.62 inches before the Industrial Age to 1.88 to 2.44 inches afterward. J. N. Starkey, "Etiology of Irregularities of the Teeth," *The Dental Surgeon* 4, no. 174 (Feb. 29, 1908): 105–6。

155 **"逐渐萎缩"**：J. Sim Wallace, "Heredity, with Special Reference to the Diminution in Size of the Human Jaw," digest of *Dental Record,* Dec. 1901, in *Dental Digest* 8, no. 2 (Feb. 1902): 135–40, https://tinyurl.com/r6szdz8。

156 **喂养两组猪**：Yucatan minipigs, that is. Russell L. Ciochon et al., "Dietary Consistency and Craniofacial Development Related to Masticatory Function in Minipigs," *Journal of Craniofacial Genetics and Developmental Biology* 17, no. 2 (Apr.–June 1997): 96–102。

156 **错牙合畸形**：罗伯特·科鲁奇尼（Robert Corruccini）博士总结并验证了这些数据。详情可以在2018 Oregon Dental Conference Course Handout中找到。

第8章 （偶尔）多

163 **死了一千两百人**：Micheal Clodfelter, *Warfare and Armed Conflicts : A Statistical Encyclopedia of Casualty and Other Figures,* 1492–2015, 4th ed. (Jefferson, NC : McFarland, 2017), 277。

163 **其中……超过30次**：J. M. Da Costa, "On Irritable Heart; a Clinical Study of a Form of Functional Cardiac Disorder and its Consequences," *American Journal of Medical Sciences,* n.s. 61, no. 121 (1871)。

164 **出现了相同症状**：Jeffrey A. Lieberman, "From 'Soldier' s Heart' to 'Vietnam Syndrome' : Psychiatry' s 100-Year Quest to Understand PTSD," *The Star,* Mar. 7, 2015, https : //www.thestar.com/news/insight/2015/03/07/solving-the-riddle-of-soldiers-heart-post-traumatic-stress-disorder-ptsd.html; Christopher Bergland. "Chronic Stress Can Damage Brain Structure and Connectivity," *Psychology Today,* Feb. 12, 2004。

164 **两成士兵**："From Shell-Shock to PTSD,a Century of Invisible War Trauma," *PBS NewsHour,* Nov. 11, 2018, https : //www.pbs.org/

newshour/nation/from-shell-shock-to-ptsd-a-century-of-invisible-war-trauma; Caroline Alexander, "The Shock of War," *Smithsonian,* Sept. 2010, https://www.smithsonianmag.com/history/the-shock-of-war-55376701/#Mxod3dfdosgFt3cQ.99。

166 呼吸的时候会感到特别舒畅：此外，下肺含有60%到80%的血液饱和肺泡，以便换气更容易和更高效. *Body, Mind, and Sport,* 223。

166 角色恰恰相反：Phillip Low, "Overview of the Autonomic Nervous System," *Merck Manual, consumer version,* https://www.merckmanuals.com/home/brain,-spinal-cord,-and-nerve-disorders/autonomic-nervous-system-disorders/overview-of-the-autonomic-nervous-system。

167 心率上升……思维加快："How Stress Can Boost Immune System," Science-Daily, June 21, 2012; "Functions of the Autonomic Nervous System," Lumen, https://courses.lumenlearning.com/boundless-ap/chapter/functions-of-the-autonomic-nervous-system/。

167 瞳孔扩张：Joss Fong, "Eye-Opener: Why Do Pupils Dilate in Response to Emotional States?," *Scientific American,* Dec. 7, 2012, https://www.scientificamerican.com/article/eye-opener-why-do-pupils-dialate/。

167 高度紧张的状态：交感神经控制中心不在脑内，而是位于脊椎的脊神经节内，而副交感神经系统则位于脑的更高位置。这也许不是巧合。一些研究者，比如史蒂芬·波戈斯，认为交感神经系统是一个更原始的系统，而副交感神经系统则更高级。

167 尽管……可能要一个小时以上："什么是压力?"，美国职业压力协会(American Institute of Stress)，https://www.stress.org/daily-life。

168 印度人那洛巴："Tibetan Lama to Teach an Introduction to Tummo, the Yoga of Psychic Heat at HAC January 21," Healing Arts Center (St. Louis), Dec. 20, 2017, https://www.thehealingartscenter.com/hac-news/tibetan-lama-to-teach-an-introduction-to-tummo-the-yoga-of-psychic-heat-at-hac; "NAROPA," Garchen Buddhist Institute, July 14, 2015, https://garchen.net/naropa。

169 大卫-妮尔写道：Alexandra David-Néel, *My Journey to Lhasa* (1927; New York: Harper Perennial, 2005), 135。

170 职业冲浪者和综合格斗选手：Nan-Hie In, "Breathing Exercises, Ice Baths: How Wim Hof Method Helps Elite Athletes and Navy Seals," *South China Morning Post,* Mar. 25, 2019, https://www.scmp.com/lifestyle/health-wellness/article/3002901/wim-hof-method-how-ice-baths-and-breathing-techniques。

171 他主要的关注点是迷走神经：Stephen W. Porges, *The Pocket Guide to the Polyvagal Theory: The Transformative Power of Feeling Safe,* Norton Series on Interpersonal Neurobiology (New York: W. W. Norton, 2017), 131, 140, 160, 173, 196, 242, 234。

172 表现在我们身上就是晕厥：具体来说，当迷走神经受到刺激时，心率减慢，血管扩张，使血液更难克服重力，泵入大脑。大脑供血不足会导致晕厥发作。

172 供血异常的器官：Steven Park, *Sleep Interrupted: A Physician*

Reveals the #1 Reason Why So Many of Us Are Sick and Tired (New York : Jodev Press, 2008), Kindle locations 1443–46。

172 **从……减轻上述症状**："Vagus Nerve Stimulation," Mayo Clinic, https : //www.mayoclinic.org/tests-procedures/vagus-nerve-stimulation/about/pac-20384565; Crystal T. Engineer et al., "Vagus Nerve Stimulation as a Potential Adjuvant to Behavioral Therapy for Autism and Other Neurodevelopmental Disorders," *Journal of Neurodevelopmental Disorders* 9 (July 2017) : 20。

173 **非侵入性手段**：还有荡秋千。在20世纪上半叶，摇椅和门廊秋千在房屋中非常普遍。它们之所以如此受欢迎，可能是因为摇摆能改变血压，使信息更容易沿着迷走神经来回传递。这就是为什么很多自闭症儿童（他们经常出现迷走神经张力低，频繁感到威胁）对荡秋千反应如此之好。寒冷暴露，像是在脸上泼冷水，也会刺激迷走神经向心脏发送信息，降低心率(把你的脸浸在冷水中，你的心率会很快下降)。Porges, *Pocket Guide to the Polyvagal Theory,* 211–12。

173 **调整心跳……的速度**：一些非常罕见的例外是由瑜伽士证明的，这些将在最后一章中讨论。

173 **呼吸……时间**：Roderik J. S. Gerritsen and Guido P. H. Band, "Breath of Life : The Respiratory Vagal Stimulation Model of Contemplative Activity," *Frontiers in Human Neuroscience* 12 (Oct. 2018) : 397; Christopher Bergland, "Longer Exhalations Are an Easy Way to Hack Your Vagus Nerve," *Psychology Today,* May 9, 2019。

173 **有意识地放慢呼吸**：Moran Cerf, "Neuroscientists Have Identified How Exactly a Deep Breath Changes Your Mind," Quartzy, Nov. 19, 2017; Jose L. Herrero et al., "Breathing above the Brain Stem : Volitional Control and Attentional Modulation in Humans," *Journal of Neurophysiology* 119, no. 1 (Jan. 2018) : 145–59。

173 **自觉运用和掌控自主神经系统**：神经系统有助于解释为什么用纸袋呼吸来控制过度通气往往不起作用，而且可能非常危险。是的，收集你呼出的气体会增加二氧化碳的含量，但它往往无法抑制可能引发恐慌发作的交感神经过载。一个纸袋可能会引起更多的恐慌，甚至更深的呼吸。此外，并非所有呼吸系统受到攻击的人都患有过度换气。《急诊医学年鉴》上的一项研究发现，三名被认为是换气过度的病人在用纸袋呼吸后死亡。这些病人没有恐慌或哮喘发作，他们患有心脏病，需要尽可能多的氧气。相反，他们的肺里却充满了二氧化碳。Anahad O' Connor, "The Claim : If You' re Hyperventilating, Breathe into a Paper Bag," *The New York Times,* May 13, 2008; Michael Callaham, "Hypoxic Hazards of Traditional Paper Bag Rebreathing in Hyperventilating Patients," *Annals of Emergency Medicine* 19, no. 6 (June 1989) : 622–28。

173 **尽情享受食物与爱情**：Moran Cerf, "Neuroscientists Have Identified How Exactly a Deep Breath Changes Your Mind," Quartzy, Nov. 19, 2017; Jose L. Herrero, Simon Khuvis, Erin Yeagle, et al., "Breathing above the Brain Stem : Volitional Control and Attentional Modulation in Humans," *Journal of Neurophysiology* 119, no. 1 (Jan. 2018) :

145–49。

173 **这在生物学上本不成立**: Matthijs Kox et al., "Voluntary Activation of the Sympathetic Nervous System and Attenuation of the Innate Immune Response in Humans," *Proceedings of the National Academy of Sciences of the United States of America* 111, no. 20 (May 2014) : 7379–84。

174 **有所上升**: 我在之前的著作中简短地描述了本森的作品，但我从来没有探讨过身体会发生什么以及如何发生，我在本章中会详述。

174 **著名的《自然》杂志**: Herbert Benson et al., "Body Temperature Changes during the Practice of g Tum-mo Yoga," *Nature* 295 (1982) : 234–36。几十年后，并不是所有人都认同本森的数据。新加坡国立大学的玛丽亚·科哲夫尼科娃声称，"没有证据表明，在拙火冥想中，温度升高到正常范围之外"。尽管她从未否认拙火惊人的影响，科哲夫尼科娃写道，数据呈现的方式是误导性的。因此，应该注意的是，许多拙火练习者告诉我，冥想过程不会让他们太热，只是让他们避免感冒，佛教徒和维姆·霍夫及其追随者都清楚地证明了这一点。不管怎样，人体热量只是拙火转化效应的一小部分，我们很快就会知道。Maria Kozhevnikova et al., "Neurocognitive and Somatic Components of Temperature Increases during g-Tummo Meditation : Legend and Reality," *PLoS One* 8, no. 3 (2013) : e58244。

174 **裸身赤足在北极圈内**: "The Iceman—Wim Hof," Wim Hof Method, https : //www.wimhofmethod.com/iceman-wim-hof。

175 **沉迷于练习瑜伽、冥想和呼吸技巧**: Erik Hedegaard, "Wim Hof Says He Holds the Key to a Healthy Life—But Will Anyone Listen?," *Rolling Stone,* Nov. 3, 2017。

175 **安德鲁·休伯曼**: "Applications," Wim Hof Method, https : //www.wimhofmethod.com/applications。

176 **二十多名男性志愿者**: Kox et al., "Voluntary Activation of the Sympathetic Nervous System"。

176 **并产生大量免疫细胞**: "How Stress Can Boost Immune System," ScienceDaily, June 21, 2012, https : //www.sciencedaily.com/releases/2012/06/120621223525.htm。

176 **自行产生阿片类物质**: Joshua Rapp Learn, "Science Explains How the Iceman Resists Extreme Cold," Smithsonian.com, May 22, 2018。

177 **5000万美国人**: 美国国立卫生研究院估计，多达2350万美国人患有自身免疫性疾病。美国自身免疫相关疾病协会说这个数字被严重低估了，因为美国国立卫生研究院只列出了24种与自身免疫紊乱相关的疾病；然而，还有几十种疾病没有列出，它们有明确的"自身免疫基础"。你可以在这个网站上查询到更多发人深省的数据，https : //www.aarda.org/。

178 **桥本氏病**: 新的研究表明嗜睡症也是一种自身免疫性疾病，甚至可能是哮喘。患有哮喘的儿童患1型糖尿病的风险增加41%，这很可能不是巧合。Alberto Tedeschi and Riccardo Asero, "Asthma and Autoimmunity : A Complex but Intriguing Relation," *Expert Review of Clinical Immunology* 4, no. 6 (Nov. 2008) : 767–76; Natasja Wulff Pedersen et al., "CD8+ T Cells from Patients with Narcolepsy and Healthy Controls Recognize Hypocretin Neuron-Specific

Antigens," *Nature Communications* 10, no. 1 (Feb. 2019)：837。

178 我听到太多了：在尝试拙火之前，马特被诊断为银屑病关节炎，其C-反应蛋白（CRP）水平超过20，约为正常水平的7倍。经过了三个月在寒冷环境下练习拙火呼吸，马特的CRP水平回到了0.4。他关节的酸痛、僵硬，皮肤红肿和疲劳都消失了。另一位来自英国德文郡的马特被诊断出患有扁平苔藓，这是一种主要影响头皮的炎症性疾病，会导致脱屑和永久性片状脱发。医生给马特开了一张羟氯喹的处方，羟氯喹是1955年开发的一种治疗抑制免疫反应的疟疾的药物。羟氯喹的常见副作用包括痉挛、腹泻、头痛，甚至更严重。不到一周，马特呼吸困难，咳血。他的医生叫他坚持下去。马特病得更重了。他于是学习拙火呼吸法，并遵循维姆·霍夫的方案，每天练习。Wim Hof, YouTube, Jan. 3, 2018, https：//www.youtube.com/watch?v=f4tIou2LnOk; "Wim Hof—Reversing Autoimmune Diseases | Paddison Program," YouTube, June 26, 2016, https：//www.youtube.com/watch?v=lZO9uy JIP44; "In 8 Months I Was Completely Symptom-Free," Wim Hof Method Experience, Wim Hof, YouTube, Aug. 23, 2019, https：//www.youtube.com/watch?v=1nO v4aNiWys。

179 炎症标志物……下降了40倍：2014年，霍夫随机选取了26名年龄在29～65岁之间的成年人，组成一个小组，前往乞力马扎罗山。其中许多人患有哮喘、风湿、克罗恩病以及其他自身免疫功能障碍。他教他们拙火呼吸法，让他们接触周期性的极端寒冷，然后徒步攀登了5892米到达非洲最高的山顶。顶部的氧气含量是海平面的一半。有经验的登山者登顶成功率约为50%。霍夫的24名学生，包括那些患有自身免疫性疾病的学生，在48小时内到达了顶峰。一半的人光着胸脯，在零下20℃的温度下只穿着短裤。没有人体温过低或高原反应，也没有人补充氧气。Ted Thornhill, "Hardy Climbers Defy Experts to Reach Kilimanjaro Summit Wearing Just Their Shorts and without Succumbing to Hypothermia," *Daily Mail,* Feb. 17, 2014; "乞力马扎罗山的登顶率," 乞力马扎罗, https：//www.climbkilimanjaroguide.com/kilimanjaro-success-rate. 一个较早的统计数字是41%，目前的统计数字接近60%。我取了一个平均值。

181 大卫-妮尔对拙火……的修习：值得注意的是，大卫-妮尔最终成为了法国的民族英雄，也成了垮掉派作家的偶像，并以她的名字命名了一个茶馆和一个电车站，至今仍在使用。

181 莫里斯·多巴尔："Maurice Daubard-Le Yogi des Extrêmes [The Yogi of the Extremes]," http：//www.mauricedaubard.com/biographie.htm; "France：Moulins：Yogi Maurice Daubard Demonstration," AP Archive, YouTube, July 21, 2015, https：//www.youtube.com/watch?time_continue=104&v=bEZVlgcddZg。

182 斯坦尼斯拉夫·葛罗夫：这次采访和我在全压呼吸方面的经历发生在斯坦福实验前几年，就在那次参与净化呼吸法的神奇经历之后一年左右，那次经历让我开始深入研究呼吸的问题。

182 1956年11月：葛罗夫告诉我这段经历发生在1954年，然而，其他消息来源表明，这段经历发生在1956年。"The Tim Ferriss Show—Stan Grof, Lessons from ~4,500 LSD Sessions and Beyond," Podcast Notes, Nov. 24, 2018, https：//podcastnotes.org/2018/11/24/grof/。

183 这段经历跟随……的研究："Stan

Grof," Grof : Know Thyself, http : //www.stanislavgrof.com。

183 1968 年，美国政府将LSD列为非法: Mo Costandi, "A Brief History of Psychedelic Psychiatry," *The Guardian,* Sept. 2, 2014, https : //www.theguardian.com/science/neurophilosophy/2014/sep/02/psychedelic-psychiatry。

184 艾尔曼医生……对11000名患者……: James Eyerman, "A Clinical Report of Holotropic Breathwork in 11,000 Psychiatric Inpatients in a Community Hospital Setting," *MAPS Bulletin,* Spring 2013, http : //www.maps.org/news-letters/v23n1/v23n1_24-27.pdf。

185 "医院里……也都想不通……": 艾尔曼接着说: "仔细想想，西方工业文明是整个人类历史上唯一一个没有高度重视非普世意识形态的文明，（他们）不欣赏也不想理解它们。" 他告诉我正相反，我们对他们进行病理学治疗，用镇静剂麻醉他们。这是一个"创可贴"的工作，只能暂时修复，但它没有解决本质问题，以后只会导致更多的心理问题。

185 小型研究: Sarah W. Holmes et al., "Holotropic Breathwork : An Experiential Approach to Psychotherapy," *Psychotherapy : Theory, Research, Practice, Training* 33, no. 1 (Spring 1996) : 114–20; Tanja Miller and Laila Nielsen, "Measure of Significance of Holotropic Breathwork in the Development of Self-Awareness," *Journal of Alternative and Complementary Medicine* 21, no. 12 (Dec. 2015) : 796–803; Stanislav Grof et al., "Special Issue : Holotropic Breathwork and Other Hyperventilation Procedures," *Journal of Transpersonal Research* 6, no. 1 (2014); Joseph P. Rhinewine and Oliver Joseph Williams, "Holotropic Breathwork : The Potential Role of a Prolonged, Voluntary Hyperventilation Procedure as an Adjunct to Psychotherapy," *Journal of Alternative and Complementary Medicine* 13, no. 7 (Oct. 2007) : 771–76。

187 大脑缺氧: 具体来说，这些呼气耗尽了我们血液中的二氧化碳，从而切断了大脑正常运转所需的血液流动。Stanislav Grof and Christina Grof, *Holotropic Breathwork : A New Approach to Self-Exploration and Therapy,* SUNY Series in Transpersonal and Humanistic Psychology (Albany, NY : Excelsior, 2010), 161, 163; Stanislav Grof, *Psychology of the Future : Lessons from Modern Consciousness Research* (Albany, NY : SUNY Press, 2000); Stanislav Grof, "Holotropic Breathwork : New Approach to Psychotherapy and Self-Exploration," http : //www.stanislavgrof.com/resources/Holotropic-Breathwork;-New-Perspectives-in-Psychotherapy-and-Self-Exploration.pdf [inactive]。

187 静息状态下……有750毫升: "Cerebral Blood Flow and Metabolism," Neurosurg.cam.ac.uk, http : //www.neurosurg.cam.ac.uk/files/2017/09/2-Cerebral-blood-flow.pdf。

187 血流量略有增加: Jordan S. Querido and A. William Sheel, "Regulation of Cerebral Blood Flow during Exercise," *Sports Medicine* 37, no. 9 (2007) : 765–82。

187 减少达40%: 平均来说，血液中二氧化碳分压（$PaCO_2$）每减少1mmHg，脑血流量就会减少约2%。在旧金山加利福尼亚大学实验室的一次重呼吸运动记录中，我的$PaCO_2$浓度为22毫米汞柱，比正常值低约20毫米。在这段时间里，我的大脑接收到的血流量比正常少了40%。“Hyperventilation,” OpenAnesthesia, https：//www.openanesthesia.org/elevated_icp_hyperventilation。

187 影响最大的： 在这个网页上有一个有趣的摘要，包括一些科学研究：http：//www.anesthesiaweb.org/hyperventilation.php。

188 在全身释放求救信号： “Rhythm of Breathing Affects Memory and Fear,” *Neuroscience News,* Dec. 7, 2016, https：//neurosciencenews.com/memory-fear-breathing-5699/。

第9章 屏息

189 几年后： 克林研究的细节以及后面关于S. M.的记录引自贾斯汀·S.费恩斯坦等人，“A Tale of Survival from the World of Patient S. M.,” in Living without an Amygdala, ed. David G. Amaral and Ralph Adolphs (New York：Guilford Press, 2016), 1–38. Other details were pulled from Kling’ s articles, including Arthur Kling et al., “Amygdalectomy in the Free-Ranging Vervet *(Cercopithecus aethiops),*” *Journal of Psychiatric Research* 7, no. 3 (Feb. 1970)：191–99。

190 危险的信号： “The Amygdala, the Body’ s Alarm Circuit,” Cold Spring Harbor Laboratory DNA Learning Center, https：//dnalc.cshl.edu/view/822-The-Amygdala-the-Body-s-Alarm-Circuit.html。

193 脑干底部： 我们的呼吸系统有两种化学感受器：神经末梢和神经中枢。颈动脉和主动脉中的神经末梢化学感受器主要负责检测离开心脏时血液中氧含量的变化。位于脑干的中枢化学感受器通过脑脊液的pH值检测动脉血中二氧化碳含量的微小变化。“Chemoreceptors,” TeachMe Physiology, https：//teachmephysiology.com/respiratory-system/regulation/chemoreceptors。

194 跟随环境变化做出调整： 脑干部位中枢化学感受器受伤的人，失去了测量血液中二氧化碳含量并对其作出反应的能力。由于没有自动触发装置来提醒他们二氧化碳正在积聚，他们的每一次呼吸都需要有意识地协调一致。如果没有呼吸器，他们会在睡眠中窒息，因为他们的身体不知道什么时候该呼吸。这种疾病被称为翁丁氏病，它的名字来源于欧洲民间传说中的一个水精灵。翁丁告诉丈夫汉斯，她是他“肺里的呼吸”，并警告他，如果他背叛了她，他将失去无意识呼吸的能力。汉斯欺骗了她，并遭受了翁丁的诅咒。”一不留神，我就忘了呼吸。”汉斯临死前说。Iman Feiz-Erfan et al., “Ondine’ s Curse,” *Barrow Quarterly* 15, no. 2 (1999), https：//www.barrowneuro.org/education/grand-rounds-publications-and-media/barrow-quarterly/volume-15-no-2-1999/ondines-curse/.

194 海拔负240米到海拔4800米： 一万两千年前，远古秘鲁人居住在海拔3658米的高山上。目前秘鲁居住人数最多的城市是拉林科纳达，海拔5100米。Tia Ghose, “Oldest High-Altitude Human Settlement Discovered in Andes,” Live Science, Oct. 23, 2014, https：//www.livescience.com/48419-high-altitude-setllement-peru.html。

194 有些顶尖登山运动员：根据一些报道，像自由潜水员这样的运动员往往和那些长时间屏息的人对二氧化碳的耐受力差不多。这一假设是，这些顶级运动员的肺要大得多，他们的新陈代谢也可能减慢到这样一个水平，即他们消耗更少的氧气和产生更少的二氧化碳，使他们能够屏住呼吸更长时间而不感到焦虑。但这并不能解释为什么患有慢性焦虑症和其他恐惧症的人几乎都是具有非常有限的屏气能力，而不管他们的肺有多大，或者他们在测试前吸入或呼出了多少。其他有趣的（如果不限于）资料可以在深蓝自由潜水论坛上找到：https：//forums.deeperblue.com/threads/freediving-leading-to-sleep-apnea.82096/. Colette Harris, "What It Takes to Climb Everest with No Oxygen," *Outside,* June 8, 2017, https：//www.outsideonline.com/2191596/how-train-climb-everest-no-oxygen。

195 美国有18%的人口：Jamie Ducharme, "A Lot of Americans Are More Anxious Than They Were Last Year, a New Poll Says," *Time,* May 8, 2018, https：//time.com/5269371/americans-anxiety-poll/。

195 这样建议道：*The Primordial Breath：An Ancient Chinese Way of Prolonging Life through Breath Control,* vol. 1, trans. Jane Huang and Michael Wurmbrand (Original Books, 1987), 13。

195 伤害极大：见斯科特·西蒙内蒂博士对氧化应激和一氧化氮合酶引起的损伤的详细解释 www.mrjamesnestor.com/breath。

196 持续部分关注：Megan Rose Dickey, "Freaky：Your Breathing Patterns Change When You Read Email," *Business Insider,* Dec. 5, 2012, https：//www.businessinsider.com/email-apnea-how-email-change-breathing-2012-12?IR=T; "Email Apnea," Schott' s Vocab, *The New York Times,* Sept. 23, 2009, https：//schott.blogs.nytimes.com/2009/09/23/email-apnea/; Linda Stone, "Just Breathe：Building the Case for Email Apnea," *The Huffington Post,* https：//www.huffpost.com/entry/just-breathe-building-the_b_85651; Susan M. Pollak, "Breathing Meditations for the Workplace," *Psychology Today,* Nov. 6, 2014, https：//www.psychologytoday.com/us/blog/the-art-now/201411/email-apnea。

196 超出我们的自主掌控能力：美国国立卫生研究院网站PubMed的美国国立医学图书馆提供了数十项研究。这里有一些对我很有帮助：Andrzej Ostrowski et al., "The Role of Training in the Development of Adaptive Mechanisms in Freedivers," *Journal of Human Kinetics* 32, no. 1 (May 2012)：197–210; Apar Avinash Saoji et al., "Additional Practice of Yoga Breathing With Intermittent Breath Holding Enhances Psychological Functions in Yoga Practitioners：A Randomized Controlled Trial," *Explore：The Journal of Science and Healing* 14, no. 5 (Sept. 2018)：379–84; Saoji et al., "Immediate Effects of Yoga Breathing with Intermittent Breath Holding on Response Inhibition among Healthy Volunteers," *International Journal of Yoga* 11, no. 2 (May–Aug. 2018)：99–104。

198 战争创伤：Serena Gianfaldoni et al., "History of the Baths and Thermal Medicine," *Macedonian Journal of*

Medical Sciences 5, no. 4 (July 2017)：566–68。

198 **“几乎都能治愈”**：George Henry Brandt, *Royat (les Bains) in Auvergne, Its Mineral Waters and Climate* (London：H. K. Lewis, 1880), 12, 18; Peter M. Prendergast and Melvin A. Shiffman, eds., *Aesthetic Medicine：Art and Techniques* (Berlin and Heidelberg：Springer, 2011); William and Robert Chambers, *Chambers' s Edinburgh Journal, n.s. 1, no. 46* (Nov. 16, 1844)：316; Isaac Burney Yeo, *The Therapeutics of Mineral Springs and Climates* (London：Cassell, 1904), 760。

198 **“鲁瓦亚镇”……英国医生**：布兰特回到英国，对罗亚特赞不绝口后，皇家外科学院的另一位医生和研究员前往罗亚特，证实了布兰特的发现，并报告了这些发现“完全符合我自己的经验和观察”。George Henry Brandt, *Royat (les Bains) in Auvergne：Its Mineral Waters and Climate* (London：H. K. Lewis, 1880), 12, 18。

199 **研究消失在了人们的视野**：加州麻醉师和医学研究人员刘易斯·S.科尔曼博士说，对二氧化碳的强烈反对可能与事实无关，而与私人利益有关。二氧化碳是一种廉价的石油加工副产品，而其他的临床治疗是昂贵的，需要系统的专业知识。Lewis S. Coleman, “Four Forgotten Giants of Anesthesia History,” *Journal of Anesthesia and Surgery* 3, no. 1 (2016)：68–84。

199 **皮肤病患者**：几十个关于畅享二氧化碳的好处的研究 mrjamesnestor.com/breath。

199 **约瑟夫·沃尔普……唐纳德·克莱恩**：20世纪50年代末，沃尔普正在寻找另一种治疗自由浮动性焦虑的方法，这种焦虑症是一种没有具体原因的焦虑，目前约有1000万美国人受到这种焦虑的影响。他对二氧化碳的特效感到震惊。沃尔普发现，2至5次吸入50/50的二氧化碳和氧气的混合物，足以将患者的焦虑水平从60（虚弱）降低到0。没有其他治疗可以与之相比。“人们希望最近对二氧化碳的兴趣能够引起更深入的研究。”沃尔普在1987年写道。但是同年沃尔普发表了他的二氧化碳倡议，食品和药物管理局批准了第一个SSRI药物氟西汀，它将以其商品名Prozac、Sarafem和Adofen而闻名。沃尔普的研究发表十年后，哥伦比亚大学精神病学家唐纳德·F.克莱恩发现了引发恐慌、焦虑和相关疾病的机制。克莱恩在他的论文《错误的窒息警报和自发的恐慌症状》里面提到，这种窒息感来自中枢化学感受器，它对二氧化碳的波动变得过于敏感。恐惧，其本质不只是一个精神问题，可能也是一个身体问题。Joseph Wolpe, “Carbon Dioxide Inhalation Treatments of Neurotic Anxiety：An Overview,” *Journal of Nervous and Mental Disease* 175, no. 3 (Mar. 1987)：129–33; Donald F. Klein, “False Suffocation Alarms, Spontaneous Panics, and Related Conditions,” *Archives of General Psychiatry* 50, no. 4 (Apr. 1993)：206–17。

200 **有一半的人……受其困扰**：这是范斯坦的估计。很难确定确切的数字，因为有那么多焦虑症患者患有抑郁症，反之亦然。例如，估计有18%的人患有焦虑症；大约8%的人患有严重的抑郁症，还有数百万的人患有轻度抑郁症；四分之一患有可诊断的精神障碍；预计有一半的美国人一生都会患有某种精神疾病。“Half of US Adults Due for Mental Illness, Study Says,” Live Science, Sept. 1, 2011, https：//www.livescience.com/15876-mental-illness-

strikes-adults.html; "Facts & Statistics," Anxiety and Depression Association of America, https : //adaa.org/about-adaa/press-room/facts-statistics。

200 13%：此外，抑郁、焦虑和恐慌都是密切相关的，每一种都源于对恐惧的曲解。目前接受SSRIs治疗的患者中有三分之一患有其他形式的焦虑症，许多患者将接受不同的药物治疗。Laura A. Pratt et al., "Antidepressant Use Among Persons Aged 12 and Over : United States, 2011–2014," NCHS Data Brief no. 283 (Aug. 2017) : 1–8.

200 **作者认为"药效甚微"**：正如你所预料，这些发现是有争议的。你可以在弗雷德里克·希罗尼莫斯等人那里阅读到更多关于这项研究的争论。"Influence of Baseline Severity on the Effects of SSRIs in Depression : An Item-Based, Patient-Level Post-Hoc Analysis," *The Lancet,* July 11, 2019, https : //www.thelancet.com/journals/lanpsy/article/PIIS2215-0366(19)30383-9/fulltext; Fredrik Hieronymus, "How Do We Determine Whether Antidepressants Are Useful or Not? Authors' Reply," *The Lancet,* Nov. 2019, https : //www.thelancet.com/journals/lanpsy/article/PIIS2215-0366(19)30383-9/fulltext; Henry Bodkin, "Most Common Antidepressant Barely Helps Improve Depressive Symptoms, 'Shocking' Trial Finds," *The Telegraph* (UK), Sept. 19, 2019, https : //www.telegraph.co.uk/science/2019/09/19/common-antidepressant-barely-helps-improve-depression-symptoms。

201 **暴露疗法**: An overview of treatments and efficacy is available here : Johanna S. Kaplan and David F. Tolin, "Exposure Therapy for Anxiety Disorders," *Psychiatric Times,* Sept. 6, 2011, https : //www.psychiatrictimes.com/anxiety/exposure-therapy-anxiety-disorders。

201 **厌食症、恐惧症**: 大约40%的恐惧症患者患有抑郁症，70%的患者患有其他精神疾病。费恩斯坦说，所有这些情况都源于恐惧。Paul M. Lehrer, "Emotionally Triggered Asthma : A Review of Research Literature and Some Hypotheses for Self-Regulation Therapies," *Applied Psychophysiology and Biofeedback* 22, no. 1 (Mar. 1998) : 13–41。

201 **闭气……更为强烈**: 恐惧症患者看医生的次数是其他患者的5倍，因精神疾病住院的可能性是其他患者的6倍。其中37%的人会寻求某种治疗，通常是药物、行为疗法，或者两者兼有。但这些疗法都没有直接解决导致这种状况的原因：长期不良的呼吸习惯。60%的慢性阻塞性肺病患者也有焦虑或抑郁障碍，这并非巧合。这些病人经常呼吸太多，太快，害怕不能再呼吸。"Proper Breathing Brings Better Health," *Scientific American,* Jan. 15, 2019, https : //www.scientificamerican.com/article/proper-breathing-brings-better-health/。

201 **对二氧化碳过于敏感**: Eva Henje Blom et al., "Adolescent Girls with Emotional Disorders Have a Lower End-Tidal CO_2 and Increased Respiratory Rate Compared with Healthy Controls," *Psychophysiology* 51, no. 5 (May 2014) : 412–18; Alicia E. Meuret et al., "Hypoventilation Therapy Alleviates Panic by Repeated Induction of Dyspnea," *Biological Psychiatry*

CNNI (Cognitive Neuroscience and Neuroimaging) 3, no. 6 (June 2018) : 539–45; Daniel S. Pine et al., “Differential Carbon Dioxide Sensitivity in Childhood Anxiety Disorders and Nonill Comparison Group,” *Archives of General Psychiatry* 57, no. 10 (Oct. 2000) : 960–67。

201 艾丽西娅 · 穆瑞: “Out-of-the-Blue Panic Attacks Aren’ t without Warning : Data Show Subtle Changes before Patients’ [sic] Aware of Attack,” Southern Methodist University Research, https : //blog.smu.edu/research/2011/07/26/out-of-the-blue-panic-attacks-arent-without-warning/; Stephanie Pappas, “To Stave Off Panic, Don’ t Take a Deep Breath,” Live Science, Dec. 26, 2017, https : //www.livescience.com/9204-stave-panic-deep-breath.html。

201 20名恐惧症患者……记录了: “New Breathing Therapy Reduces Panic and Anxiety by Reversing Hyperventilation,” ScienceDaily, Dec. 22, 2010, https : //www.sciencedaily.com/releases/2010/12/101220200010.htm; Pappas, “To Stave Off Panic.”

202 隔音黑屋子: 费恩斯坦通过五年的临床研究发现，漂浮疗法在治疗焦虑症、厌食症和其他基于恐惧的神经症方面特别有效。“The Feinstein Laboratory,” Laureate Institute for Brain Research, http : //www.laureateinstitute.org/current-events/feinstein-laboratory-publishes-float-study-in-plos-one。

204 “超耐力”: 详见布泰科的最佳（也是最低）二氧化碳浓度图表 : https : //images.app.goo.gl/DGjT3bL8PMDQYmqL7。

204 一些圈里人的使用心得: 最近，二氧化碳疗法有点儿卷土重来的意思，不仅仅是奥尔森和他的团队DIY肺，现在又被用来治疗听力丧失、癫痫和各种癌症。美国医疗服务提供商安泰保险公司提供二氧化碳疗法作为对患者的实验性治疗。“Carbogen Inhalation Therapy,” Aetna, http : //www.aetna.com/cpb/medical/data/400_499/0428.html。

205 ……中枢化学感受器平日接触的……: 中枢化学感受器被设计用来分析二氧化碳最微小的波动，可以精确到小数点后三位。

第10章　快，慢，停

210 大量压力荷尔蒙的分泌: 甚至在练习拙火结束一小时后。把肺想象成太阳能电池板；面板越大，吸收阳光的电池越多，可用的能量就越多。维姆 · 霍夫的深呼吸可以增加大约40%的气体交换空间，这是一个巨大的数目。有了这些额外的空间，霍夫就能够在完成演习40分钟后消耗两倍于正常量的氧气。Isabelle Hof, *The Wim Hof Method Explained* (Wim Hof Method, 2015, updated 2016), 8, https : //explore.wimhofmethod.com/wp-content/uploads/ebook-the-wim-hof-method-explained-EN.pdf。

210 光着身子在雪地: Joshua Rapp Learn, “Science Explains How the Iceman Resists Extreme Cold,” Smithsonian.com, May 22, 2018, https : //www.smithsonianmag.com/science-nature/science-explains-how-iceman-resists-extreme-cold-180969134/#WUf1Swaj7zYCkVDv.99。

210 放慢呼吸，减少通气: Herbert Benson et al., “Body Temperature

Changes during the Practice of g Tum-mo Yoga," *Nature* 295 (1982) : 234–36; William J. Cromie, "Meditation Changes Temperatures," The Harvard Gazette, Apr. 18, 2002。

211 很明显出现了异常：我向著名的生理学家、佛罗里达大学的教授保罗·达文波特博士提出了这个问题。他在几个小时内回复我说，"有趣的问题，我的回答将是适当的，只是学术上很模糊，自愿过度通气的效果取决于多个因素，包括区域血液分布、血气变化程度、脑脊液（CSF）缓冲能力降低、心脏血液输出量变化、pH平衡补偿、时间和未知因素。关于血液和脑脊液对自愿过度通气的生理反应的研究是相对直接的。然而，对生理变化的认知反应则相对模糊和复杂。"在邮件的最后，他告诉我，他正在对这个问题进行详细的分析，这需要一些时间来整理。在回我邮件的时候，他还在继续写。我会把它贴在我的网站上：mrjamesnestor.com/breath。在此期间，你可以在这里详细了解最新研究：I. A. Bubeev, "The Mechanism of Breathing under the Conditions of Prolonged Voluntary Hyperventilation," *Aerospace and Environmental Medicine* 33, no. 2 (1999) : 22–26; J. S. Querido and A. W. Sheel, "Regulation of Cerebral Blood Flow during Exercise," *Sports Medicine* 37, no. 9 (Oct. 2007), 765–82。

211 这类呼吸技巧背后隐藏的机制：Iuriy A. Bubeev and I. B. Ushakov, "The Mechanism of Breathing under the Conditions of Prolonged Voluntary Hyperventilation," *Aerospace and Environmental Medicine* 33, no. 2 (1999) : 22–26; Seymour S. Kety and Carl F. Schmidt, "The Effects of Altered Arterial Tensions of Carbon Dioxide and Oxygen on Cerebral Blood Flow and Cerebral Oxygen Consumption of Normal Young Men," *Journal of Clinical Investigation* 27, no. 4 (1948) : 484–92; Querido and Sheel, "Regulation of Cerebral Blood Flow during Exercise"; Shinji Naganawa et al., "Regional Differences of fMR Signal Changes Induced by Hyperventilation : Comparison between SE-EPI and GE-EPI at 3-T," *Journal of Magnetic Resonance Imaging* 15, no. 1 (Jan. 2002) : 23–30; S. Posse et al., "Regional Dynamic Signal Changes during Controlled Hyperventilation Assessed with Blood Oxygen Level-Dependent Functional MR Imaging," *American Journal of Neuroradiology* 18, no. 9 (Oct. 1997) : 1763–70。

212 同时出现在印度和中国：更具体地说，有关普拉那的文字出现在大约3000年前的印度，大约2500年前出现在殷周时期的中国。

212 经脉像能量场一样：古印第安人认为尸体中有72000到350000个管道。没人知道他们是怎么数出来的。

212 从未实际观测到普拉那：Sat Bir Singh Khalsa et al., *Principles and Practice of Yoga in Health Care* (Edinburgh : Handspring, 2016)。

213 从未确认过它的存在：还有一些奇怪的、令人着迷的，政府支持的关于移动这种"重要能量"的可能性的研究。来看一下这张1986年的珍贵研究报告，不知怎么从中情局的网站泄露出来：Lu Zuyin et al., "Physical Effects of Qi on Liquid Crystal," CIA, https : //www.cia.gov/library/readingroom/docs/CIA-RDP96-00792R000200160001-8.pdf。

213 精神科医生培训中心：Justin O' Brien (Swami Jaidev Bharati), *Walking with a Himalayan Master : An American' s Odyssey* (St. Paul, MN : Yes International, 1998, 2005), 58, 241; Pandit Rajmani Tigunait, *At the Eleventh Hour : The Biography of Swami Rama* (Honesdale, PA : Himalayan Institute Press, 2004); "Swami Rama, Researcher/Scientist," Swami Rama Society, http : //www.swamiramasociety.org/project/swami-rama-researcherscientist/。

213 从3岁起："Swami Rama, Himalayan Master, Part 1," YouTube, https : //www.youtube.com/watch?v=S1sZNbRH2N8。

213 办公室不大，四面皆白："Swami Rama at the Menninger Clinic, Topeka, Kansas," Kansas Historical Society, https : //www.kshs.org/index.php?url=km/items/view/226459。

213 退伍军人管理局医院：明尼苏达州退伍军人管理医院医疗卫生诊所主任丹尼尔·弗格森医生几个月前曾证明，斯瓦米·拉玛有能力让他的脉搏一次"消失"几分钟。Erik Peper et al., eds., *Mind/Body Integration : Essential Readings in Biofeedback* (New York : Plenum Press, 1979), 135。

214 30秒：实际记录的时间是17秒，但拉玛在技术人员准备好之前几秒就进入了这个心率状态。这个细节引自贾斯汀·奥布莱恩的《健康树》：*The Six-Step Program for Creating Optimal Wellness* (Yes International, 2000)。

214 这次实验的结果：Gay Luce and Erik Peper, "Mind over Body, Mind over Mind," *The New York Times,* Sept. 12, 1971。

214 不出15分钟：Marilynn Wei and James E. Groves, *The Harvard Medical School Guide to Yoga* (New York : Hachette, 2017); Jon Shirota, "Meditation : A State of Sleepless Sleep," June 1973, http : //hihtindia.org/wordpress/wp-content/uploads/2012/10/swamiramaprobe1973.pdf。

215 电视访谈节目："Swami Rama : Voluntary Control over Involuntary States," YouTube, Jan. 22, 2017, 1 : 17, https : //www.youtube.com/watch?v=yv_D3ATDvVE。

215 法国一位……心脏病学家：*Mathias Gardet, "Thérèse Brosse (1902–1991),"* https : //repenf.hypotheses.org/795; "Biofeedback Research and Yoga," Yoga and Consciousness Studies, http : //www.yogapsychology.org/art_biofeedback.html; Brian Luke Seaward, *Managing Stress : Principles and Strategies for Health and Well-Being* (Burlington, MA : Jones & Bartlett Learning, 2012); M. A. Wenger and B. K. Bagchi, "Studies of Autonomic Functions in Practitioners of Yoga in India," *Behavioral Science* 6, no. 4 (Oct. 1961) : 312–23。

215 目标是："Swami Rama Talks : 2 : 1 Breathing Digital Method," Swami Rama. YouTube, May 23, 2019, https : //www.youtube.com/watch?v=PYVrB36FrQw; "Swami Rama Talks : OM Kriya pt. 1," Swami Rama. YouTube, May 28, 2019, https : //www.youtube.com/watch?v=ygvnWEnvWCQ。

216 拉玛显然……学到了：拉玛，显然，并非全然平和、光明磊落。1994年，一名曾就读于喜马拉雅研究院的女性指控拉玛在她19岁时性侵过她，而他那时已经60多岁了。四年后，拉玛去世，陪审团判给这位妇女近200万美元的赔偿金。喜马拉雅研究所的管理层认为，审判是不公平的，因为拉玛甚至没有在场提供他自己的观点。然而，这一事件仍然玷污了拉玛在国内外的声　名。William J. Broad, "Yoga and Sex Scandals : No Surprise Here," *The New York Times,* Feb. 27, 2012。

216 **阿尔伯特·森特-哲尔吉**: Biographical information is summarized from the following sources : Robyn Stoller, "The Full Story of Dr. Albert Szent-Györgyi," National Foundation for Cancer Research, Dec. 9, 2017, https : //www.nfcr.org/blog/full-story-of-dr-albert-szent-gyorgyi/; Albert Szent-Györgyi, "Biographical Overview," National Library of Medicine, https : //profiles.nlm.nih.gov/spotlight/wg/feature/biographical; Robert A. Kyle and Marc A. Shampo, "Albert Szent-Györgyi—Nobel Laureate," *Mayo Clinic Proceedings* 75, no. 7 (July 2000) : 722; "Albert Szent-Györgyi : Scurvy : Scourge of the Sea," Science History Institute, https : //www.sciencehistory.org/historical-profile/albert-szent-gyorgyi。

216 **"一切活的有机体"**: Albert Szent-Györgyi, "Muscle Research," *Scientific American* 180 (June 1949) : 22–25。

217 **生命力也就越强**: 据亚利桑那大学的研究人员所说，区分动物大脑进化大小的是他们进行耐力锻炼的能力。耐力越大，大脑就越大。推动这一能力的，是能够提高呼吸效率的更大的肺。这有助于解释为什么哺乳动物的大脑比非哺乳动物的大脑大，为什么人类、鲸鱼和海豚的大脑在数百万年里保持如此快速的增长，而爬行动物的大脑却没有。有氧呼吸就等于能量增大，也就促使他们更快进化。可以说，我们强健的呼吸能力帮助我们成为了人类。David A. Raichlen and Adam D. Gordon, "Relationship between Exercise Capacity and Brain Size in Mammals," *PLoS One 6,* no. 6 (June 2011) : e20601; "Functional Design of the Respiratory System," medicine.mcgill.ca, https : //www.medicine.mcgill.ca/physio/resp-web/TEXT1.htm; Alexis Blue, "Brain Evolved to Need Exercise," Neuroscience News, June 26, 2017, https : //neurosciencenews.com/evolution-brain-exercise-6982/。

217 **几百万年里**: Bettina E. Schirrmeister et al., "Evolution of Multicellularity Coincided with Increased Diversification of Cyanobacteria and the Great Oxidation Event," *PNAS* 110, no. 5 (Jan. 2013) : 1791–96。

218 **"生命状态"**: Albert Szent-Györgyi, "The Living State and Cancer," *Physiological Chemistry and Physics,* Dec. 1980。

218 **"简单又奇妙"**: 森特—哲尔吉引自奥地利荷兰理论物理学家P.埃伦费斯特。

218 **开始瓦解**: G. E. W. Wolstenholme et al., eds., *Submolecular Biology and Cancer* (Hoboken, NJ : John Wiley & Sons, 2008) : 143。

218 **低氧的环境**: J. Cui et al., "Hypoxia and Miscoupling between Reduced Energy Efficiency and Signaling to Cell Proliferation Drive Cancer to Grow Increasingly Faster," *Journal of Molecular Cell Biology,* 2012; Alexander Greenhough et al., "Cancer Cell Adaptation to Hypoxia Involves a HIF-

GPRC5A-YAP Axis," EMBO Molecular Medicine, 2018。

218 在古代所有的文化和医学传统中：这段话引自森特-哲尔吉在马萨诸塞州伍兹霍尔海洋生物实验室的演讲《电子生物学和癌症》，1972年7月发表。

219 身后的书架上……著作："Master DeRose," enacademic.com, https://enacademic.com/dic.nsf/enwiki/11708766。

220 如今阿富汗、巴基斯坦：关于印度河流域的详细描述如下："Indus River Valley Civilizations," Khan Academy, https://www.khanacademy.org/humanities/world-history/world-history-beginnings/ancient-india/a/the-indus-river-valley-civilizations; Saifullah Khan, "Sanitation and Wastewater Technologies in Harappa/Indus Valley Civilization (ca. 2600–1900 bce)," https://canvas.brown.edu/files/61957992/download?download_frd=1。

220 地域面积最大：换个角度来看，30万平方英里相当于从佛罗里达到纽约的所有东海岸州的面积。Craig A. Lockard, *Societies, Networks, and Transitions: A Global History* (Stamford, CT: Cengage Learning, 2008)。

220 出土了一个印章：Yan Y. Dhyansky, "The Indus Valley Origin of a Yoga Practice," *Artibus Asiae* 48, nos. 1–2 (1987), pp. 89–108。

221 瑜伽的发祥地：在互联网哲学百科全书上面这篇优秀的学术论文中，可以找到对数论学派和最早瑜伽的历史、认识论和进化的详尽描述，https://www.iep.utm.edu/yoga/。

221 梵文：Steve Farmer et al., "The Collapse of the Indus-Script Thesis: The Myth of a Literate Harappan Civilization," *Electronic Journal of Vedic Studies* 11, no. 2 (Jan. 2014): 19–57, http://laurasianacademy.com/ejvs/ejvs1102/ejvs1102article.pdf。

221《歌者奥义书》：有一种叫"桑克亚"的哲学，桑克亚哲学是建立在实证基础上的。桑克亚（Samkhya）的名词词根表示"数字"；动词的词根意思是"知道"。"你要么知道，要么不知道，与灵性无关！"德罗斯告诉我。桑克亚哲学的基础是世俗的，基于实证研究，而不是观念。他告诉我，在最早的《奥义书》中没有提到任何祈祷的手势或站立瑜伽姿势，因为这些姿势从来都不是练习的一部分。最早的瑜伽是一种影响和控制普拉那的技术。这是一门冥想和呼吸的科学。最早提到调息法（古印度呼吸控制技艺）的可能是《布利哈达安尼亚卡奥义书》(Brihadaranyaka Upanishad）的赞美诗1.5.23，这首诗最早记载于公元前700年左右。"一个人确实应该吸气，但也应该呼气"，同时"不要让即将死去的痛苦降临到我身上"。当他练习呼吸时，他更应该渴望彻底认识到这一点（不朽）。正是通过这种（意识）他赢得了与神性（呼吸）的结合，这是一种世界意志。" *The Brihadaranyaka Upanishad,* book 1, trans. John Wells, Darshana Press, http://darshanapress.com/Brihadaranyaka%20Upanishad%20Book%201.pdf。

221 传遍了印度和中国，甚至更远：公元前六世纪，印度河流域迦毗罗卫国王和王后的儿子乔达摩·悉达多在印度东北部的一棵菩提树下找到了智慧之路。他坐下来开始练习这些古老的呼吸和冥想技巧。乔达摩开悟了，并开始在整个东方世界传授呼吸、冥想和开悟的奇迹。悉达多后来被尊称为佛陀，佛教的创始人。

221 长呼气：原文要模糊得多。根据德罗斯的说法，它的意思是："第四种调息法超越了吸入和呼出。"对瑜伽经文的解释各不相同；我列出的解释，引自斯瓦米·尼纳什瓦拉，是我发现的最明晰与可信的。更多内容请访问：http：//swamij.com/yoga-sutras-24953.htm, http：//www.swamij.com/yoga-sutras-24953.htm#2.51。

222 **导师的教学语言简单粗暴**：Mestre DeRose,*Quando É Preciso Ser Forte：Autobiografia* (Portuguese edition) (São Paulo：Egrégora, 2015)。

222 **20世纪出现了一种**：在帕坦伽利之后，瑜伽被进一步提炼和改写。《博伽梵歌》把它描述为一种神秘的、形而上学的实践，一种可以带来自我实现和自我启蒙的精神工具。哈达瑜伽在14世纪正式发展起来，它使用古老的技巧来纪念湿婆神，并将坐姿分解成15种姿势，其中许多姿势其实是站姿。"Contesting Yoga' s Past：A Brief History of Āsana in Pre-modern India," Center for the Study of World Religions, Oct. 14, 2015, https：//cswr.hds.harvard.edu/news/2015/10/14/contesting-yoga' s-past-brief-history-āsana-pre-modern-india。

223 **有20亿人**："Two Billion People Practice Yoga 'Because It Works,'" UN News, June 21, 2016, https：//news.un.org/en/audio/2016/06/614172; Alice G. Walton, "How Yoga Is Spreading in the U.S.," *Forbes,* https：//www.forbes.com/sites/alicegwalton/2016/03/15/how-yoga-is-spreading-in-the-u-s/#3809c047449f/。

223 **现代瑜伽和古代瑜伽相比缺失了什么呢？**在他的著作《调息法》（我收到了一本出版前的样书）中，德罗斯详细介绍了58种呼吸技巧，这些技巧的根源可以追溯到几千年前桑克亚的起源。本书结尾提供了其中一些技巧。

224 **几千万人**："Research on Sudarshan Kriya Yoga," Art of Living, https：//www.artofliving.org/us-en/research-sudarshan-kriya。

224 **关键都在于培养耐性、保持灵活**：这就是随机过度换气或练习非传统呼吸技术会如此有害和危险的原因之一。

225 **生活的艺术国际基金会**：我无法描述如何做净化呼吸法，因为没有书面说明。香卡是唯一一个主持这些会议的人，他是通过一个像我多年前听过的那种破烂的旧录音机来主持会议的。任何想尝试净化呼吸法的人都需要去一个艺术生活的前哨站，或者在互联网上搜寻盗版品。我都做过。

尾声：最后一口气

230 **六十多年**：Albert Szent-Györgyi, "The Living State and Cancer," in G. E. W. Wolstenholme et al., eds., *Submolecular Biology and Cancer* (Hoboken, NJ：John Wiley & Sons, 2008), 17。

230 **致死率最高的疾病**："The Top 10 Causes of Death," World Health Organization, May 24, 2018, https：//www.who.int/news-room/fact-sheets/detail/the-top-10-causes-of-death; "Leading Causes of Death," Centers for Disease Control and Prevention, https：//www.cdc.gov/nchs/fastats/leading-causes-of-death.htm。

230 **也能被冻结**：Danielle Simmons, "Epigenetic Influences and Disease," Nature Education, https：//www.nature.com/scitable/topicpage/epigenetic-influences-and-disease-895/。

231 **13.6千克空气**："Each day about 30 pounds of air participates in this tidal flow, compared with less than 4 pounds

of food and 5 pounds of water." Dr. John R. Goldsmith, "How Air Pollution Has Its Effect on Health (2)—Air Pollution and Lung Function Changes," *Proceedings : National Conference on Air Pollution U.S. Department of Health, Education, and Welfare* (Washington, DC : United States Government Printing Office, 1959), 215。

231 **如果要我:** Andrew Weil, *Breathing : The Master Key to Self Healing,* Sounds True, 1999。

233 **我鼻腔内的感染:** 我的鼻子里还有残留的细菌感染，但几乎检查不到了。检查结果见如下: "A 2+ *Corynebacterium propinquum :* Rare number Gram Positive Cocci; rare to small number of Gram Positive Rods; No polymorphonuclear cells"。

234 **协调……之间的区别:** Carl Stough and Reece Stough, *Dr. Breath : The Story of Breathing Coordination* (New York : William Morrow, 1970), 29。

235 **更粗糙、更原生态、更健康:** Charles Matthews, "Just Eat What Your Great-Grandma Ate," *San Francisco Chronicle,* Dec. 30, 2007, https : //michaelpollan.com/reviews/just-eat-what-your-great-grandma-ate/。

图书在版编目（CIP）数据

呼吸革命 / (美) 詹姆斯·内斯特 (James Nestor) 著；田园译. -- 成都：四川科学技术出版社，2021.11（2025.1 重印）

ISBN 978-7-5727-0360-7

Ⅰ. ①呼… Ⅱ. ①詹… ②田… Ⅲ. ①呼吸方法 Ⅳ. ① R322.3

中国版本图书馆 CIP 数据核字 (2021) 第 209897 号

四川省版权局著作权合同登记章　图进字号 21-2021-320

Breath, The New Science of a Lost Art

By James Nestor

呼吸革命

HUXI GEMING

出 品 人：程佳月
责任编辑：肖　伊
选题策划：联合天际
著　　者：[美] 詹姆斯·内斯特
译　　者：田　园
责任出版：欧晓春
封面设计：@broussaille 私制
出版发行：四川科学技术出版社
地址：成都市锦江区三色路 238 号　邮政编码：610023
官方微博：http://weibo.com/sckjcbs
官方微信公众号：sckjcbs
传真：028-86361756
成品尺寸：146mm × 210mm
印　　张：9.5
字　　数：180 千
印　　刷：三河市冀华印务有限公司
版次 / 印次：2021 年 11 月第 1 版　2025 年 1 月第 4 次印刷
定　　价：49.80 元

未读 | 生活家

关注未读好书

ISBN　978-7-5727-0360-7

本社发行部邮购组地址：成都市锦江区三色路 238 号新华之星 A 座 25 层
电话：028-86361770　邮政编码：610023

客服咨询

本书若有质量问题，请与本公司图书销售中心联系调换
电话：(010) 52435752